李雁教授专家团队

腹膜癌及腹膜后肿瘤
病例精解

李 雁 ◎ 主 编

U0333135

科学技术文献出版社
SCIENTIFIC AND TECHNICAL DOCUMENTATION PRESS
·北京·

图书在版编目（CIP）数据

李雁教授专家团队腹膜癌及腹膜后肿瘤病例精解/李雁主编. —北京：科学技术文献出版社，2021.8

ISBN 978-7-5189-8095-6

Ⅰ.①李… Ⅱ.①李… Ⅲ.①腹膜肿瘤—病案—分析 Ⅳ.① R735.5

中国版本图书馆 CIP 数据核字（2021）第 143915 号

李雁教授专家团队腹膜癌及腹膜后肿瘤病例精解

策划编辑：彭 玉 责任编辑：彭 玉 责任校对：文 浩 责任出版：张志平

出 版 者	科学技术文献出版社
地 址	北京市复兴路 15 号 邮编 100038
编 务 部	（010）58882938，58882087（传真）
发 行 部	（010）58882868，58882870（传真）
邮 购 部	（010）58882873
官 方 网 址	www.stdp.com.cn
发 行 者	科学技术文献出版社发行 全国各地新华书店经销
印 刷 者	北京地大彩印有限公司
版 次	2021 年 8 月第 1 版 2021 年 8 月第 1 次印刷
开 本	787×1092 1/16
字 数	225 千
印 张	19.25
书 号	ISBN 978-7-5189-8095-6
定 价	108.00 元

《李雁教授专家团队腹膜癌及腹膜后肿瘤病例精解》

编 委 会

主　编　李　雁

副主编　马　茹　姬忠贺

编　者　（按姓氏拼音排序）

安松林　姬忠贺　李　兵　李鑫宝　刘　刚

刘玉翔　马　茹　苏延冬　徐大钊　闫国军

杨智冉　于　洋　于军辉　张　珏　张　凯

张彦斌

前　言

　　腹膜癌是指在腹膜上发生和（或）发展的一类恶性肿瘤，包括原发性和继发性两种，前者的典型代表是原发性腹膜癌和腹膜恶性间皮瘤，后者的典型代表是各种肿瘤所形成的腹膜转移癌，如来自胃肠道肿瘤和妇科肿瘤的腹膜转移癌。正如其他形式的癌转移一样，腹膜癌仍是肿瘤治疗的"老、大、难"问题。值得欣慰的是，随着对肿瘤生物学行为研究的深入及治疗技术的进步，肿瘤学界对腹膜癌的认识也发生了较大转变，即腹膜癌已不再被一概认为是癌广泛转移的表现，而是一种区域性癌转移。对于部分经谨慎选择的病例，积极的综合治疗不但能够有效控制病情进展，而且还有可能达到临床治愈。肿瘤细胞减灭术（cytoreductive surgery，CRS）联合术中及术后早期腹腔热灌注化疗（hyperthermic intraperitoneal chemotherapy，HIPEC）综合利用手术、区域化疗、热疗和大容量液体的灌洗作用，通过 CRS 切除肉眼可见的病灶，并通过 HIPEC 清除腹盆腔微转移癌和游离癌细胞，可显著延长患者生存期，提高生活质量，且安全性良好，已在世界各地被积极推广。

　　目前，国内多个中心也已开展腹膜癌的综合治疗，但与国际相比仍相对滞后，主要表现在两个方面：①对腹膜癌的认识水平参差不齐，即使在肿瘤学专业内，也与国际认识水平有较大差距，这也导致腹膜癌治疗技术较为落后；②诊疗过程系统性和规范性不足，例如患者选择、手术方式、临床证据、预后评价等方面仍存在争议，导致临床研究可靠性欠佳，较难得到国际同行的普遍认可。有研究综合分析了 CRS＋HIPEC 技术治疗胃癌、结直肠癌来源的腹膜癌在中国大陆的发展情况，结果显示有 86 家医院开展 HIPEC 治疗，但其技术参数相差很大。因此，很多腹膜癌患者接受非专业化治疗，远未达到应有的疗效。

首都医科大学附属北京世纪坛医院腹膜肿瘤外科（以下简称"我科"或"我中心"）经过 17 年的长期攻关，根据国际标准的 Sugarbaker 方案，建立了一套完整的以 CRS＋HIPEC 为核心的腹膜癌诊治技术体系。我科在该诊疗技术体系指导下，治疗获益人群分布全国十余省市，诊治病例数千例，使腹膜癌人群总体生存期显著延长。此外，我科还主持制定了《细胞减灭术加腹腔热灌注化疗治疗腹膜表面肿瘤的专家共识》和《肿瘤细胞减灭术加腹腔热灌注化疗治疗腹膜假黏液瘤专家共识》，在全国范围内推广腹膜癌诊疗标准临床路径，以规范腹膜癌的临床诊治工作。

本书收集了我科在多年腹膜癌诊疗过程中的代表性临床病例 30 例，详细介绍了不同类型腹膜癌的诊断、治疗及随访过程，包括腹膜恶性间皮瘤、腹膜假黏液瘤、腹膜后脂肪肉瘤、胃肠道癌腹膜转移以及卵巢癌腹膜转移等原发性或继发性腹膜肿瘤。其中既有因治疗不规范导致肿瘤复发而行多次手术的病例，也有首次规范化治疗即获得长期生存的病例。通过细致分析这些病例的诊疗全过程，我们可从中汲取经验和教训，在腹膜癌的诊疗过程中加以借鉴参考，同时也希望能加强临床医生尤其是肿瘤外科医生对腹膜癌的认识，促进更多腹膜癌诊治机构的治疗规范化，使更多的腹膜癌患者能从该技术体系中获益。

在本书编写过程中，首先，感谢广大患者对我科的积极认可与支持，是你们的信任才有了我们今天的进步和收获；其次，感谢各位编者的共同努力，你们的积累和沉淀是本书编写的基础；最后，感谢出版社编辑对本书给予的帮助！

由于水平有限，若书中内容或文字有不足之处，恳请广大读者提出宝贵意见！我们定当虚心接受、持续改进，在第2版中为广大同行提供更优质、更翔实的病例资料！

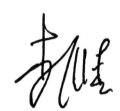

目　录

第一篇　原发性肿瘤

第一篇　原发性肿瘤

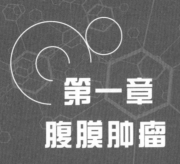

第一章
腹膜肿瘤

病例 1　腹膜恶性间皮瘤（上皮型）

病历摘要

患者，男，66 岁，主因"持续性腹胀 1 年"，于 2018 年 4 月就诊于当地医院，腹部 CT 提示腹膜弥漫性增厚伴腹水，行腹腔镜下探查+病理活检，结果示大网膜结节见上皮样恶性间皮瘤，于 2018 年 6 月 14 日转诊首都医科大学附属北京世纪坛医院（以下简称"我院"）。

患者既往体健，否认石棉接触史，否认其他病史。家族史无特殊。

【体格检查】

生命体征正常，全身皮肤黏膜未见异常，双侧锁骨上未触及肿大淋巴结。卡氏评分（Karnofsky，KPS）90 分，腹围 96.0 cm，腹部膨隆，未见胃肠型及蠕动波，腹部张力较高，上腹部触诊较硬，上腹部压痛（＋），无反跳痛及肌紧张，未触及包块，移动性浊音（＋）。余无异常。

【辅助检查】

腹部增强 CT：大网膜及腹膜增厚，网膜饼形成，增强扫描轻度强化，部分肠管管壁增厚，走行不自然，肝脾周围、肠管间隙及腹腔见液性密度聚集，肠系膜广泛增厚、模糊，见多个小淋巴结，考虑腹膜恶性肿瘤、腹水、肠系膜多发小淋巴结。化验结果：白蛋白 35.4 g/L，CA125 20.2 U/mL，余未见异常。

【诊断】

上皮样恶性腹膜间皮瘤，腹水，低白蛋白血症。

【诊治经过】

完善相关检查后，腹膜癌综合治疗团队讨论，患者确诊上皮样恶性腹膜间皮瘤，有手术适应证，无手术绝对禁忌证。可按照恶性腹膜间皮瘤治疗规范行 CRS + HIPEC，手术情况如下。

1. 术中探查

2018 年 6 月 27 日于全麻下行 CRS + HIPEC。腹腔探查示：腹盆腔内见黄色清亮腹水，量约 2000 mL；肝圆韧带表面粟粒样结节，大网膜表面散布肿瘤结节，部分瘤化呈饼，小网膜见肿瘤结节 0.5 ~ 1.0 cm；远端小肠粘连，小肠肠壁表面及肠系膜见肿瘤结节，直径 0.3 ~ 0.6 cm；双侧膈肌、双侧髂窝腹膜、盆底腹膜、直肠系膜散在肿瘤结节，术中腹膜癌指数（peritoneal cancer index，PCI）评分 21 分。

2. 手术经过

依次切除肝圆韧带、大网膜、小网膜、肝肾隐窝腹膜、盆腔病损、乙状结肠肠脂垂、乙状结肠系膜肿瘤、小肠及肠系膜表面结节、膈肌腹膜病损，肿瘤细胞减灭程度（completeness of cytoreduction，CC）评分为 1 分。同时进行术中 HIPEC，多西他赛 120 mg + 顺铂 120 mg 分别加入 3 000 mL 生理盐水加热至43 ℃，持续腹腔热灌注化疗60 min。

3. 术后病理

瘤组织呈乳头状、腺管状及实片状浸润性生长，瘤细胞胞质红染，轻度异型，核分裂象可见，间质淋巴细胞灶状浸润，未见脉管瘤栓及神经侵犯，部分区域黏液样变。免疫组化：Calretinin（ + ），D2 - 40（ + ），WT - 1（ + ），P53（20% + ），Ki - 67（10% + ），CEA（ + ），CK（ + ），VEGFR - 2（肿瘤细胞 + ）。结合临床及免疫组化结果，符合上皮样恶性间皮瘤（图 1 - 1）。

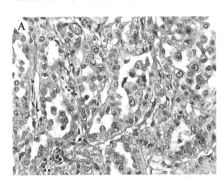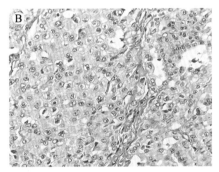

A：网膜区肿瘤组织（HE 染色，×400）；B：右侧膈肌腹膜肿瘤，瘤细胞形态呈多形性，体积较大，异型性显著，核染色质粗、深染，核分裂象易见，可见瘤巨细胞（HE 染色，×400）。

图 1 - 1　患者肿瘤组织 HE 染色结果

4. 术后治疗

2018 年 8 月 8 日、8 月 29 日、9 月 19 日分别行静脉化疗（培美曲塞 + 顺铂）联合腹腔灌注化疗（顺铂）3 个周期，疗效评价为疾病稳定（stable disease，SD）。2018 年 10 月 8 日，患者口服阿帕替尼治疗，初始剂量 250 mg/d，30 天后，出现 2 级高血压，不能耐受，调整阿帕替尼剂量为 125 mg/d 后，患者血压正常。无其他不良反应。

笔记

5. 术后随访

2019 年 1 月 7 日，患者复查腹盆腔增强 CT 示：腹膜恶性肿瘤术后，肠系膜脂肪间隙稍浑浊，可见条索影及多个小淋巴结影，较前未见明显变化；肝脏不大，实质未见明显异常强化灶；胰腺及脾脏未见明显异常；盆腔肠系膜脂肪间隙尚清晰，盆腔肠管未见明显扩张及气液平，盆腔内未见异常增大淋巴结影。患者继续口服阿帕替尼维持治疗，剂量 125 mg/d，未发生不良反应。

2020 年 8 月 19 日，患者复查 CT 示：腹膜间皮瘤术后，未见腹水征象，盆腔肠管未见明显扩张及气液平，盆腔内未见异常增大淋巴结影。化验结果示血常规、肝肾功能及肿瘤标志物等无异常，治疗前后影像学对比见图 1 - 2。

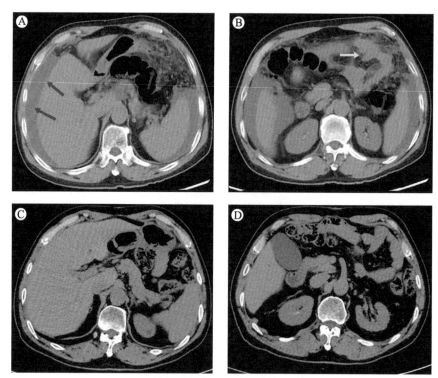

A、B：治疗前腹盆腔增强 CT 示腹腔大量积液（红色箭头示），大网膜及腹膜增厚，网膜饼形成，肠系膜广泛增厚、模糊（蓝色箭头示），部分肠管管壁增厚（黄色箭头示）；C、D：治疗后腹盆腔增强 CT 示腹盆腔积液消失，未见疾病复发征象。

图 1 - 2　患者治疗前后腹盆腔增强 CT

截至 2020 年 12 月 16 日，患者术后 29 月余，一般状态良好，无肿瘤进展征象，无进展生存期 29 月余（图 1 - 3）。

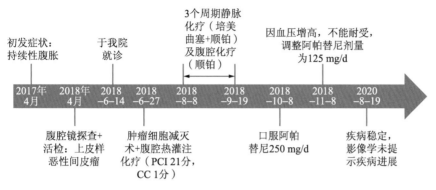

图 1 - 3　患者诊疗过程流程图

病例分析与讨论

【病例特点】

66 岁男性，持续性腹胀 1 年，当地医院腹部 CT 示腹膜弥漫性增厚伴腹水。腹腔镜下探查 + 病理活检示：大网膜结节见上皮样恶性间皮瘤，于 2018 年 6 月 14 日转诊我院。既往体健，否认石棉接触史。家族史无特殊。

体格检查：腹围 96.0 cm，腹部膨隆，张力较高，上腹部触诊较硬，上腹部压痛（+），无反跳痛及肌紧张，未触及包块，移动性浊音（+）。余无异常。

辅助检查：腹部增强 CT 示大网膜及腹膜增厚，网膜饼形成，增强扫描轻度强化，部分肠管管壁增厚，走行不自然，肝脾周围、肠管间隙及腹腔见液性密度聚集，肠系膜广泛增厚、模糊，见多个小淋巴结，考虑腹膜恶性肿瘤、腹水、肠系膜多发小淋巴结。化验结果：白蛋白 35.4 g/L，CA 125 20.2 U/mL，余未见异常。

【诊疗思路】

66 岁男性，因"持续性腹胀 1 年"就诊于外院，病理活检证实为上皮样恶性腹膜间皮瘤。结合患者影像学检查，上皮样恶性腹膜间皮瘤诊断明确。该患者为行手术治疗就诊于我院，术前评估无手术禁忌证，患者于 2018 年 6 月 27 日行 CRS + HIPEC，术中 PCI 评分为 21 分，CC 评分为 1 分，术后病理亦符合上皮样恶性腹膜间皮瘤。为进一步巩固疗效，患者术后行 3 个周期静脉化疗联合腹腔化疗，疗效评价为 SD。化疗后为进一步巩固疗效，于 2018 年 10 月 8 日给予患者经验性阿帕替尼抗血管生成治疗，治疗期间疾病控制稳定，不良反应可耐受，截至 2020 年 12 月 16 日，患者术后无进展生存期达 29 月余，说明此治疗方案安全、有效。

疾病介绍

恶性间皮瘤是一种起源于浆膜系统的恶性肿瘤，可发生于胸膜（70%）、腹膜（10% ~ 20%）、心包（1%）或睾丸鞘膜（1%），发病率较低，但几乎所有间皮瘤都与工业污染有关。我国胸膜间皮瘤的发病率为 (0.3 ~ 0.5)/10 万，腹膜是仅次于胸膜的常见发病部位，约占所有恶性间皮瘤的 10% ~ 15%。恶性腹膜间皮瘤（malignant peritoneal mesothelioma，MPM）是一种来源于腹膜间皮细胞的异质性、侵袭性、罕见恶性肿瘤，占所有恶性间皮瘤的 10% ~ 30%，恶性程度高，预后差，中位生存期仅为 5 ~ 12 个月。因暴露于石棉或其他致癌物引起，遗传易感性、猿猴空泡病毒 40（SV40）等也参与了 MPM 的发生发展过程。MPM 发病较为隐匿，缺乏特异性症状和体征，常见症状包括腹痛、盆腔包块、排便习惯改变、腹腔多发性大小不一的肿瘤结节及大量恶性腹水等。胃肠道并发症（如肠梗阻）通常是疾病晚期表现。也有部分患者由于妇科、泌尿系症状或腹壁疝就诊而发现 MPM。MPM 在组织学类型上分为上皮样型、肉瘤样型和双相型，上皮样型预后最好。

MPM 诊断主要基于详细的病史、影像学检查、实验室检查和组织病理学检查。患者往往伴有 CA125 和 CA153 升高，血清间皮素相关蛋白升高也应怀疑该疾病。影像学检查主要包括腹部超声、CT、MRI 和 PET。腹部超声是一种无创、经济的检查手段，可用于 MPM 的筛查和诊断，对于腹水、腹部包块等敏感性较好，还可用于引导腹水引流和腹腔包块穿刺活检；腹部 CT 表现为固体、异质、具有不规则边缘的软组织肿块，并呈强化肿瘤影和非强化腹水的高对比度，也可见增厚的腹膜和肠系膜，是治疗方案选择、疗效评估等的重要手段；动态增强 MRI 可更准确地显示疾病程度，但非常规检查；PET 可对术前患者进行分期，还能更敏感地检测出潜在复发病灶。胸腹水细胞学检查或穿刺活检病理为胸腹膜恶性间皮瘤诊断的金标准。

MPM 患者通过传统治疗方法如姑息性减瘤手术、全身化疗、放疗等获得的生存获益甚微。随着肿瘤诊治技术的不断发展，恶性间皮瘤的治疗模式发生了很大转变，尤其是针对恶性腹膜间皮瘤，治疗原则已经上升为积极彻底手术联合围手术期辅助化疗。腹膜表面肿瘤国际协作组联盟（Peritoneal Surface Oncology Group International，PSOGI）推荐 CRS + HIPEC 作为 MPM 的标准治疗，治疗患者的中位生存期可延长至 30 ~ 92 个月，5 年生存率高达 59%。该治疗方案是一般状况良好、存在可切除病变患者的治疗选择。尽管 CRS + HIPEC 可以延长患者生存期，改善预后，但仍有半数以上

笔记

患者复发。对于不适合手术、术后复发或拒绝手术的患者，可选择姑息性化疗，方案为单用或联合应用培美曲塞、顺铂和吉西他滨，但患者获益有限。阿帕替尼是一种小分子酪氨酸激酶抑制剂，通过阻断新生血管发挥抗肿瘤作用。有文献报道了 1 例阿帕替尼治疗上皮样恶性胸膜间皮瘤的患者，无病生存期达 5 个月。此外，临床前研究也表明，阿帕替尼能抑制 MPM 生长及转移。

对于胸膜恶性间皮瘤，多数研究推荐采取以手术为主的综合治疗策略，如新辅助化疗、姑息性手术或根治性手术、辅助化疗以及放疗，研究证实手术患者的预后明显优于非手术患者。接受治疗的 MPM 患者预后明显优于接受治疗的胸膜恶性间皮瘤患者〔中位生存期（34 ~ 92）个月 *vs.*（6 ~ 32）个月〕。然而对于腹膜和胸膜同时受累的恶性间皮瘤的治疗，目前仅有少数个案报道及小样本量的回顾研究，研究均以 CRS 及体腔内热灌注化疗为主要策略。对于多体腔受累恶性间皮瘤的治疗，目前尚无相关指南推荐。

🏥 李雁教授点评

MPM 是一种来源于腹膜间皮细胞的罕见恶性肿瘤，恶性程度高，预后差。CRS + HIPEC 作为 MPM 的标准治疗方案，可显著延长患者生存期。一项纳入 20 项研究共 1047 例接受 CRS + HIPEC 的 MPM 患者的荟萃分析表明，该治疗方案可显著改善患者预后，中位总生存期达 29.5 ~ 100.0 个月，5 年生存率为 17.0% ~ 91.3%。患者一般状态、疾病分期、既往治疗史、CC 程度及手术团队技术能力和经验等，都会直接影响手术结局与患者预后。

CRS + HIPEC 术后可行以铂类为基础的双药化疗，但目前尚无标准三线及以上治疗方案。阿帕替尼作为一种新型酪氨酸激酶受体抑制剂，可抑制肿瘤组织新生血管。临床前研究也表明，阿帕替尼对 MPM 具有治疗潜能。本例患者在现有推荐治疗方案基础上，行阿帕替尼维持治疗后，无病生存期已达 29 月余，表明阿帕替尼治疗 MPM 有效，安全性可接受。

（杨智冉　马　茹　李　雁）

参考文献

1. CARBONE M, LY B H, DODSON R F, et al. Malignant mesothelioma: facts, myths, and hypotheses. J Cell Physiol, 2012, 227 (1): 44 – 58.

2. KIM J, BHAGWANDIN S, LABOW D M. Malignant peritoneal mesothelioma: a review. Ann Transl Med, 2017, 5 (11): 236.

3. JUDGE S, THOMAS P, GOVINDARAJAN V, et al. Malignant peritoneal mesothelioma: characterization of the inflammatory response in the tumor micro – environment. Ann Surg Oncol, 2016, 23 (5): 1496 – 1500.

4. SPIRTAS B, HEINEMAN E F, BERNSTEIN L, et al. Malignant mesothelioma: attributable risk of asbestos exposure. Occup Environ Med, 1994, 5 (12): 804 – 811.

5. GAZDAR A F, CARBONE M. Molecular pathogenesis of mesothelioma and its relationship to Simian virus 40. Clin Lung Cancer, 2003, 5 (3): 177 – 181.

6. VARGHESE S, CHEN Z, BARTLETT D L, et al. Activation of the phosphoinositide – 3 – kinase and mammalian target of rapamycin signaling pathways are associated with shortened survival in patients with malignant peritoneal mesothelioma. Cancer, 2011, 117 (2): 361 – 371.

7. MUNKHOLM – LARSEN S, CAO C Q, YAN T D. Malignant peritoneal mesothelioma. World J Gastrointest Surg, 2009, 1 (1): 38 – 48.

8. SU S S, ZHENG G Q, YIN W J, et al. Prognostic significance of blood, serum, and ascites parameters in patients with malignant peritoneal mesothelioma or peritoneal carcinomatosis. Gastroenterol Res Pract, 2018, 2018: 2619526.

9. HALILOGLU M, HOFFER F A, FLETCHER B D. Malignant peritoneal mesothelioma in two pediatric patients: MR imaging findings. Pediatr Radiol, 2000, 30 (4): 251 – 255.

10. MANZINI V P, RECCHIA L, CAFFERATA M, et al. Malignant peritoneal mesothelioma: a multicenter study on 81 cases. Ann Oncol, 2010, 21 (2): 348 – 353.

11. YAN T D, DERACO M, BARATTI D, et al. Cytoreductive surgery and hyperthermic intraperitoneal chemotherapy for malignant peritoneal mesothelioma: multi – institutional experience. J Clin Oncol, 2009, 27 (36): 6237 – 6242.

12. SUGARBAKER P H, ALDERMAN R, EDWARDS G, et al. Prospective morbidity and mortality assessment of cytoreductive surgery plus perioperative intraperitoneal chemotherapy to treat peritoneal dissemination of appendiceal mucinous malignancy. Ann Surg Oncol, 2006, 13 (5): 635 – 644.

13. BLACKHAM A U, SHEN P, STEWART J H, et al. Cytoreductive surgery with intraperitoneal hyperthermic chemotherapy for malignant peritoneal mesothelioma: mitomycin versus cisplatin. Ann Surg Oncol, 2010, 17 (10): 2720 – 2727.

14. HABBEL V S A, MAHLER E A, FEYERABEND B, et al. Diffuse malignant peritoneal mesothelioma (DMPM) – a rare diagnosis. Z Gastroenterol, 2020, 58 (2): 146 – 151.

15. HELM J H, MIURA J T, GLENN J A, et al. Cytoreductive surgery and hyperthermic intraperitoneal chemotherapy for malignant peritoneal mesothelioma: a systematic review and meta – analysis. Ann Surg Oncol, 2015, 22 (5): 1686 – 1693.

笔记

病例2 腹膜恶性间皮瘤（双相型）

病历摘要

患者，男，42 岁，主因"腹膜恶性间皮瘤两次术后 14 个月，复发 9 个月"为进一步诊治入院。

患者 2014 年 5 月 26 日在当地医院行腹腔镜肿物切除 + 右半结肠切除术，病理诊断为腹膜恶性间皮瘤。术后未予抗肿瘤治疗。2014 年 10 月 8 日，腹部 MRI 提示肝右后叶占位，考虑肿瘤复发，遂于 2014 年 10 月 15 日在当地医院再行手术，术中见腹膜多发肿瘤结节，遂终止手术，术后病理诊断双相型腹膜恶性间皮瘤。2014 年 12 月至 2015 年 2 月，接受培美曲塞 + 顺铂（用药方案：培美曲塞 940 mg，静脉滴注，d1 + 顺铂 50 mg，静脉滴注，d1 ~ 3，q3w）系统化疗 4 个周期。2015 年 2 月至 4 月接受中成药（鸦胆子注射液、消癌平注射液）抗癌治疗 2 个周期。2015 年 7 月 24 日行腹部 CT 示：右上腹部占位，结合病史诊断为腹膜恶性间皮瘤复发。

既往史：既往体健，2014 年 5 月 26 日行腹腔肿物切除术 + 右半结肠切除术。2014 年 10 月 15 日行剖腹探查术。

【体格检查】

心肺未及明显异常，腹部平坦，右腹部可见长约 20.0 cm 纵行手术瘢痕，未见胃肠型及蠕动波，腹软，全腹无压痛、反跳痛，未触及包块，Murphy 征阴性，移动性浊音阴性，肠鸣音 4 次/分。

【辅助检查】

实验室检查：血清肿瘤标志物 CA125 1801.8 U/mL。

影像学检查：腹部增强 CT 扫描（2015 年 7 月 31 日，我院）示肝内、肝下方及右腹膜多发转移瘤，与相邻肠管分界欠清（图 1 −4）。

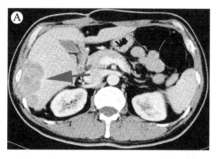
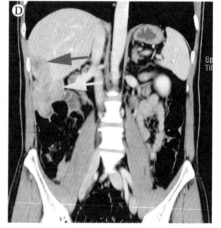
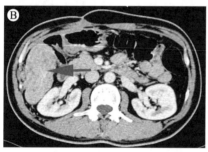
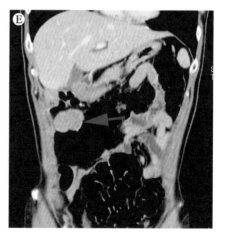
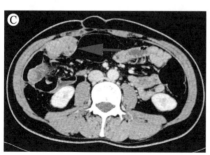

A、D：肝内转移瘤（红色箭头）；B、D：肝下方转移瘤（B 红色箭头，D 黄色箭头）；C、E：右腹膜转移瘤，与相邻肠管分界欠清（红色箭头）。

图 1 −4　2015 年 7 月 31 日腹盆腔增强 CT

【诊断】

腹膜恶性间皮瘤复发，肝继发恶性肿瘤。

【诊治经过】

1. 第 1 次 CRS + HIPEC 及术后治疗

（1）术中探查

经腹膜癌综合诊治团队讨论，认为该患者诊断明确，有手术适应证，无明确手术禁忌证，于 2015 年 8 月 5 日在全麻下行 CRS + HIPEC，术中见肝脏表面、横结肠系膜、降结肠表面、大网膜、末段回肠表面分布大小不等转移灶，肿瘤位于右侧结肠旁沟，自回盲部至结肠肝曲，压迫并侵犯肝脏，下方粘连侵犯末段回肠（图 1 − 5）。术中 PCI 评分为 11 分。

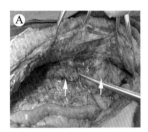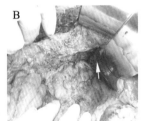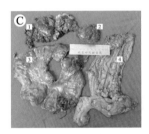

A：术中所见肝肾间隙肿瘤；B：切除后术野（箭头所示为肝脏创面）；C：部分手术标本：1. 肝肾间隙肿瘤；2. 横结肠系膜肿瘤；3. 末段回肠；4. 大网膜。

图 1 − 5　2015 年 8 月 5 日第 1 次 CRS + HIPEC 术中照片

（2）手术经过

切除大网膜、小网膜，剥离右侧壁腹膜，沿腹膜外向上切除肿瘤；切除部分受侵腹壁肌层，剥离至右肾脂肪囊，从肝实质内切除入侵肿瘤；完整切除肝内及肝肾间隙肿瘤，创面烧灼灭活止血；完整剥离横结肠系膜肿瘤，切除降结肠表面、回结肠系膜表面转移瘤，切除受侵末段回肠约 60.0 cm。术后 CC 评分为 0 分。CRS 完成后，行术中开放式 HIPEC，化疗药物为顺铂 120 mg、丝裂霉素 C 30 mg，

笔记

分别溶解于 3000 mL 生理盐水中，加热至 43 ℃，设置循环速度为 400 mL/min，行持续循环 HIPEC 各 30 min。术后恢复顺利，于术后第 12 天痊愈出院。

（3）术后病理诊断

右侧结肠旁沟肿瘤、肝肾间隙肿瘤、右肾包膜、回结肠系膜肿瘤、降结肠表面肿瘤、回肠系膜淋巴结等均为恶性肿瘤组织，结合免疫组化结果符合腹膜恶性间皮瘤，浸润周围软组织。免疫组化：CK7（ - ），CK20（ - ），Villin（ - ），Calretinin（ ± ），MC（ + ），Ki - 67（index 20% + ），P53（ + ），Cycling D1（ + ），Desmin（ - ），CK5（ - ），CD34（ + ），CDX - 2（ - ），TTF - 1（ - ），HMB45（ - ）（图 1 - 6）。

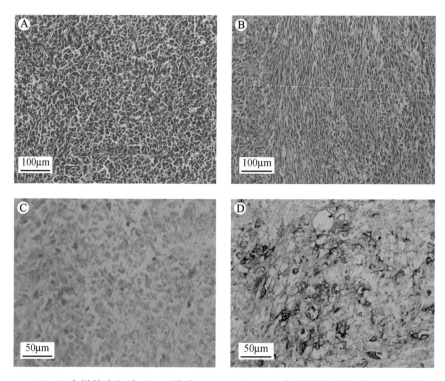

A：上皮样肿瘤细胞（HE 染色，×100）；B：肉瘤样肿瘤细胞（HE 染色，×100）；C：Calretinin（IHC，×200）；D：MC 阳性（IHC，×200）。

图 1 - 6　第 1 次 CRS + HIPEC 术后病理结果

笔记

（4）术后治疗

患者术后于 2015 年 9 月至 2016 年 1 月，经腹腔化疗泵行 5 个周期腹腔内化疗，紫杉醇 120 mg、d1 ~ 2 ＋顺铂 60 mg、d1 ~ 2。后因腹腔内大量包裹性积液，终止腹腔内化疗，并于 2016 年 6 月 21 日行剖腹探查＋肠粘连松解＋腹腔化疗泵取出术。

2. 第 2 次 CRS ＋ HIPEC 及术后治疗

（1）手术治疗

2017 年 1 月 16 日复查腹部增强 CT 示腹腔内多发肿块影，考虑复发（图 1 － 7）。复查 CA125 121.5 U/mL。疗效评估为疾病进展（progressive disease，PD）。于 2017 年 3 月 1 日在全麻下行第 2 次 CRS ＋ HIPEC，术中探查十二指肠降部前方可触及直径约 6.0 cm 球形肿瘤，被覆横结肠系膜，表面可见迂曲、扩张的供血血管；右髂窝腹膜后可触及直径约 8.0 cm 球形肿瘤，固定于髂骨翼；末段回肠肠壁可见一枚直径约 0.8 cm 肿瘤结节，术中 PCI 评分 8 分。切除右上腹、右下腹肿瘤及其侵犯肌肉组织，切除小肠表面种植肿瘤，术后 CC 评分为 0 分。CRS 完成后，行术中开放式 HIPEC，化疗药物为顺铂 120 mg、多西他赛 120 mg，HIPEC 治疗方式同第 1 次。术后病理诊断为双相型腹膜恶性间皮瘤。

（2）术后治疗

①2017 年 4 月至 8 月，行 4 个周期全身化疗，长春瑞滨 50 mg、d1，静脉滴注＋卡铂 700 mg、d1，静脉滴注，q6w。

②2017 年 8 月 31 日复查腹部增强 CT 示肝右叶下缘、右下腹壁多发肿块影，考虑局部复发（图 1 － 8A ~ 图 1 － 8C）。疗效评估为 PD。患者终止静脉化疗，口服甲磺酸阿帕替尼治疗，250 mg/d。

③2018 年 1 月 19 日复查腹部增强 CT 示腹腔多发肿块影，右下腹壁肿块较前变小，肝右叶受侵基本同前（图 1 － 8D ~ 图 1 － 8F）。

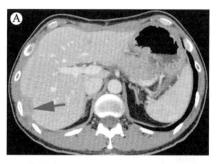

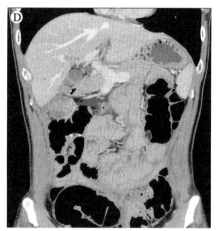

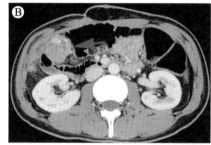

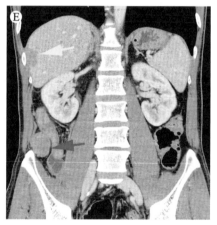

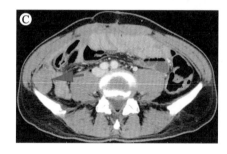

A、E：肝表面局部复发（A 红色箭头，E 黄色箭头）；B、D：结肠系膜肿瘤（红色箭头）；C、E：右髂窝肿瘤（红色箭头）。

图 1 - 7　2017 年 1 月 16 日复查腹部增强 CT

肿瘤病灶直径缩小＞30％，疗效评估为部分缓解（partial response，PR），且患者口服阿帕替尼无明显不良反应，遂调整剂量为 500 mg/d。

④由于肝右叶病灶变化不明显，遂于 2018 年 1 月 29 日在全麻下行肝病损射频消融术，手术过程顺利。术后于 2018 年 1 月 31 日、3 月 7 日分别复查上腹部增强 MRI，可见肝右叶病灶范围较前缩小，肿瘤强化程度和范围较前明显减低（图 1 - 9）。2018 年 7 月 10 日

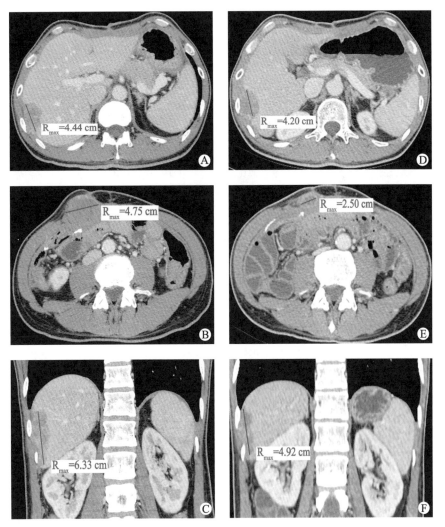

A、C：肝右叶下缘肿块；B：右下腹壁肿块影，考虑局部复发（2017 年 8 月 31 日）；D、F：复查腹部增强 CT 示肝右叶病灶较前稍缩小；E：右下腹壁病灶较前明显缩小（2018 年 1 月 19 日）。

图 1−8　腹盆腔 CT 增强扫描

复查肿瘤标志物 CA125 2340.7 U/mL，提示疾病进展。

3. 治疗过程小结

2018 年 10 月 6 日患者因肿瘤进展死亡。本例患者在两次传统手术后复发，第 1 次 CRS + HIPEC 术后 17.7 个月复发，第 2 次 CRS + HIPEC 术后 5 个月复发，总生存期 53 个月（图 1−10）。

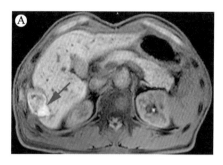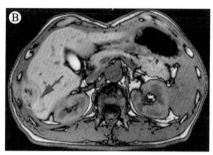

A：肝右叶病灶（红色箭头，2018 年 1 月 31 日）；B：肝右叶病灶（红色箭头）缩小，强化程度和范围减低（2018 年 3 月 7 日）。

图 1 - 9　上腹部增强 MRI 扫描

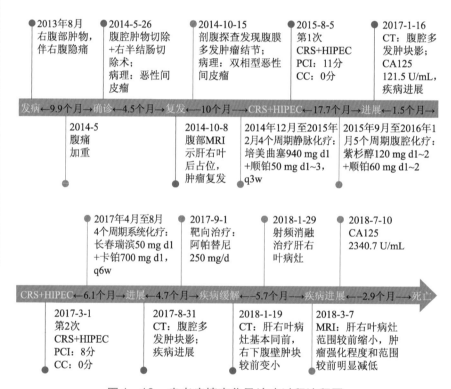

图 1 - 10　患者病情变化及诊疗过程流程图

🔬 病例分析与讨论

【病例特点】

42 岁男性，主因"腹膜恶性间皮瘤两次术后 14 个月，复发 9

个月"入院。否认石棉接触史。否认肿瘤性家族史。

体格检查： 未见阳性体征。

辅助检查： 腹部增强 CT 扫描（2015 年 7 月 31 日）：考虑肝内、肝下方及右腹膜多发转移瘤，与相邻肠管分界欠清（图 1 - 4）。

【诊疗思路】

42 岁男性，因腹膜恶性间皮瘤术后复发就诊。患者于 2014 年 5 月 26 日因右侧腹膜肿物伴腹痛，于当地医院行腹腔镜肿物切除 + 右半结肠切除，术后病理证实为恶性间皮瘤，未予辅助治疗。2014 年 10 月复发，行剖腹探查术见腹腔内多发转移，术后行 4 个周期静脉化疗，为求进一步治疗就诊于我院。患者 CT - PCI 评分 < 10 分，有手术适应证，具备完全细胞减灭可能性，遂行 CRS + HIPEC 治疗，术中 PCI 11 分，术后 CC 评分为 0 分。术后经腹腔化疗泵给予 5 个周期腹腔内化疗，最终因腹腔粘连、腹腔内大量包裹性积液，终止化疗。

2017 年 1 月 16 日复查提示腹腔内多发肿块影，考虑复发，CT - PCI 评分 < 10 分，仍具备完全细胞减灭可能性，遂再次行 CRS + HIPEC 治疗。术后更换化疗方案，行 4 个周期全身化疗。化疗期间发现肿瘤局部复发，评效为 PD。遂经验性给予口服阿帕替尼抗血管生成靶向治疗，治疗后复查腹部 CT 可见部分肿块明显缩小，评效为 PR，患者对治疗耐受性好，遂增加阿帕替尼药物剂量，并针对靶向治疗后变化不明显的肝脏病灶给予射频消融。患者腹膜恶性间皮瘤诊断明确，多次术后复发，经 CRS + HIPEC、腹腔化疗、静脉化疗、分子靶向治疗、射频消融等多种方式整合治疗，最终获得远超保守治疗的长期生存结局。

李雁教授点评

MPM 发病率较低，病程隐匿，临床上较易漏诊、误诊，且保守治疗效果不佳，CRS + HIPEC 是国际指南推荐的 MPM 标准治疗。本例患者在初治时未选择 HIPEC，术后未行辅助化疗，4.5 个月即发现腹腔多发种植转移，经历二次姑息手术及化疗后，病情持续进展。实施规范 CRS + HIPEC 治疗术后采用腹腔化疗辅助治疗，使得患者的无进展生存期长达约 18 个月，证实了规范的 CRS + HIPEC 以及术后辅助治疗对于 MPM 的确切疗效。

同时，因患者有多次手术史，腹腔内严重粘连，腹腔化疗难以达到腹腔所有间隙，无法发挥最佳疗效，包裹性积液还导致了严重并发症，最终再次行手术治疗。因此，应选择合适的患者进行腹腔化疗，并于给药后行腹部 CT 或超声检查评估病情，若发生包裹性积液，说明腹腔内粘连严重，药液无法正常扩散，腹腔化疗难以达到理想疗效，应及时更换化疗给药方式。

阿帕替尼是小分子抗血管生成靶向药物，临床应用发现对于无法切除的晚期 MPM 患者，持续小剂量（125 ~ 250 mg/d）用药有较好的疗效和耐受性。阿帕替尼单药或联合静脉化疗是值得研究和探索的 MPM 治疗新策略。

（于 洋 马 茹 李 雁）

参考文献

1. HELM J H, MIURA J T, GLENN J A, et al. Cytoreductive surgery and hyperthermic intraperitoneal chemotherapy for malignant peritoneal mesothelioma： a systematic review and meta – analysis. Ann Surg Oncol, 2015, 22 （5）：1686 – 1693.

2. SUGARBAKER P H, TURAGA K K, ALEXANDER H R J R, et al. Management of malignant peritoneal mesothelioma using cytoreductive surgery and perioperative chemotherapy. J Oncol Pract, 2016, 12 (10): 928 – 935.

3. MANZINI VDE P, RECCHIA L, CAFFERATA M, et al. Malignant peritoneal mesothelioma: a multicenter study on 81 cases. Ann Oncol, 2010, 21: 348 – 353.

4. VERMA V, SLEIGHTHOLM R L, RUSTHOVEN C G, et al. Malignant peritoneal mesothelioma: national practice patterns, outcomes, and predictors of survival. Ann Surg Oncol, 2018, 25 (7): 2018 – 2026.

5. BARATTI D, KUSAMURA S, CABRAS A D, et al. Cytoreductive surgery with selective versus complete parietal peritonectomy followed by hyperthermic intraperitoneal chemotherapy in patients with diffuse malignant peritoneal mesothelioma: a controlled study. Ann Surg Oncol, 2012, 19 (5): 1416 – 1424.

6. SUGARBAKER P H, CHANG D. Long – term regional chemotherapy for patients with epithelial malignant peritoneal mesothelioma results in improved survival. Eur J Surg Oncol, 2017, 43 (7): 1228 – 1235.

病例 3　胸腹膜恶性间皮瘤（上皮型）

病历摘要

患者，女，45 岁，因"反复发作右侧胸腔积液 4 年余，腹痛伴腹水 8 月余"入院。

患者 2012 年 3 月 21 日无明显诱因突发右胸部及季肋部疼痛伴咳嗽，咳嗽时疼痛加重。2012 年 3 月 25 日行胸片检查示右侧胸腔大量积液，行胸腔穿刺引流术、胸腔积液脱落细胞学检查未见恶性

笔记

23

细胞，胸腔积液漂浮物病理诊断见纤维蛋白及增生退变的间皮细胞，肺泡灌洗液未见肿瘤细胞。之后于各地医院就诊，行 B 超、胸片、CT、胸水脱落细胞学检查、PET－CT、胸腔镜等检查，未查明病因。其间曾接受抗结核治疗近 1 年、抗结缔组织病治疗 6 个月、胸腔内冲洗及注射臭氧治疗以及中药治疗 6 个月，均无明显疗效，胸腔积液反复发作，且积液量逐渐增多、形成加快。2016 年 2 月患者自觉腹痛，于广州某医院行腹部 MR 平扫＋增强＋磁共振胰胆管成像（MRCP）检查示：右侧胸腔积液、右肝周积液，考虑肝尾状叶、肝 S3 段裸区外周末梢胆管漏，并膈肌瘘管形成，与胸腔沟通，合并肝周局限性腹膜炎及胸膜炎；右侧膈肌局限性膨隆。MRCP 示肝内、外胆管未见异常。对症治疗后未见好转。2016 年 8 月 16 日行穿刺放胸水治疗，胸水脱落细胞学检查见腺癌细胞。2016 年 8 月 22 日复查胸部 CT 提示：右侧少量液气胸，右胸腔引流中，右肺压缩 15%；右侧胸膜增厚，未除外胸膜转移；右肺尖、右下肺片状病灶，未除外肿瘤。后连续两次取胸腔积液行细胞学检查及免疫组化，均提示可见大量腺样结构细胞团，结合免疫组化考虑低度恶性肿瘤可能性大。2016 年 8 月 24 日行盆腔 MR 平扫＋增强提示：盆腔无明确占位性病变，中量积液。盆腔 B 超引导下行腹腔穿刺置管，引流液送细胞学检查提示：（腹水）涂片及细胞块切片见大量上皮样细胞团，呈腺样结构，核轻度异型，为可疑恶性细胞。2016 年 9 月 1 日全麻下行腹腔镜探查术，术中取右侧卵巢、腹膜及大网膜活检，病理提示：（右侧卵巢肿物）卵巢表面及（腹膜、大网膜）纤维脂肪组织表面见乳头状生长的肿物组织，纤维组织轴心表面被覆单层或假复层立方或矮柱状细胞，形态学改变需鉴别交界性浆液性乳头状肿瘤与高分化乳头状间皮瘤。免疫组化及特殊染色结果提示后者可能性大。2016 年 9 月 26 日广州某医院病理科会诊病理切片、胸腔积液涂片等，结合切片、涂片及免疫组化结果，并结合病史发展情况，胸腔及卵巢病变均考虑为间皮瘤，倾向于高分化乳头状间皮瘤，未排除弥漫性间皮瘤的可能。2016 年 10 月 13 日就诊于我院。

【体格检查】

KPS 90 分。胸廓无畸形，双侧呼吸运动对称，右胸背部可见胸腔穿刺孔瘢痕；语颤对称，无胸膜摩擦感；叩诊呈清音；右肺呼吸音偏低，双肺未闻及明显干湿啰音及胸膜摩擦音。腹部平坦，未见胃肠型及蠕动波，未触及肿物，全腹无压痛、无反跳痛及肌紧张，移动性浊音阴性，肠鸣音 6 次/分，无气过水声。

【辅助检查】

实验室检查：CEA < 0.50 ng/mL，CA19-9 7.14 U/mL，CA125 13.3 U/mL。血常规、肝肾功能、电解质、凝血功能、心肌酶未见明显异常。

影像学检查：肺功能检查示通气功能显著减低，属混合型障碍，流速容量曲线符合混合图形，肺容量显著降低，弥散功能轻度减退。全身骨显像、肾图、下肢血管彩超、心脏彩超均未见明显异常。胸部 CT 平扫 + 高分辨成像显示：右侧液气胸（图 1 – 11A，图 1 – 11B）。腹部增强 CT 显示网膜多发斑片、索条，考虑网膜饼形成可能性大，双侧附件区低密度灶，盆腔少量积液（图 1 – 11C，图 1 – 11D），腹膜后未见明确肿大淋巴结。

【诊断】

腹膜恶性间皮瘤，胸膜恶性间皮瘤，恶性腹水，恶性胸腔积液，高血压 2 级（高危）。

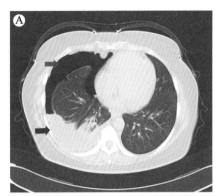
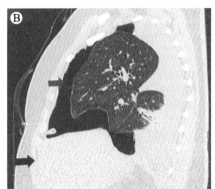
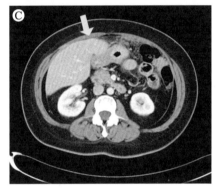
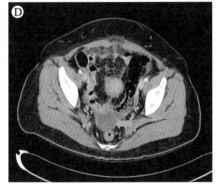

A、B：胸部 CT 平扫 + 高分辨成像示右侧气胸（红色箭头示），胸腔积液（蓝色箭头示）；C、D：腹部增强 CT 示网膜斑片、条索影（黄色箭头示），盆腔积液（绿色箭头示）。

图 1-11　术前影像学检查

【诊治经过】

患者为 45 岁女性，腹膜恶性间皮瘤并发胸膜恶性间皮瘤，评估无手术禁忌，能够达到根治性切除，根据恶性间皮瘤的治疗共识，拟行 CRS + HIPEC。遂于 2016 年 10 月 26 日在全麻下行胸腹联合 CRS + HIPEC。

1. 术中探查

术中探查见腹盆腔中量淡红色腹水，量约 200 mL；切口左侧腹膜表面可触及片状肿瘤结节；脐部腹壁内可触及肿瘤结节，直径约 2.0 cm；大网膜挛缩肥厚，表面可见散在肿瘤结节，最大直径约

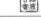
1.0 cm；胃前壁近大弯侧可见片状分布扁平肿瘤结节，最大直径约
0.5 cm；肝脏表面及实质内未触及明显肿物；肝圆韧带表面可见少
量肿瘤结节，最大直径约 0.5 cm；右侧腹盆腔交界处腹膜表面可见
肿瘤结节，最大直径约 0.5 cm；直肠 - 乙状结肠交界处、子宫及双
侧卵巢表面粗糙，考虑为肿瘤结节；术中 PCI 评分 7 分。

2. 手术经过

依次切除腹壁戳卡孔肿物、左侧侧腹壁腹膜、肝圆韧带、大小
网膜、部分乙状结肠、部分直肠、盆腔病损、子宫及双附件、回盲
部，剥脱右侧胸膜（图 1 - 12A）。术中同时给予胸腹腔联合热灌注
化疗，顺铂 120 mg、多西他赛 120 mg 分别加入 3000 mL 生理盐水，
连接热灌注化疗仪，加热至 43 ℃，灌注 60 min。灌注完毕后关闭
胸腔，行胸腔闭式引流、回肠横结肠端侧吻合、乙状结肠直肠端端
吻合，分别于回结肠吻合口、脾窝、盆腔留置引流管各 1 根。手术
过程顺利，CC 评分 0 分，耗时 820 min，术中出血 1500 mL，输红
细胞 6 U，血浆 1200 mL。

3. 术后病理结果

（1）组织学病理：大网膜、小网膜、壁层胸膜、右膈肌胸膜、
腹壁肿瘤、胃表面肿瘤、左侧腹壁壁腹膜、肝圆韧带、右半结肠、
左宫旁、双侧卵巢、子宫直肠陷窝可见恶性间皮瘤组织浸润。小肠周
围淋巴结未见转移瘤（0/10），大肠周围淋巴结未见转移瘤（0/4）
（图 1 - 12B，图 1 - 12C）。

（2）免疫组织化学：D2 - 40（-），Calretinin（+++），
CAM5.2（+），CEA（-），CK20（-），CK（+），CK5（-），CK7
（+），CK8/18（+），Desmin（-），EMA（+），ER（-），Ki - 67
（5%+），P53（个别+），Pax8（+），PD - 1（-），PD - L1（-），

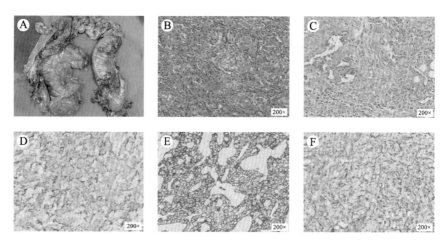

A：大体病理标本；B、C：大网膜、右侧膈肌腹膜上皮样恶性肿瘤，瘤组织由上皮性细胞构成，呈腺泡状或实性小片状（HE 染色，×200）；D：Calretinin 染色（+++）；E：CAM5.2 染色（+）；F：Vimentin 染色（+）（IHC，×200）。

图 1-12　术后病理学及免疫组化特征

PR（个别+），Vimentin（+），VEGF（-）（图 1-12D ~ 图 1-12F）。

4. 术后治疗

2016 年 11 月 7 日行胸腔内化疗 1 次，化疗方案：顺铂 60 mg +多西他赛 60 mg，胸腔内注射。2016 年 11 月 30 日、2017 年 1 月 4日、2017 年 2 月 8 日、2017 年 3 月 4 日行 4 个周期全身化疗，具体方案：培美曲塞 800 mg d1 + 顺铂 120 mg d1，静脉滴注。化疗后肾功能轻微异常，为避免肾损害更改方案，于 2017 年 4 月 1日、4 月 27 日行 2 个周期化疗，更改方案为培美曲塞 800 mg d1 +顺铂 60 mg d1 ~ 2，静脉滴注。6 个周期辅助化疗完成后，定期随访。

5. 治疗过程小结

患者于 2019 年 9 月 9 日临床死亡，发病后总生存期达 90 个月，临床确诊后生存时间 37 个月，CRS + HIPEC 治疗后生存时间 34 个月（图 1-13）。

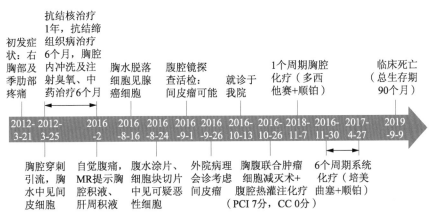

图 1-13　患者诊疗过程流程图

病例分析与讨论

【病例特点】

45 岁女性，反复发作右侧胸腔积液 4 年余，腹痛伴腹水 8 月余入院。2012 年 3 月开始出现右侧胸腔积液反复发作，且积液量逐渐增多、形成加快。先后经抗结核治疗 1 年、抗结缔组织病治疗 6 个月、胸腔内冲洗及注射臭氧治疗以及中药治疗 6 个月，均无明显疗效。2016 年 2 月开始出现腹痛、腹水。2016 年 9 月行腹腔镜探查术，病理提示：胸腔及卵巢病变均考虑为间皮瘤，倾向于高分化乳头状间皮瘤。

体格检查：右侧胸背部可见胸腔穿刺孔瘢痕，双侧呼吸动度对称，叩诊呈清音，右肺呼吸音偏低。腹平软，未触及肿物，移动性浊音（-），肠鸣音正常。

辅助检查：CEA ＜ 0.50 ng/mL，CA19-9 7.14 U/mL，CA125 13.3 U/mL。胸部 CT 平扫＋高分辨成像显示：右侧液气胸。腹部增强 CT 显示网膜多发斑片、索条，考虑网膜饼形成可能性大，双侧附件区低密度灶，盆腔少量积液，腹膜后未见明确肿大淋巴结

29

（图 1 – 11）。

【诊疗思路】

患者 45 岁女性，因"反复发作右侧胸腔积液 4 年余，腹痛伴腹水 8 月余"入院。患者发病初始，多家医院行 B 超、胸片、CT、胸水脱落细胞学检查、PET – CT 检查，均未明确病因。曾接受试验性抗结核治疗、抗结缔组织病治疗、胸腔内冲洗及注射臭氧治疗以及中药治疗等，但均无明显疗效。基本除外肺恶性肿瘤、胸膜结核及结缔组织病可能。2016 年 2 月开始出现腹水症状，9 月行腹腔镜探查，右侧卵巢、腹膜及大网膜活检，病理证实胸膜及腹膜高分化乳头状间皮瘤。结合胸腹盆腔 CT 检查结果：右侧液气胸、网膜饼形成及盆腔积液。临床诊断明确为胸膜恶性间皮瘤合并腹膜恶性间皮瘤。患者发病后历经 4 年才确诊，原因在于：①恶性间皮瘤起病隐匿，早期缺乏特异性临床表现；②影像学辅助检查作为恶性间皮瘤的一线诊断方法只能用于发现可疑病灶；③脱落细胞学检查可用于缩小诊断范围，但并不能确诊恶性间皮瘤；④对临床可疑病灶的组织活检及联合免疫组化检测是恶性间皮瘤鉴别诊断和确诊的金标准。本例患者年轻、身体状况佳、病变局限于右侧胸膜及腹膜，经腹膜癌综合治疗团队讨论，有行 CRS + HIPEC 指征。遂于全麻下行右侧胸膜剥脱 + 腹腔 CRS + 胸腹联合 HIPEC。本例患者能很好耐受胸腹联合巨创手术，术后恢复顺利，未发生手术相关的严重不良事件。术后顺利完成了 6 个周期辅助化疗（培美曲塞 + 顺铂），于 2019 年 9 月 9 日临床死亡，发病后总生存期为 90 个月，术后生存时间达 34 个月。

李雁教授点评

关于 MPM 同时合并胸膜恶性间皮瘤者的发生率目前不详，据 SEER 的统计数据显示，在 18 500 例登记在案的恶性间皮瘤患者中腹膜及胸膜同时受累者只有 4 例。恶性间皮瘤患者预后差，多体腔受累的恶性间皮瘤患者预后可能更差。MPM 可同时性并发胸膜恶性间皮瘤，亦可能随病程进展异时性出现胸膜恶性间皮瘤。不管是腹膜率先受累还是胸膜率先受累，患者的生存预后没有显著差异。胸膜剥脱手术是胸膜恶性间皮瘤的主要治疗手段，但是由于胸腔解剖的特殊性如有纵隔、心包的存在，使得胸膜病变切除很难达到足够的阴性切缘，因此即使根治性胸膜切除也被认为是 R1 切除。本例患者为 45 岁女性，MPM 合并右侧胸膜恶性间皮瘤，经评估可以达到根治性切除，遂行胸腹联合 CRS + HIPEC。由于包括胸膜外全肺切的全胸膜剥脱术并不能使胸膜恶性间皮瘤患者生存获益，因此本例患者未行肺叶切除，仅限于壁层胸膜剥脱及受累脏层胸膜的局部剥脱。虽然胸腹联合手术创伤巨大，但本患者耐受很好，未出现严重手术并发症。术后联合 6 个周期全身辅助化疗（培美曲塞 + 顺铂），使患者术后总生存期达 34 个月，明显长于单纯接受姑息性治疗的 MPM 患者或胸膜恶性间皮瘤患者。基于本例患者及既往研究经验，胸腹膜同时受累的间皮瘤患者不应视为胸腹联合 CRS + HIPEC 的绝对禁忌，充分术前检查、避免多体腔浆膜受累恶性间皮瘤的漏诊、积极干预、采取手术为主的综合治疗应作为 MPM 并发胸膜恶性间皮瘤治疗的首选。

（张彦斌　马　茹　李　雁）

参考文献

1. BEEBE – DIMMER J L, FRYZEK J P, YEE C L, et al. Mesothelioma in the United States: a Surveillance, Epidemiology, and End Results（SEER）– Medicare investigation of treatment patterns and overall survival. Clin Epidemiol, 2016, 8: 743 – 750.

笔记

2. TURAGA K K, DERACO M, ALEXANDER H R. Current management strategies for peritoneal mesothelioma. Int J Hyperthermia, 2017, 33 (5): 579 – 581.

3. KLUGER M D, TAUB R N, HESDORFFER M, et al. Two – stage operative cytoreduction and intraperitoneal chemotherapy for diffuse malignant peritoneal mesothelioma: operative morbidity and mortality in phase I and II trials. Eur J Surg Oncol, 2010, 36 (10): 997 – 1003.

4. FRIEDBERG J S. Radical pleurectomy and photodynamic therapy for malignant pleural mesothelioma. Ann Cardiothorac Surg, 2012, 1 (4): 472 – 480.

5. LETICA – KRIEGEL A S, LEINWAND J C, SONETT J R, et al. 50 Patients with Malignant Mesothelioma of Both the Pleura and Peritoneum: A Single – Institution Experience. Ann Surg Oncol, 2020, 27 (1): 205 – 213.

6. VAN MEERBEECK J P, SCHERPEREEL A, SURMONT V F, et al. Malignant pleural mesothelioma: the standard of care and challenges for future management. Crit Rev Oncol Hematol, 2011, 78 (2): 92 – 111.

7. KAI Y, TSUTANI Y, TSUBOKAWA N, et al. Prolonged post – recurrence survival following pleurectomy/decortication for malignant pleural mesothelioma. Oncol Lett, 2019, 17 (3): 3607 – 3614.

病例 4　同时性胸腹膜恶性间皮瘤（上皮型）

📋 病历摘要

患者，女，49 岁，因"腹胀半年，咳嗽伴气短 1 个月，发现胸腔积液、腹水半个月"于 2016 年 6 月 21 日转入我院。

患者 2016 年 1 月无明显诱因出现腹胀，无恶心、呕吐、腹痛、腹泻等不适，未重视。后腹胀逐渐加重，2016 年 6 月 1 日出现咳嗽伴胸闷气短，进行性加重。2016 年 6 月 7 日就诊于当地医院行超声检查提示"胸腔积液、腹水"。胸片提示右侧大量胸腔积液，胸部 CT 检查提示右肺中叶及下叶炎症改变。腹部 CT 提示腹水，不除外腹膜转移病变。行胸腔闭式引流术，引出血性胸腔积液。同时行经阴道后穹隆穿刺抽取盆腔积液，为血性腹水，细胞学检查发现肿瘤细胞（胸腔积液），北京大学第三医院进一步病理会诊提示可能为腺上皮或间皮源性。患者前往解放军总医院就诊，查 CA125 468.2 U/mL，超声检查提示：①左侧附件区低回声结节，恶性可能性大；②子宫直肠窝处低回声结节、子宫直肠窝腹膜及大网膜增厚，转移癌可能性大；③腹水；④右卵巢囊肿，黄体囊肿可能性大。进一步 PET‐CT 检查提示：腹盆腔多处腹膜结节样增厚，代谢增高；腹部肠系膜弥漫增厚伴代谢增高，考虑恶性、腹膜多发转移可能、左侧附件实性病变伴异常代谢、不除外原发肿瘤性病变。同时胸腔积液涂片经解放军总医院病理会诊：考虑间皮瘤。患者以"腹膜恶性肿瘤"转入院。患者自发病以来，精神睡眠可，食欲可，因腹胀进食较少，胸腔引流胸腔积液后，二便正常，体重较前无明显变化。

既往体健。

【体格检查】

体温 36.3℃，脉搏 76 次/分，呼吸 18 次/分，血压 122/74 mmHg，心脏查体未见明显异常，右侧可见胸腔闭式引流管，双肺呼吸音清，未闻及干湿性啰音，腹部略膨隆，未见胃肠型及蠕动波，未见腹壁静脉曲张，腹软，无压痛，未触及包块，Murphy 征（－），肝脾未触及，移动性浊音阴性，双肾区无叩痛，肠鸣音正常，4次/分，无气过水声。

【辅助检查】

实验室检查：CA19 – 9 19.2 U/mL，CA125 341.6 U/mL，CA15 – 3 17.4 U/mL，CEA 1.03 ng/mL，AFP 3.75 ng/mL，CA724 0.73 ng/mL。肝肾功能、电解质、凝血功能、心肌酶等未见明显异常。

影像学检查：腹部增强 CT（2016 年 6 月 21 日）示①腹膜多发、多部位软组织结节，盲肠肠系膜侧异常强化结节，腹盆腔积液；②左半小肠淤积，远端小肠及结肠积气；③考虑子宫多发肌瘤，右附件区占位（图 1 – 14A ～ 图 1 – 14C）。胸部 CT 平扫＋增强：右心膈角结节，转移瘤？考虑双肺炎症，左肺下叶结核，前纵隔缩减，考虑残余胸腺（图 1 – 14D）。全消化道造影（2016 年 6 月 28 日）：胃大弯改变，腹腔占位，粘连不除外，小肠运动过快，右膈膨隆，少量盆腔积液。全身骨扫描（2016 年 6 月 28 日）：未见明显异常。腹部超声检查（2016 年 6 月 24 日）：胆囊壁息肉样改变，腹水（少 – 中量）伴沉积物，局部腹膜增厚。

【诊断】

腹膜恶性间皮瘤，胸膜恶性间皮瘤，腹水，胸腔积液，肺炎，陈旧性肺结核。

【诊治经过】

入院后完善各项检查，血白蛋白 28 g/L，给予对症补充白蛋白治疗，每日引流 300 ～ 800 mL 淡黄色清亮胸腔积液。完善相关检查后，腹膜癌综合治疗团队讨论，患者恶性间皮瘤诊断成立，考虑腹腔为原发部位，右侧胸膜为肿瘤浸透膈肌形成的同时性转移，累及

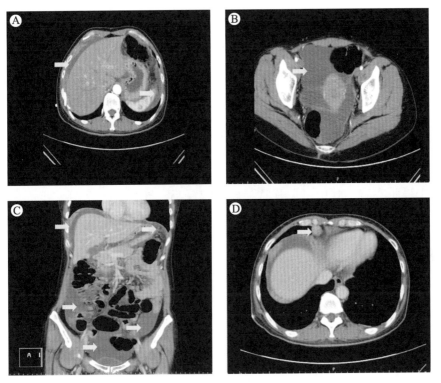

A：肝周及脾周多发低密度影，多量积液；B：盆腔大量积液；C：冠状位 CT 提示肠内积气，腹盆腔多量积液，系膜多发结节，右膈肌增厚；D：胸部 CT 提示右心膈角部肿物（黄色箭头示）。

图 1-14　2016 年 6 月 21 日患者术前影像学检查特点

胸膜引起胸腔积液，考虑胸膜为转移病灶，且病灶位于右侧心膈角，经腹手术切开膈肌可同时处理胸膜肿瘤。术前各项检查未见肝肺骨等远处转移，造影提示小肠形态及运动可，无肠系膜挛缩表现，无手术绝对禁忌证。可考虑行剖腹探查，行 CRS + HIPEC 术。切除肿瘤获取明确病理诊断，同时减轻肿瘤负荷，配合 HIPEC 争取控制肿瘤生长，缓解患者症状，提高患者生活质量，延长生存。手术范围广、难度系数高、时间长，为方便切除胸膜肿瘤，麻醉时放置双腔气管插管，术中单肺通气，切除肿瘤后根据膈肌缺损程度行缝合膈肌或人工补片修补。2016 年 6 月 30 日在全麻下行剖腹探查 + CRS + HIPEC。

笔记

1. 术中探查

腹盆腔大量黄色腹水，总量约 2 000 mL，缓慢吸净腹水，大网膜（图 1 - 15A）、双侧膈肌腹膜、两侧结肠旁沟腹膜、阑尾、结肠及肠系膜表面（图 1 - 15B）、盆底腹膜、双侧附件表面（图 1 - 15C）、小肠表面（图 1 - 15D）可见大量大小不等肿瘤结节，最大者位于大网膜上，直径约为 6.0 cm，肿瘤呈菜花状，右侧膈肌腹膜肿瘤侵犯膈肌实质，脾门可见片状肿瘤组织侵犯，PCI 评分 27 分。于大网膜上剔除肿瘤结节一枚，送冰冻病理，结果回报倾向于间皮瘤，术中诊断腹膜恶性间皮瘤，遂决定行 CRS + HIPEC 术。

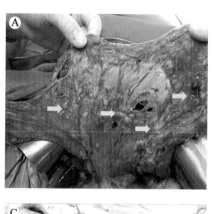
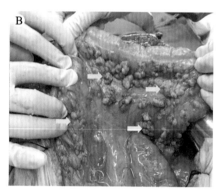
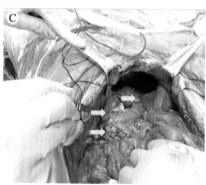
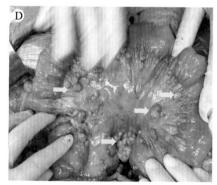

A：大网膜满布肿瘤结节，大小不等；B：结肠系膜表面大量肿瘤结节，在结肠根部更加密集；C：盆腔腹膜、乙状结肠表面肿瘤；D：小肠系膜表面肿瘤（黄色箭头示）。

图 1 - 15　术中所见腹膜间皮瘤主要特点

2. 手术经过

腹腔肿瘤切除：切除肝圆韧带、大网膜（图 1 - 16A）、脾脏、全子宫 + 双附件 + 盆底腹膜、右半结肠，切除双侧膈肌表面肿瘤及部分膈肌（图 1 - 16B），电刀烧灼灭活肠系膜及肠壁表面肿瘤（图 1 - 16C，图 1 - 16D），术后 CC 评分为 1 分。胸腔肿瘤切除：切开右侧膈肌，探查发现右侧心膈角处肿物，约 1.0 cm × 2.0 cm，切除肿物及部分受累膈肌。

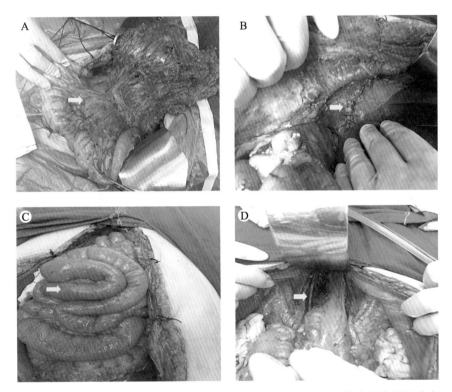

A：切除大网膜及横结肠系膜表面肿瘤；B：切除膈肌表面肿瘤及胸腔间皮瘤后修补膈肌；C：剔除腹膜表面肿瘤后的小肠；D：盆腔肿瘤及腹膜切除后（黄色箭头示）。

图 1 - 16 术后腹腔所见

CRS 完成后，行开放式 HIPEC，化疗药物为顺铂 120 mg、丝裂霉素 C 30 mg，分别溶解于 3000 mL 生理盐水中，加热至

43 ℃，以 400 mL/min 流量，行持续热灌注化疗各 30 min。体管置于膈肌下方，使化疗药液在腹腔及右侧胸腔内充分循环。HIPEC 结束，修补膈肌并放置胸腔闭式引流，行消化道重建，回结肠端侧吻合，分别于脾窝、盆腔、右膈下、左结肠旁沟留置引流管各 1 根，逐层关闭切口。手术过程顺利，耗时 11 小时，术中出血约 800 mL，输红细胞 2 U，血浆 1600 mL，输液共计 7900 mL，尿量 1500 mL。

3. 术后病理检查

（1）大体病理（图 1-17A）

①腹腔肿瘤：（吻合口近端）黏膜组织一块，大小 1.5 cm × 1.5 cm × 0.6 cm；（吻合口远端）黏膜组织一块，大小 1.7 cm × 1.7 cm × 0.5 cm；（肝圆韧带）灰红灰黄脂肪样组织，总大小 8.0 cm × 4.0 cm × 2.0 cm，表面可见 2 枚粟粒样结节，局部略显粗糙，结节直径 0.2～0.3 cm，切面黄色，脂肪样，未见结节及占位。②（膈肌肿瘤）灰红不规则组织 2 块，总大小 8.0 cm × 8.0 cm × 3.5 cm，局部组织呈灰红结节状，结节直径 2.2～5.0 cm，结节切面灰白，实性。③（腹膜种植结节）灰红结节型组织一堆，总大小 10.2 cm × 8.0 cm × 4.5 cm，组织切面灰粉，实性。④（回盲部肿瘤）回盲部切除标本，回肠段长 5.0 cm，直径 3.0 cm，盲肠段长 7.0 cm，直径 3.0 cm，阑尾长 4.0 cm，直径 0.6 cm，回盲部及阑尾浆膜面见灰粉色结节型肿物，大小 4.5 cm × 3.0 cm × 0.8 cm、2.5 cm × 1.0 cm × 0.4 cm，并见散在多灶粟粒状结节，直径 0.1～0.3 cm，肿物切面灰白，实性，肠管周围少许脂肪组织中触及结节数枚，直径 0.5～0.6 cm。⑤（大网膜及脾）送检脾脏大小 10.5 cm × 7.5 cm × 5.5 cm，大网膜大小 13.0 cm × 9.0 cm × 6.0 cm，脾脏暗红，表面

部分粗糙，范围约 6.0 cm×3.0 cm，5.0 cm×2.5 cm，灰粉色；网膜组织黄色，脂肪样，表面见多处灰红结节状隆起，直径 0.8 ~ 4.0 cm。⑥（全子宫 + 双附件 + 盆腔病损 + 左结肠旁沟）子宫大小 9.0 cm×5.0 cm×3.0 cm，宫颈外口直径 1.5 cm，颈管长 3.0 cm，宫腔深 4.0 cm，内膜厚 0.1 cm，子宫体浆膜面见暗红结节状突起，直径 0.9 cm，左输卵管长 7.0 cm，直径 0.4 cm，左卵巢大小 2.5 cm×2.8 cm×1.5 cm，切面暗红出血；左附件系膜区见灰粉结节型肿物，范围 2.3 cm×1.0 cm，并散在多发粟粒样结节，直径 0.1 ~ 0.3 cm；右输卵管长 8.0 cm，直径 0.6 cm，右输卵管伞见肿瘤侵犯，右卵巢大小 4.5 cm×2.0 cm×1.0 cm，右附件区卵巢周围见灰红结节状肿物侵犯，范围约 5.5 cm×3.5 cm，并散在多发结节状突起，直径 0.3 ~ 2.2 cm。⑦胸腔肿瘤：（胸腔肿物）灰红囊皮样组织一块，大小 1.5 cm×1.0 cm×0.1 cm。⑧（右胸腔肋膈角肿物）灰红灰黄不规则组织一块，大小 4.5 cm×2.4 cm×1.5 cm，切面灰白，实性，质偏硬。

（2）组织学病理

（吻合口近端）肠壁组织，未见肿瘤；（肝圆韧带）肿瘤位于腹膜表面，呈乳头状排列，瘤细胞上皮样、中等大小，大小较一致，胞质嗜酸，核圆或卵圆形，核分裂少见，组织学符合上皮型恶性间皮瘤；（膈肌肿瘤）肿瘤位于横纹肌表面弥漫性生长，瘤细胞呈乳头状、腺样及实片状排列，瘤细胞上皮样、中等大小，大小较一致，胞质嗜酸，核圆或卵圆形，核分裂少见，组织学符合上皮型恶性间皮瘤（图 1 - 17B）；（右胸腔肋膈角肿物）纤维结缔组织内见肿瘤浸润性生长，瘤细胞呈乳头状、腺样及实片状排列，瘤细胞上皮样、中等大小，大小较一致，胞质嗜酸，核圆或卵圆形，核分裂少见，间质较多淋巴细胞聚集并淋巴滤泡形成，组织符合上皮型恶性间皮瘤（图1-17C）；（腹膜种植结节）纤维结缔组织内见肿瘤浸润性生长，瘤细胞呈乳头状、腺样及实片状排列，瘤细胞上皮样、中等大小，大小较一致，胞质嗜酸，核圆或卵圆形，核分裂少见，组织学符合恶性间皮瘤，周围淋巴结未见肿瘤转移（0/1）；（回盲部肿瘤）恶性间皮瘤，肿瘤累及回盲部、阑尾浆膜层，未见脉管瘤栓及神经侵犯，回肠断端浆膜面局灶见间皮瘤，结肠断端未见肿瘤，肠周淋巴结未见肿瘤转移（0/15）；（大网膜及脾）恶性间皮瘤，肿瘤累及脾被膜及大网膜；（全子宫+双附件+盆腔病损+左结肠旁沟）恶性间皮瘤，肿瘤累及子宫颈管表面组织、双侧附件区软组织、双侧卵巢表面及右侧输卵管表面，未见脉管瘤栓及神经侵犯。

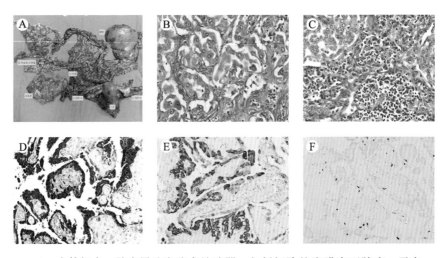

A：大体标本：肿瘤累及腹腔多处脏器，包括切除的腹膜表面肿瘤，子宫+双附件，脾脏，大网膜及回盲部等；B：大量间皮细胞：符合上皮型表现（HE染色，×400）；C：胸腔转移瘤：大量淋巴细胞中可见间皮细胞（HE染色，×400）；D：Calretinin（+）（IHC，×200）；E：CK5/6（+）（IHC，×200）；F：Ki-67（8%）（IHC，×200）。

图1-17　患者肿瘤标本的病理学特点

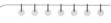

胸腔肿物：肿瘤呈乳头状、实片状排列，间质富于血管，瘤细胞上皮样、中等大小，大小较一致，胞质嗜酸，核圆或卵圆形，核分裂少见，组织学符合上皮型恶性间皮瘤。

（3）免疫组化结果

CK（＋），CAM5.2（＋），VIM（＋），Calretinin（＋）（图1－17D），MC（＋），CK7（＋），CK20（－），CA125（＋），WT－1（＋），ER（－），PR（部分＋），P53（＋），CK5/6（＋）（图1－17E），Ki－67（8%）（图1－17F），Pax8（－），CDX2（－）。

4. 术后治疗

（1）术后辅助静脉化疗

2016年8月2日、8月23日、9月14日、10月12日及2017年1月12日、2月9日行6个周期静脉化疗：培美曲塞800 mg＋顺铂120 mg，静脉滴注，q3w。

（2）术后胸腔灌注化疗

2016年10月31日复查胸片提示右侧胸腔积液较前增多，行超声引导下右侧胸腔积液置管引流术。胸水细胞学检查提示可见间皮细胞。引出370 mL深黄色液体。放净胸腔积液后给予胸腔灌注化疗：紫杉醇60 mg d1、d3，顺铂40 mg d2、d4。2016年11月26日再次给予胸腔灌注化疗：紫杉醇120 mg d1、d3，顺铂60 mg d2、d4。化疗结束后行胸腹部CT检查提示病情平稳，未见明显进展征象。后患者定期复查随诊。

5. 治疗过程小结

截至2020年10月20日，患者一般状态良好，无肿瘤复发征象，无病生存大于52个月，总体生存期超过57个月（图1－18）。

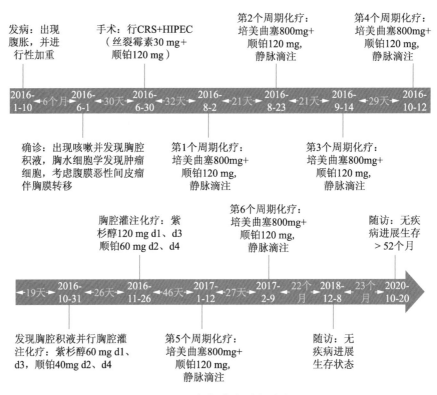

图 1-18　患者诊疗过程流程图

病例分析与讨论

【病例特点】

49 岁女性，腹胀半年，咳嗽伴气短 1 个月，发现胸腔积液、腹水半个月入院，无家族性遗传病史。

体格检查： 可见胸腔闭式引流，腹部膨隆。

辅助检查： 腹部增强 CT（2016 年 6 月 21 日）：①腹膜多发、多部位软组织结节，盲肠肠系膜侧异常强化结节，腹盆腔积液；②左半小肠淤积，远端小肠及结肠积气；③考虑子宫多发肌瘤，右附件区占位（图 1-14A ~ 图 1-14C）。胸部 CT 平扫 + 增强：右心膈角结节，转移瘤？考虑双肺炎症，左肺下叶结核，前纵隔缩减，考虑残余胸腺（图1-14D）。

【诊疗思路】

49岁女性，主因"腹胀半年，咳嗽伴气短1个月，发现胸腔积水、腹水半个月"入院。当地医院行胸腹部CT检查提示"胸腹腔大量积液"，并行胸腹腔穿刺置管引流术，胸水细胞学检查提示：考虑间皮瘤。后为进一步治疗收入我院。入院后完善各项检查，根据患者影像学检查及细胞病理学检查，恶性间皮瘤诊断成立。考虑腹腔为原发部位，右侧胸膜为肿瘤侵透膈肌形成的同时性转移，累及胸膜引起胸腔积液，考虑胸膜为转移病灶，且病灶位于右侧心膈角，经腹手术切开膈肌可同时处理胸膜肿瘤。术前各项检查未见肝肺骨等远处转移，无手术绝对禁忌证，可考虑行剖腹探查 + CRS + HIPEC。切除肿瘤获取明确病理诊断，同时减轻肿瘤负荷，配合HIPEC争取控制肿瘤生长，缓解患者症状，提高患者生活质量，延长生存。手术范围广、难度系数高、时间长，为方便切除胸膜肿瘤，麻醉时放置双腔气管插管，术中单肺通气，切除肿瘤后根据膈肌缺损程度行缝合膈肌或人工补片修补。同时术后给予辅助化疗，患者可获较好生存获益。

李雁教授点评

胸腹膜同时性恶性间皮瘤非常罕见，早期诊断困难，易误诊为腹腔结核病、肝硬化等疾病，误诊率高而延误患者治疗时机，最终导致患者的不良预后。早期诊断对于患者预后至关重要，如能及早发现并确诊疾病，得到合理治疗，多数患者可获得良好生存获益。

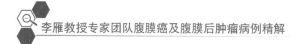
我科在腹膜恶性肿瘤的诊断及治疗方面具有丰富的经验，目前已完成 CRS + HIPEC 手术 1500 余台，正是以"CRS + HIPEC"理念为指导，力争由组织学水平根治达到细胞学水平根治，最终使患者得到最大生存获益。

本例患者为同时性胸腹膜恶性间皮瘤，病期晚，肿瘤负荷重，如采用传统治疗方式，预计生存期不足 1 年。患者转诊于我科后，腹腔行 CRS 达到 CC1 分，减灭肉眼可见肿瘤，最大程度减轻了腹腔肿瘤负荷。对于胸腔转移病灶，采取 CRS 切除转移灶，减灭肿瘤，术中开放膈肌行 HIPEC，可从细胞水平减灭肿瘤。胸腹腔联合行 CRS + HIPEC，从原发灶到转移灶，从组织学层面到细胞学层面，最大程度减轻了肿瘤负荷，为后续的辅助化疗奠定了基础。

（闫国军　马　茹　李　雁）

参考文献

1. HENLEY S J, LARSON T C, WU M, et al. Mesothelioma incidence in 50 states and the District of Columbia, United States, 2003 – 2008. Int J Occup Environ Health, 2013, 19 (1)：1 – 10.

2. 王玉艳，张弘，白桦，等. 恶性胸膜间皮瘤临床特征及分子标志物与预后的关系. 中华结核和呼吸杂志，2013, 36 (3)：162 – 168.

3. MILANO M T, ZHANG H. Malignant pleural mesothelioma：a population – based study of survival. J Thorac Oncol, 2010, 5 (11)：1841 – 1848.

4. MUNKHOLM – LARSEN S, CAO C Q, YAN T D. Malignant peritoneal mesothelioma. World J Gastrointest Surg, 2009, 1 (1)：38 – 48.

5. BLACKHAM A U, LEVINE E A. Cytoreductive surgery with hyperthermic intraperitoneal chemotherapy for malignant peritoneal mesothelioma. J Clin Med Oncol, 2012, 17 (10)：2720 – 2727.

笔记

6. VERMA V, SLEIGHTHOLM R L, RUSTHOVEN C G, et al. Malignant peritoneal mesothelioma：national practice patterns, outcomes, and predictors of survival. Ann Surg Oncol, 2018, 25（7）：2018 – 2026.

7. KINDLER H L. Peritoneal mesothelioma：the site of origin matters. Am Soc Clin Oncol Educ Book, 2013, 33：182 – 188.

8. RAZA A, HUANG W C, TAKABE K. Advances in the management of peritoneal mesothelioma. World J Gastroenterol, 2014, 20（33）：11700 – 11712.

9. YAN T D, DERACO M, BARATTI D, et al. Cytoreductive surgery and hyperthermic intraperitoneal chemotherapy for malignant peritoneal mesothelioma：multi – institutional experience. J Clin Oncol, 2009, 27（36）：6237 – 6342.

病例 5　原发性腹膜癌（浆液性癌）1

病历摘要

患者，女，56 岁，主因"间断上腹胀 2 个月，加重 1 周"于 2015 年 11 月 10 日入我院。

2015 年 9 月无明显诱因出现间断腹胀，至 11 月加重并出现腹围增大，食欲缺乏，就诊于北京某医院，查腹部超声示大量腹水。2015 年 11 月 10 日以"腹水待查"收入我院消化内科。行腹水穿刺细胞学检查见腺癌细胞。腹盆腔 CT 提示腹盆腔大量积液，网膜饼形成，考虑转移，双侧附件区异常改变，右侧为著，占位性质待查，考虑腹膜恶性肿瘤，2015 年 11 月 20 日转入我科。

既往史：2012 年因房颤行射频消融术，术后出现窦性停搏，行

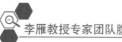

心脏起搏器植入，口服普罗帕酮 3 片/次，3 次/日治疗。

个人史及家族史：无特殊。

【体格检查】

KPS 80 分，腹部膨隆，可见陈旧手术瘢痕，未见胃肠型及蠕动波，未触及肿物，全腹无压痛，无反跳痛及肌紧张，移动性浊音阳性，肠鸣音 3 次/分。双下肢无水肿。

【辅助检查】

实验室检查：肿瘤标志物：CEA 1.07 ng/mL，CA125 6083.2 U/mL，CA19 - 9 ＜2 U/mL。

影像学检查：消化道造影示小肠结肠分布较集中（图 1 - 19A），未见明确梗阻征象，考虑腹膜癌，腹盆腔积液。胸部 CT：左侧少量胸腔积液。腹盆腔增强 CT 示：腹盆腔大量积液，网膜饼形成，考虑转移，双侧附件区异常改变，右侧为著，考虑腹膜恶性肿瘤（图 1 - 19B ~ 图 1 - 19G）。下肢静脉超声：双侧下肢大隐静脉近心段附壁血栓，不全阻塞管腔。阴式超声：右卵巢回声减低（不排除卵巢病变），腹盆腔大量积液。颅脑 CT：右侧丘脑占位。

【诊断】

腹膜恶性肿瘤，恶性腹水，胸腔积液（左），下肢静脉血栓形成（双），丘脑占位性病变，心律失常，心房颤动，窦性停搏，心脏射频消融术后，心脏起搏器植入状态。

【诊治经过】

完善相关检查后，腹膜癌综合治疗团队讨论，患者确诊腹膜恶性肿瘤，有手术适应证，无手术绝对禁忌证。患者 CA125 显著升高，双附件区异常改变，考虑卵巢癌或原发性腹膜癌不除外，因此，决定行 CRS + HIPEC 治疗。于 2015 年 11 月 25 日在全麻下行剖腹探查 + 肠粘连松解 + 肝圆韧带切除 + 大网膜切除 + 腹膜切除 + 盆

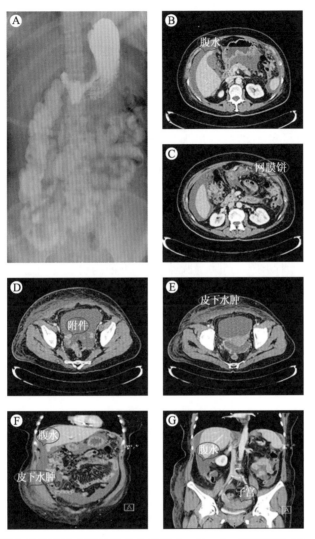

A：全消化道造影示小肠结肠分布较集中；B～G：腹部增强 CT；B：腹水；C：网膜饼；D：附件区异常改变；E：皮下水肿；F：腹水及皮下水肿；G：腹水及子宫异常改变（B～E：横断位；F、G：冠状位）。

图 1-19 术前影像学检查结果

腔肿瘤切除 + 直肠切除 + 子宫双附件切除 + 腹壁肿瘤切除 + 盆腔淋巴结清扫 + 腹腔化疗管植入，手术情况如下。

1. 术中探查

淡黄色腹水共 7000 mL。大网膜瘤化成饼状，与横结肠致密粘连。肝脏大小形态无异常，表面光滑。肝圆韧带表面可见肿瘤结节，最大直径约 0.5 cm。膈肌腹膜光滑。小肠形态良好，系膜表面少许散在结节，最大直径约 0.5 cm，两侧结肠旁沟分布较多肿瘤结节，最大直径 1.0 cm，双侧下腹壁腹膜较多肿瘤结节，最大直径约 0.3 cm。子宫大小正常，双侧卵巢大小正常，未见肿物，输卵管及卵巢表面可见种植结节，最大直径约 0.5 cm。盆底腹膜增厚，直肠子宫陷凹多个肿瘤结节融合，侵犯上段直肠及系膜。右下腹腹壁肌层内可触及两个质硬肿块。PCI 评分 15 分。

2. 手术经过

切除肝圆韧带，剥除壁腹膜及结肠旁沟肿瘤，完整切除大小网膜，整体切除盆底腹膜、子宫及双侧附件、直肠，切除或电刀烧灼灭活肠系膜肿瘤，切除右下腹腹壁内肿块（图 1 - 20）。CC 评分为 0 分。然后行术中开放式 HIPEC：顺铂 120 mg 30 min + 丝裂霉素 C 30 mg，30 min，43 ℃。出血 200 mL，输红细胞 4 U，血浆 800 mL。

3. 术后病理结果

（1）大体病理学（图 1 - 20C）

①肠吻合口近端；②肠吻合口远端；③右髂内动脉旁淋巴结；④右髂外动脉旁淋巴结；⑤热灌注化疗后小网膜；⑥热灌注化疗后结肠脾曲肿瘤；⑦热灌注化疗后降结肠肠脂垂；⑧乙状结肠肠脂垂；⑨左髂总动脉旁淋巴结；⑩左髂内动脉旁淋巴结；⑪髂总动脉旁淋巴结；⑫左髂外动脉旁淋巴结；⑬脐部；⑭右侧腹壁肿物；⑮热灌注化疗后降结肠系膜；⑯肝圆韧带；⑰腹壁肿瘤；⑱子宫附件、直肠、膀胱表面腹膜；⑲大网膜。

（2）组织病理学

高级别浆液性乳头状癌，伴坏死和大片出血，可见脉管癌栓；癌组织累及双侧输卵管及卵巢表面，局灶累及卵巢实质；广泛累及

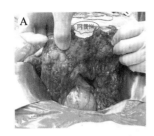
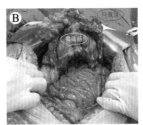
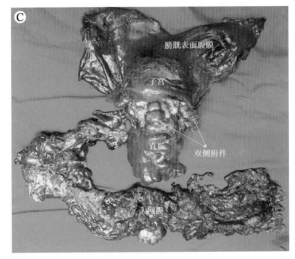

A、B：网膜饼；C：手术切除标本。

图 1 - 20　术中照片

子宫及直肠表面腹膜纤维脂肪组织，累及子宫肌层，局灶累及肠壁肌层；淋巴结转移性癌（肠周 1/3，右髂内动脉旁 1/2、右髂外动脉旁 6/9，左髂总动脉旁 0/1，左髂外动脉旁 2/9），国际妇产科联盟（FIGO）ⅢC 期（图 1 - 21A）。

（3）免疫组织化学结果

E - cadherin（ + ），Galectin（ + ），CK（ + ），CK7（ + ），CK20（ - ），CA125（ + ），Inhibin - α（ - ），WT - 1（ + ），Vim（ - ），ER（ + ），PR（灶 + ），P53（ + ），Ki - 67（index 80%），Pax8（ + ），CK5/6（ - ），GCDFP - 15（ - ），CDX - 2（ - ），PTEN（ + ），D2 - 40（ - ），Calretinin（ - ），MC（局灶 + ），CEA（ - ）。PD - 1：肿瘤间淋巴细胞（部分 + ），PD - L1：（TC - ，IC1% + ）。

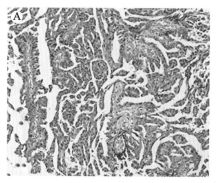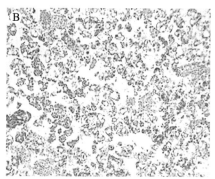

A：术后病理示高级别浆液性癌（HE 染色，×100）；B：胸水细胞学（HE 染色，×100）。

图 1 -21 术后病理结果

4. 术后治疗

2015 年 12 月 11 日腹水增多，行腹腔化疗：多西他赛 20 mg×3 次；12 月 14 日左侧胸腔积液增多，穿刺引流，细胞学找到瘤细胞（图 1 -21B），提示左胸膜转移。修正肿瘤分期：FIGO Ⅳ期。分别于 2015 年 12 月 17 日、12 月 26 日行 2 个周期静脉化疗：多西他赛 120 mg + 卡铂 400 mg。CA125 降至 45.6 U/mL。2016 年 1 月 4 日行第 3 个周期静脉化疗：多西他赛 120 mg + 卡铂 400 mg。1 月 10 日出现寒战高热，血培养耐甲氧西林金黄色葡萄球菌（MRSA），予抗感染治疗。2 月 4 日再次寒战高热，血培养鲍曼不动杆菌，腹腔引流处腹壁感染，急诊行清创缝合 + 腹腔置管引流术，并行抗感染及双套管冲洗引流治疗。2 月 19 日行腹腔化疗：顺铂 20 mg×6 天。2 月 28 日行第 4 个周期静脉化疗：多西他赛 120 mg + 卡铂 400 mg。3 月 2 日腹水仍多，CT 提示左侧肾盂输尿管扩张，腹水 BUN 38.41 mmol/L。3 月 5 日 CT 尿路造影（CTU）提示左侧输尿管漏可能性大，保留引流管（图 1 -22）。3 月 31 日行第 5 个周期静脉化疗：多西他赛 120 mg + 卡铂 400 mg。4 月 19 日复查 CA125 9.3 U/mL。

2016 年 5 月 2 日出现发热，输尿管漏引流减少，小便有絮状

笔记

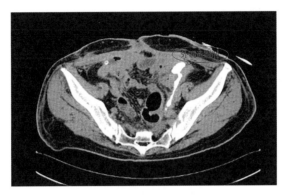

图 1 –22 CTU 检查结果（2016 年 3 月 5 日）

注：左侧输尿管显影，盆腔内造影剂外漏。

物，阴道漏尿。2016 年于 5 月 10 日行剖腹探查 + 肠粘连松解 + 腹膜肿瘤切除 + 肠系膜肿瘤切除 + 膀胱瓣代输尿管 + 输尿管 – 阴道瘘修补 + 输尿管支架植入 + 腹腔化疗管去除 + 腹腔热灌注化疗术。PCI：2 分，CC：0 分。HIPEC：43 ℃，顺铂 120 mg 15 min，丝裂霉素 C 30 mg 15 min。出血 400 mL，输红细胞 4 U，血浆 400 mL。术后病理：异物肉芽肿性炎症，未见肿瘤。8 月 16 日拔除 D – J 管。

2017 年 5 月 4 日复查 CA125 升高至 132.7 U/mL，胸腹盆强 CT 未见异常。9 月 19 日 CA125 持续升高，达 408.4 U/mL，PET – CT 提示纵隔（1、2R、3A、4R、6、7、8 区）、双侧内乳区、右心膈角、肝门区、腹膜后大血管周围（T12 ~ L2 水平）、左侧髂外血管旁多发代谢增高结节，考虑淋巴结转移。分别于 2017 年 10 月 20 日、11 月 17 日、12 月 16 日、2018 年 1 月 24 日行 4 个周期化疗：紫杉醇脂质体 240 mg + 顺铂 120 mg，贝伐珠单抗 500 mg。复查 CA125 20.6 U/mL。

2019 年 8 月 21 日出现咳嗽伴呼吸困难，超声提示双侧胸腔积液，右侧为著。CT 提示纵隔内多发大小不等结节，转移瘤？右侧胸腔积液并右肺下叶膨胀不全，新发大量心包积液；肝尾状叶转移可能性大，下腔静脉旁淋巴结转移可能性大，腹水（图 1 – 23）。

出现肺淤血、呼吸衰竭、淤血性肝损伤、肝功能衰竭。心包穿刺心包积液找到肿瘤细胞，左侧胸腔积液找到肿瘤细胞。复查 CA125 为 1855.3 U/mL。2019 年 8 月 31 日：双侧胸腔注射贝伐珠单抗各 50 mg。9 月 2 日服用阿帕替尼 125 mg/d，依托泊苷胶囊 25 mg/d。9 月 4 日胸腔注射贝伐珠单抗 50 mg，心包腔注射贝伐珠单抗 50 mg。9 月 5 日阿帕替尼加量至 250 mg/d。9 月 8 日停用阿帕替尼及依托泊苷胶囊。9 月 18 日：贝伐珠单抗 100 mg，多西他赛 40 mg，奥沙利铂 85 mg，静脉化疗。10 月 9 日：贝伐珠单抗 300 mg，多西他赛 80 mg，奥沙利铂 135 mg，静脉化疗。10 月 30 日：贝伐珠单抗 400 mg，多西他赛 120 mg，奥沙利铂 200 mg，静脉化疗。2019 年 11 月 21 日、12 月 13 日、2020 年 1 月 4 日行 3 个周期化疗：贝伐珠单抗 400 mg，多西他赛 100 mg，奥沙利铂 200 mg，静脉化疗。2020 年 1 月 20 日复查 CA125 19.5 U/mL。后口服阿帕替尼［1/3 片（83.3 mg）］／日联合依托泊苷胶囊 25 mg、d1 + 37.5 mg、d2 维持治疗。2020 年 5 月改为口服奥拉帕利片 150 mg、2 次/日维持治疗。

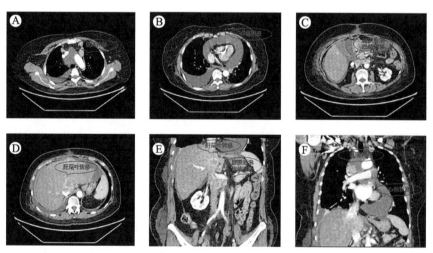

　　A：纵隔转移；B：心包积液；C：腹膜后淋巴结转移；D：肝尾叶转移；E：肝尾叶转移、腹膜后淋巴结转移；F：纵隔转移、心包积液（A～D：横断位；E、F：冠状位）。

图 1－23　腹部增强 CT（2019 年 8 月 21 日）

5. 术后随访

至 2020 年 12 月 7 日，患者仍带瘤生存，能生活自理，总生存期超过 5 年（图 1-24）。

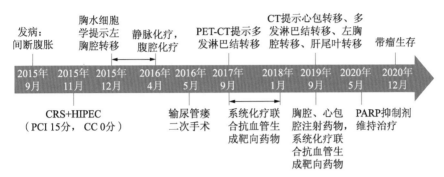

图 1-24 患者诊疗过程流程图

病例分析

【病例特点】

56 岁女性，间断上腹胀 2 个月，加重 1 周入院。超声及 CT 发现腹盆腔大量积液，细胞学检查见腺癌细胞。既往于 2012 年因房颤行射频消融术，术后出现窦性停搏，行心脏起搏器植入及口服普罗帕酮治疗。

体格检查：腹部膨隆，移动性浊音阳性。

辅助检查：CA125 6083.2 U/mL。腹盆腔增强 CT 示大量积液，网膜饼形成，双侧附件区异常改变，右侧为著，考虑腹膜恶性肿瘤。消化道造影提示小肠结肠分布较集中。

【诊疗思路】

56 岁女性，主因"间断上腹胀 2 个月，加重 1 周"入院。超声提示大量腹水，细胞学检查见腺癌细胞，腹盆腔增强 CT 提示大量

 笔记

积液、网膜饼，双侧附件区异常改变，右侧为著。上述指标提示卵巢癌或原发性腹膜癌可能。消化道造影未见小肠系膜挛缩征象。经腹膜癌综合治疗团队讨论，有行 CRS + HIPEC 指征。如其他重大腹部手术一样，CRS + HIPEC 具有较高的围手术期不良事件发生率，常见如胃肠道漏及尿漏。本例患者行 CRS + HIPEC 术、静脉化疗及腹腔化疗后，腹水仍控制不佳，方考虑到尿漏可能，并进一步行腹水检验及 CTU 证实，分析可能与盆腔腹膜切除、输尿管游离后组织损伤，再加上 HIPEC 化疗药物的细胞毒性作用，术后局部组织出现缺血坏死有关。确定尿漏位置后，再次通过手术进行修补，并植入输尿管支架，成功解决尿漏问题。术后病理诊断为原发性腹膜浆液性癌，予紫杉烷联合铂类一线化疗。患者对铂类药物敏感，肿瘤复发后继续使用紫杉烷联合铂类方案仍可获得疾病缓解，同时联合抗 VEGF/VEGFR 靶向药物及浆膜腔内灌注药物提高浆膜腔积液控制率，改善生活质量。在维持治疗上，PARP 抑制剂也是一个不错的选择。以 CRS + HIPEC 为核心的综合治疗策略，是患者达到长期生存的关键因素。

疾病介绍

原发性腹膜乳头状浆液性癌（primary peritoneal papillary serous carcinoma，PPPSC）是一种发生于卵巢外腹膜的罕见的恶性肿瘤，其组织学类型与卵巢乳头状浆液性癌相似，是最常见的病理类型。本病患者多为女性，平均年龄约 60（35 ~ 75）岁，发病率约 3/10 万。高级别 PPPSC 预后普遍较差，中位总生存期为 21 ~ 23.5 个月。

由于本病起病隐匿，早期多无症状，典型 PPPSC 患者的临床症状类似上皮性卵巢癌，表现为腹胀、腹痛及腹围增大、胃肠道症状，晚期可出现腹部肿块。腹部 CT 可发现腹水、腹盆腔肿块、网膜增厚或网膜饼形成。消化道造影肠管受压受侵时有异常改变。多数 PPPSC 患者出现血清 CA125 增高，但研究表明术前血清 CA125 水平对总生存期无显著预测价值。上述检查均无特异性。

大多数 PPPSC 患者需通过手术取病理明确诊断。由于 PPPSC 与卵巢浆液性乳头状癌胚胎起源相同，故大体病理学、组织病理学和免疫组织化学特征相似。原发性腹膜癌的诊断标准（美国妇科肿瘤学组，1993 年）：①双侧卵巢大小正常或良性增生。②卵巢外病灶大于两侧卵巢病灶。③卵巢病变镜下满足以下条件：卵巢无病变；卵巢病变局限于卵巢上皮，未侵及皮质；卵巢病变侵及上皮及皮质基质，但皮质受累范围小于 5 mm×5 mm。④肿瘤组织学和细胞学特征以浆液性癌为主，与不同级别的卵巢浆液性癌相同或相似。PPPSC 的免疫组织化学特征包括：CD15（＋）、CK7（＋）、S-100（＋）、CA125（＋）、CK20（－）、ER（±）、PR（±）和 CEA（－）。研究表明，PAX8 和 claudin-4 可作为区分 PPPSC 和恶性腹膜上皮样间皮瘤的免疫组织化学标志物。

NCCN 建议 PPPSC 采用Ⅲ/Ⅳ期卵巢癌的治疗策略：即初始减瘤术联合铂类为主的辅助化疗为标准治疗方案。目前，尚无证据表明新辅助化疗联合间歇减瘤术可改善总生存期，但当肿瘤不可切除时，该策略可以降低手术相关并发症的发生率。少数术前确诊的病例可行术前化疗来缩小肿瘤病灶，减少手术范围。术中化疗对于残留及不能切除的病灶有一定的直接抑制作用。术后辅助化疗常用方案为紫杉醇＋铂类或铂类＋阿霉素＋环磷酰胺，平均大约 6 个周期。贝伐珠单抗、奥拉帕利、尼拉帕利等新型靶向药物也可用于 PPPSC 的治疗。CRS＋HIPEC 是近 30 年来发展的一项治疗腹膜癌的整合治疗手段，已有较多证据证实可改善 PPPSC 患者的总生存，且不增加手术风险，有望成为原发性腹膜癌的标准治疗。

李雁教授点评

原发性腹膜癌发病率极低，几乎均为女性，其主要病理类型的浆液性癌，在临床上与卵巢癌腹膜转移很难鉴别，故国内外临床指南均将其纳入卵巢癌范畴。但原发性腹膜癌的预后较卵巢癌更差。

本例患者采用 CRS + HIPEC 为基础的综合治疗手段，总生存期已超过 5 年，且患者仍存活，可作为成功治疗的典范。与卵巢癌的治疗类似，但 CRS 要求满意的减瘤手术应为肉眼无瘤或残留 < 2.5 mm，在此基础上可充分发挥 HIPEC 杀灭微小肿瘤病灶及游离癌细胞的治疗作用，达到类似根治手术的效果。本病例达到 CC0 分的满意减瘤效果，是生存期超过 5 年的关键。而且通过二次手术及后续随访，证实 CRS + HIPEC 治疗后可使腹腔内达到无瘤状态。

然而 CRS + HIPEC 具有较高技术难度及手术风险，即使在专门的腹膜癌治疗中心进行，术后仍有可能出现肠吻合口漏、尿漏等不良事件。本病例术后早期由于尿量不少，未能及时明确尿漏，经术后辅助化疗后腹水仍控制不佳时，才经 CTU 诊断输尿管漏，提示术中、术后应充分警惕泌尿系统损伤的可能，必要时术前或术中予以植入输尿管支架保护。新型药物如贝伐珠单抗、奥拉帕利、尼拉帕利等，对于复发转移患者的二线治疗及维持治疗也显示了良好的效果。

（刘 刚 马 茹 李 雁）

56

参考文献

1. BLONTZOS N, VAFIAS E, VORGIAS G, et al. Primary peritoneal serous papillary carcinoma：a case series. Arch Gynecol Obstet, 2019, 300 (4)：1023 – 1028.

2. BLOSS J D, LIAO S Y, BULLER R E, et al. Extraovarian peritoneal serous papillary carcinoma：a case – control retrospective comparison to papillary adenocarcinoma of the ovary. Gynecol Oncol, 1993, 50 (3)：347 – 351.

3. PENTHEROUDAKIS G, PAVLIDIS N. Serous papillary peritoneal carcinoma：unknown primary tumour, ovarian cancer counterpart or a distinct entity? A systematic review. Crit Rev Oncol Hematol, 2010, 75 (1)：27 – 42.

4. From the archives of the AFIP：primary peritoneal tumors：imaging features with pathologic correlation. Radiographics, 2008, 28 (2)：583 – 607.

5. LIU Q, LIN J X, SHI Q L, et al. Primary peritoneal serous papillary carcinoma：a clinical and pathological study. Pathol Oncol Res, 2011, 17 (3)：713 – 719.

6. ORDONEZ N G. Value of PAX8, PAX2, claudin – 4, and h – caldesmon immunostaining in distinguishing peritoneal epithelioid mesotheliomas from serous carcinomas. Mod Pathol, 2013, 26 (4)：553 – 562.

7. PENTHEROUDAKIS G, PAVLIDIS N. Serous papillary peritoneal carcinoma：unknown primary tumour, ovarian cancer counterpart or a distinct entity? A systematic review. Crit Rev Oncol Hematol, 2010, 75 (1)：27 – 42.

8. BAKRIN N, GILLY F N, BARATTI D, et al. Primary peritoneal serous carcinoma treated by cytoreductive surgery combined with hyperthermic intraperitoneal chemotherapy：a multi – institutional study of 36 patients. Eur J Surg Oncol, 2013, 39 (7)：742 – 747.

9. SUN J H, JI Z H, PENG K W, et al. Cytoreductive surgery combined with hyperthermic intraperitoneal chemotherapy for the treatment of primary peritoneal serous carcinoma：results of a Chinese retrospective study. Int J Hyperthermia, 2016, 32 (3)：289 – 297.

10. UNAL O U, OZTOP I, YAZICI O, et al. Treatment and prognostic factors in

primary peritoneal carcinoma: a multicenter study of the Anatolian Society of Medical Oncology (ASMO). Oncol Res Treat, 2014, 37 (6): 332 – 338.

11. YAN T D, LINKS M, FRANSI S, et al. Learning curve for cytoreductive surgery and perioperative intraperitoneal chemotherapy for peritoneal surface malignancy—a journey to becoming a Nationally Funded Peritonectomy Center. Ann Surg Oncol, 2007, 14 (8): 2270 – 2280.

12. LI Y, ZHOU Y F, LIANG H, et al. Chinese expert consensus on cytoreductive surgery and hyperthermic intraperitoneal chemotherapy for peritoneal malignancies. World J Gastroenterol, 2016, 22 (30): 6906 – 6916.

病例 6 原发性腹膜癌（浆液性癌） 2

病历摘要

患者，女，62 岁，因"腹胀伴恶心、呕吐 20 天"就诊。患者于 2008 年 11 月无明显诱因出现腹胀、上腹部不适，伴恶心、呕吐，呕吐物为胃内容物及胃液，伴腹泻，排深黄色稀便，每天 5 ~ 10 次，每次量为 10 ~ 20 mL，无反酸、胃灼热，无腹痛，无黑便。既往体健，无特殊病史。

【体格检查】

移动性浊音阳性，余无异常。

【辅助检查】

血清肿瘤标志物（2008 年 12 月 16 日）：CEA 1.47 ng/mL，CA125 6222.4 U/mL，CA15 – 3 63.2 U/mL，CA19 – 9 17.24 U/mL。

腹盆腔增强 CT（2008 年 12 月 18 日）：大量腹水，腹膜增厚，左侧
胸腔积液（图 1 - 25）。腹水细胞学（2008 年 12 月 15 日）：找到癌
细胞。胸水细胞学（2008 年 12 月 24 日）：找到癌细胞。

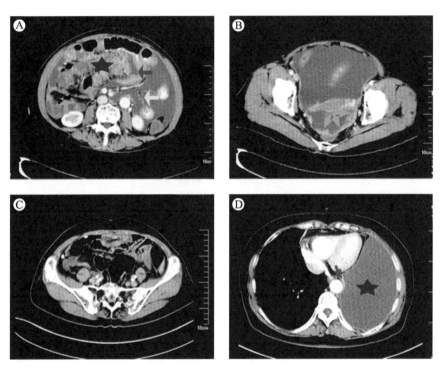

　　A：腹水（黄色箭头示）、大网膜饼（蓝色星示）包绕肠管（绿色箭头示）、
压迫胃（红色箭头示）；B：盆腔腹膜增厚（绿色箭头示）；C：肺转移时无腹腔
复发；D：左侧大量胸腔积液（蓝色星示）、左下肺不张（红色箭头示）。

图 1 - 25　腹盆腔增强 CT 影像

【诊断】

　　腹膜恶性肿瘤，恶性腹水，恶性胸腔积液。

【诊治经过】

　　1. 新辅助双向化疗

　　根据患者辅助检查资料，考虑妇科来源恶性肿瘤伴腹膜转移可
能性大，目前腹盆腔肿瘤负荷重，分期较晚，拟先行新辅助治疗。
2008 年 12 月 24 日，局麻下行腹腔化疗泵植入术，行腹腔化疗 1 个

笔记

周期，方案为多西他赛 120 mg + 卡铂 200 mg，过程顺利。2008 年 12 月 27 日行静脉化疗 1 个周期，方案为紫杉醇 120 mg + 顺铂 80 mg。

2. CRS + HIPEC

新辅助双向化疗 1 个周期后，患者血清 CA125 降至 850.7 U/mL，腹盆腔 CT 示腹水较前明显减少。腹膜癌治疗团队讨论认为，患者对新辅助治疗反应较好，提示化疗有效，目前体力状态佳，无手术禁忌证，预计可实现满意肿瘤细胞减灭，遂决定手术治疗。2009 年 2 月 5 日，在全麻下行肿瘤细胞减灭术加腹腔热灌注化疗。

（1）术中探查：术中见大网膜广泛瘤化、挛缩，与胃、横结肠、小肠粘连，膈肌腹膜、盆底腹膜、小肠系膜表面可见种植结节，术中 PCI 评分 19 分。

（2）手术经过：切除肝圆韧带、大网膜、右膈肌腹膜结节、右侧髂窝腹膜、盆底腹膜结节，术后 CC 评分 1 分，肝下间隙和盆底腹膜有肿瘤结节残余。CRS 完成后，立即行 42 ℃的 HIPEC 90 min，药物方案为顺铂 120 mg + 丝裂霉素 C 30 mg。术中重新植入腹腔化疗泵。手术总时长 540 min，输注红细胞 2 U、血浆 200 mL、冷沉淀 4 U、其他液体 3500 mL，术中出血 150 mL，尿量 1500 mL，腹水 250 mL。

（3）术后病理诊断：2009 年 2 月 11 日，组织病理学提示高级别乳头状浆液性癌（Ⅱ级），侵及盆底腹膜、双侧卵巢浆膜面、横结肠系膜、肝肾隐窝腹膜（图 1 - 26 A ~ 图 1 - 26E）。

3. 辅助治疗

2009 年 3 月 2 日至 7 月 1 日，行术后辅助腹腔化疗 6 个周期，每 3 周 1 次。前 5 个周期药物方案为多西他赛 80 mg + 卡铂 200 mg，

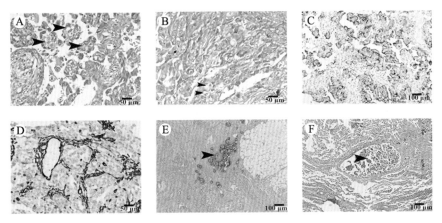

A：乳头状生长；B：低分化结构，非典型细胞核大、核仁深染（A、B：HE 染色，×200）；C：CA125（＋）（IHC，×100）；D：Vimentin（＋）（IHC，×200）；E：钙化，亦称砂粒体；F：左肺转移肿瘤结节（黑色箭头示）（HE 染色，×100）。

图 1 - 26　术后病理结果

末次药物方案调整为多西他赛 120 mg + 卡铂 300 mg。化疗结束后，患者肿瘤标志物降至正常（图 1 - 27），后定期随访。

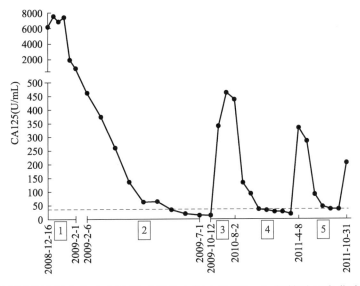

根据治疗进程分为 5 个阶段（蓝色方框内数字）。1. 新辅助双向化疗阶段；2. 手术及术后化疗阶段；3. 复发阶段；4. 复发后全身化疗阶段；5. 胸腔转移后胸腔化疗阶段。红线为 CA125 正常值 37 U/mL。

图 1 - 27　治疗期间肿瘤标志物 CA125 变化趋势

4. 复发

2010 年 3 月 5 日，复查血清肿瘤标志物 CEA 5.72 ng/mL、CA125 340.7 U/mL，CA19 - 9 10.48 U/mL，影像学无复发征象，考虑生化复发，予以腹腔化疗 1 个周期，方案为多西他赛 120 mg + 卡铂 300 mg。2010 年 7 月 5 日，患者因"呼吸困难、腹泻 1 月余"再次入院。血清肿瘤标志物 CEA 3.04 ng/mL，CA125 463.7 U/mL，CA19 - 9 10.9 U/mL。胸部 CT 提示脾脏低密度灶，少量腹水，左肺感染，左侧胸腔积液。胸水细胞学找到癌细胞，胸水肿瘤标志物 CEA 10.69 ng/mL，CA125 ＞10 000 U/mL，CA19 - 9 9.31 U/mL。

2010 年于 7 月 14 日行胸腔穿刺及闭式引流术，注入顺铂 40 mg，症状缓解。2010 年 8 月 4 日、8 月 26 日行静脉化疗 2 个周期，方案为多西他赛 120 mg + 顺铂 120 mg。患者化疗后出现Ⅱ度骨髓抑制，Ⅳ度胃肠道反应（顽固呃逆，间断肠梗阻），无法耐受全身化疗，遂停止静脉化疗，密切观察随访。

患者因"左侧胸腔积液"，分别于 2011 年 4 月 13 日、5 月 11 日、6 月 14 日、7 月 13 日行胸腔灌注化疗 4 个周期，方案为顺铂 80 mg + 多西他赛 40 mg。2011 年 8 月 30 日在全麻下行胸腔镜下 43 ℃ HIPEC 60 min，方案为顺铂 120 mg + 多西他赛 120 mg。术中肺表面结节活检，病理提示见灶性癌细胞团（图 1 - 26F）。2011 年 11 月 4 日再次行胸腔灌注化疗 1 个周期，方案为奥沙利铂 40 mg。

5. 治疗过程小结

患者末次化疗后，仅行中药治疗，于 2016 年 12 月 1 日死亡。自诊断至死亡，总生存期 96.9 个月，CRS + HIPEC 后无复发生存期 13.2 个月，总生存期 95.2 个月（图 1 - 28）。

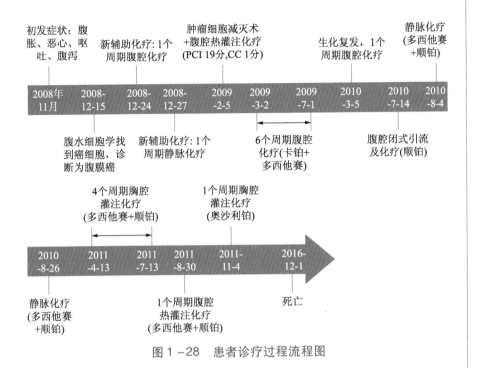

图1-28　患者诊疗过程流程图

病例分析与讨论

【病例特点】

62岁女性，因"腹胀伴恶心、呕吐20天"入院。

体格检查：移动性浊音阳性，余无异常。

辅助检查：CA125 6222.4 U/mL。腹盆腔增强CT示大量腹水，腹膜增厚，左侧胸腔积液。腹水细胞学找到癌细胞。胸水细胞学找到癌细胞。

【诊疗思路】

62岁女性，因"腹胀伴恶心、呕吐20天"就诊。患者因胃肠道症状就诊，体格检查及辅助检查均提示腹水、胸腔积液。胸水脱落细胞学发现癌细胞。结合患者肿瘤标志物和影像学表现，考虑妇科来源恶性肿瘤伴腹膜转移可能性大，患者腹盆腔肿瘤负荷重，有胸腔转移，分期为临床Ⅳ期，拟先行双向化疗。1个周期化疗后，患者

63

CA125 大幅下降，腹水较前明显减少，腹膜癌治疗团队讨论认为，化疗有效，目前体力状态佳，无手术禁忌证，预计可实现满意肿瘤细胞减灭，遂决定行 CRS + HIPEC，术后继续行双向化疗，以延长患者生存期，改善生活质量。术后 13 个月复查提示出现肿瘤生化复发，予 1 个周期多西他赛 + 卡铂系统化疗。4 个月后患者出现呼吸困难，影像学及胸水细胞学提示肿瘤复发，遂采用系统化疗、胸腔区域化疗和热灌注化疗相结合的方式进行治疗。患者总生存期达 96.9 个月，术后总生存期约为 95.2 个月，实现长期疾病稳定，显著改善了患者生活质量。

🏥 李雁教授点评

对于铂类敏感的原发性腹膜乳头状浆液性癌患者，以铂类为主的静脉化疗是传统治疗的核心。而此例患者在治疗过程中因无法耐受的消化道反应，难以完成既定的静脉化疗，而采用胸腔/腹腔热灌注化疗、胸腔/腹腔常温灌注化疗结合间断小剂量静脉化疗的方法，其不良反应远低于静脉化疗，患者耐受性好，在晚期伴胸腔积液的原发性腹膜乳头状浆液性癌治疗中，起到了很好的控制症状、改善生活质量、延长生存期的作用。

根据 NCCN 卵巢癌指南，部分完全缓解的患者，无症状和影像学复发征象，仅 CA125 升高，被称作生化复发。此类患者是否需治疗，目前仍有争议。此例患者确诊生化复发后，再次接受了腹腔化疗。此后，血清 CA125 继续上升，随后出现了胸腔积液。尽管多西他赛联合顺铂系统化疗有效降低了血清 CA125 水平，但胸腔积液控制不佳，且胸水细胞学持续发现癌细胞。研究表明，恶性胸腔积液与不良预后相关，而 CRS + HIPEC 可为此类患者带来生存获益。

（姬忠贺　马　茹　李　雁）

参考文献

1. BEN-BARUCH G, SIVAN E, MORAN O, et al. Primary peritoneal serous papillary carcinoma: a study of 25 cases and comparison with stage Ⅲ-Ⅳ ovarian papillary serous carcinoma. Gynecol Oncol, 1996, 60 (3): 393 - 396.

2. MORITA H, AOKI J, TAKETOMI A, et al. Serous surface papillary carcinoma of the peritoneum: clinical, radiologic, and pathologic findings in 11 patients. AJR Am J Roentgenol, 2004, 183 (4): 923 - 928.

3. EISENHAUER E L, SONODA Y, LEVINE D A, et al. Platinum resistance and impaired survival in patients with advanced primary peritoneal carcinoma: matched - case comparison with patients with epithelial ovarian carcinoma. Am J Obstet Gynecol, 2008, 198 (2): 213 e1 - e7.

4. VASUDEV N S, TRIGONIS I, CAIRNS D A, et al. The prognostic and predictive value of CA125 regression during neoadjuvant chemotherapy for advanced ovarian or primary peritoneal carcinoma. Arch Gynecol Obstet, 2011, 284 (1): 221 - 227.

病例 7　促结缔组织增生性小圆细胞肿瘤 1

病历摘要

患者，男，27 岁，主因"腹部胀痛 7 个月，腹腔肿物活检术后 7 个月，7 个周期化疗后 1 月余"入院。

2017 年 9 月 10 日，患者无明显诱因出现腹部胀痛，伴排便困难，就诊于上海某三甲医院，肿瘤标志物 CA125 326.6 U/mL。腹部 CT 示：腹腔、腹膜及肝被膜下多发软组织肿块，腹膜后多发淋

笔记

巴结，腹水。盆腔 MR 示：盆腔巨大占位——间叶源性恶性肿瘤可能性大，盆腔及腹股沟多发淋巴结转移可能。2017 年 9 月 27 日于全麻下行腹腔镜探查 + 腹腔肿物活检术。术后病理：促结缔组织增生性小圆细胞肿瘤。术后行 6 个周期 AI 方案（多柔比星 90 mg d1 + 异环磷酰胺 3 g d1 ~ 4，q3w）化疗。2018 年 3 月 7 日，复查腹部 CT 示：腹腔、腹膜及肝被膜下多发恶性病变较前缩小；腹膜后多发淋巴结较前缩小。盆腔 MR 示：盆腔巨大占位性病变，伴系膜、网膜、盆腔及腹股沟多发淋巴结转移可能，较前缩小，疗效评价稳定。2018 年 3 月 21 日行第 7 个周期 AI 方案化疗。为求进一步诊治于 2018 年 5 月 3 日入院。

既往体健，家族史无特殊。

【体格检查】

体温 36.5 ℃，脉搏 78 次/分，呼吸 16 次/分，血压 118/70 mmHg，发育正常，神志清楚，自主体位，表情自然，步态正常，全身浅表淋巴结未触及肿大，腹平坦，未见胃肠型及蠕动波，腹软，无压痛，未及包块，Murphy 征（-），肝脾肋下未及，肝浊音界存在，移动性浊音阴性，双侧肾区无叩痛，肠鸣音正常，4 次/分，无气过水声。直肠指诊：进指 7.0 cm，肠壁光滑，未触及肿物，指套未染血。

【辅助检查】

实验室检查： 血红蛋白 124 g/L；肝肾功能、电解质、凝血功能、病毒指标、BNP 及心肌损伤标志物未见明显异常；AFP、CEA、CA19 - 9、CA125 等肿瘤标志物未见异常。

影像学检查： 腹部、盆腔增强 CT（2018 年 5 月 4 日）：肝右叶下方（图 1 - 29A）、肝内可见片状模糊低密度影，增强扫描

笔记

轻度强化；胃窦下方肠系膜间隙内可见类圆形轻度强化结节（图 1-29B）；脾脏周围可见类圆形等密度结节；腹盆腔多发实性肿块、结节，大者位于降结肠下段内前方，约 4.0 cm×2.7 cm，部分与肠管分界不清（图 1-29C）；直肠前方肿块，与肠管分界不清（图 1-29D）。全身骨显像、胸部增强 CT、心脏超声、双下肢静脉超声等未见异常。

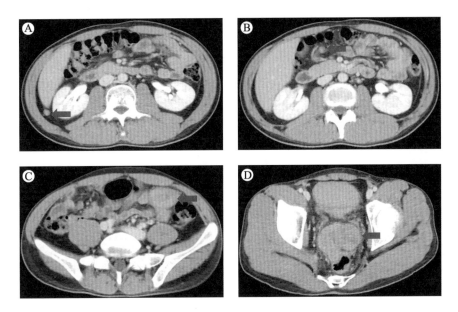

A：肝右叶下方肿瘤；B：胃窦下方肠系膜肿瘤；C：降结肠内前方肿瘤；D：直肠前方肿瘤（红色箭头示）。

图 1-29　腹盆腔增强 CT 扫描

【诊断】

腹膜继发恶性肿瘤（促结缔组织增生性小圆细胞肿瘤）。

【诊疗经过】

完善相关检查后，腹膜癌综合治疗团队讨论，27 岁男性，诊断明确，无远处器官转移，无腹膜后广泛淋巴结转移；小肠系膜无挛缩；心、肺、肝、肾等脏器功能正常；无手术绝对禁忌证。患者肿瘤累及腹盆腔腹膜及肠系膜，因此应当按照腹膜癌的原则进行CRS + HIPEC，可改善生活质量，延长生存期。2018 年 5 月 16 日在全麻下行 CRS + HIPEC，手术情况如下。

1. 术中探查

淡黄色清亮腹水约 100 mL；大网膜表面可见大小不等的灰白色肿瘤结节，直径约 1.5 cm（图 1 – 30A）；脾门片状肿瘤结节 0.5 cm × 1.5 cm；双侧膈肌腹膜表面可见片状肿瘤结节，左侧直径约 3.0 cm，右侧直径约 5.0 cm；小肠系膜表面可见大小不等肿瘤结节，以回盲部为重，最大直径约 1.5 cm；结肠系膜多发肿瘤结节 0.5 ~ 1.5 cm（图 1 – 30B）；盆腔及盆底腹膜多发肿瘤结节，部分融合，最大直径约 4.0 cm。术中 PCI 评分 25 分。

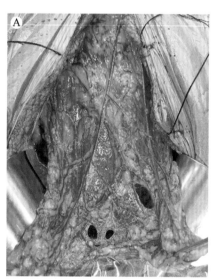
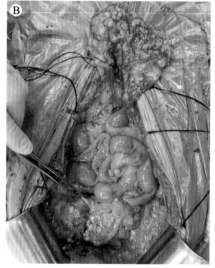

A：大网膜及肿瘤；B：大网膜及肿瘤，结肠系膜肿瘤。

图 1 – 30 术中探查所见

2. 手术经过

切除大网膜、脾脏、肠系膜肿瘤、右半结肠、直肠、盆腔腹膜及肿瘤，术后 CC 评分 1 分。CRS 完成后，行开放式术中 HIPEC，化疗药物为顺铂 120 mg + 多西他赛 120 mg，分别溶解于 3 000 mL 生理盐水中，加热至 43 ℃，以 400 mL/min 流量行持续 HIPEC 各 30 min。HIPEC 完毕后行消化道重建，结肠造口；肝下、脾窝、盆腔各放置一根引流管，逐层关腹。手术过程顺利，手术时间 750 min，术中出血 400 mL，输红细胞 2 U，血浆 800 mL，术中输液共计 6550 mL，尿量 1200 mL。

3. 术后病理结果

（1）组织病理学（图 1-31）：肝圆韧带、大网膜、肝肾隐窝、结肠系膜、小肠系膜、右膈肌、左膈肌、脾脏、回盲部 + 阑尾、直肠及盆底肿瘤，均为促结缔组织增生性小圆细胞肿瘤浸润，直肠系膜淋巴结可见转移（5/7）。

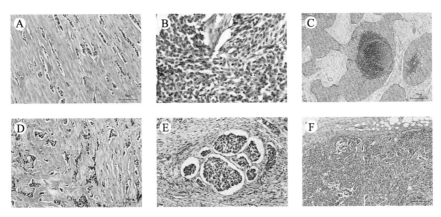

A：单个或散在条索状的肿瘤细胞（×200）；B：核分裂象（×400）；C：坏死（×100）；D：间质玻璃样变性（×200）；E：淋巴管瘤栓（×200）；F：淋巴结转移（×100）(A～F：HE 染色)。

图 1-31　患者术后组织病理结果

（2）免疫组织化学（图 1-32）：P53(+)，CD99(+)，WT -

1（＋），CK5（灶＋），EMA（＋），CK7（－），S100（－），CK（＋），Desmin（＋），Vimentin（＋），D2－40（－），CD56（－），CgA（＋），Syn（－），Ki－67（60%＋），CD31（血管＋），CD34（血管＋），VEGF（－）。

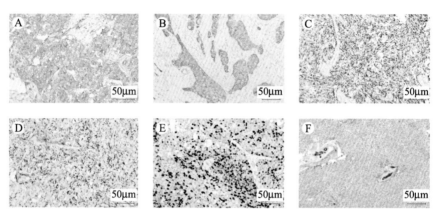

A：CD99 弥漫阳性；B：EMA 核旁点灶状阳性；C：Desmin 核旁点灶状阳性；D：Vimentin 核旁点灶状阳性；E：Ki－67（60%＋）；F：CD31 弱阳性（A～F：×200）。

图 1－32 患者免疫组化结果

4. 术后治疗

2018 年 6 月 27 日开始行术后 AI 方案辅助化疗 6 个周期，具体方案：表柔比星 90 mg d1 ＋ 异环磷酰胺 2 g d1～6，q3w。2018 年 10 月 19 日 PET－CT 示：腹盆腔肠系膜轻度条索样、结节样增厚伴 FDG 稍摄取，腹膜后腹主动脉周围、两侧盆壁多枚淋巴结，部分淋巴结 FDG 摄取增高，考虑转移可能。2019 年 4 月，口服安罗替尼 12 mg d1～14，q3w。

5. 治疗过程小结

截至 2020 年 6 月 9 日，患者带瘤生存，总生存期 33 个月，CRS＋HIPEC 后总生存期达 25 个月（图 1－33）。

笔记

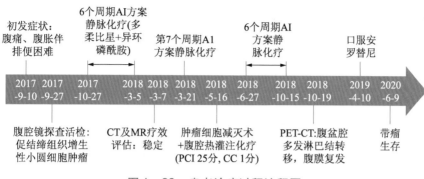

图 1 - 33　患者诊疗过程流程图

病例分析与讨论

【病例特点】

27 岁男性，首发症状为腹部胀痛，无特异性，无肿瘤家族史。体格检查未见阳性体征。

辅助检查：腹部、盆腔增强 CT（图 1 - 29）：肝右叶下方、肝内可见片状模糊低密度影，增强扫描轻度强化；胃窦下方肠系膜间隙内可见类圆形轻度强化结节；脾脏周围可见类圆形等密度结节；腹盆腔多发实性肿块、结节，大者位于降结肠下段内前方，约 4.0 cm×2.7 cm，部分与肠管分界不清；直肠前方肿块，与肠管分界不清。腹腔探查活检病理确诊促结缔组织增生性小圆细胞肿瘤。

【诊疗思路】

27 岁男性，主因"腹部胀痛 7 个月，腹腔肿物活检术后 7 个月，7 周期化疗后 1 月余"入院。首发症状为腹部胀痛，无特异性，CT 和 MR 等影像学检查发现腹盆腔多发肿物，活检病理确诊为促结缔组织增生性小圆细胞肿瘤，AI 方案化疗 7 个周期后疾病稳定，为求进一步诊疗入院。经腹膜癌治疗团队讨论，患者诊断明确，且无肝、肺、骨等远处器官转移，小肠系膜无挛缩，无手术治疗绝对禁忌证。因此，患者于 2018 年 5 月 16 日接受 CRS + HIPEC 治疗，手术过程顺利。术后行 6 个周期 AI 方案辅助化疗，评效稳定。CRS + HIPEC 后 6 个月 PET – CT 检查提示复发及腹盆腔多发淋巴结转移，给予小分子酪氨酸激酶抑制剂（TKI）安罗替尼治疗，截至 2020 年 6 月 9 日，患者带瘤生存，总生存期达 33 个月。

疾病介绍

促结缔组织增生性小圆细胞肿瘤（desmoplastic small round cell tumor，DSRCT）是一种罕见的间叶组织来源的高度侵袭性恶性肿瘤，属于小圆细胞肿瘤家族中的一类罕见病，发病年龄 5 ~ 50 岁，主要发生于儿童及青少年，85% ~ 90% 为男性。DSRCT 器官起源不明，好发于腹腔及盆腔，其他罕见部位包括胸膜、后颅窝、骨和软组织、卵巢、腮腺、肺、鼻腔等，肿瘤很少单发，通常发现时腹、盆腔已广泛播散，呈现数十至数百个肿瘤，即腹膜肉瘤病。常见症状包括腹痛、腹胀及腹部包块，伴随症状包括顽固性腹水、肝肿大等。

DSRCT 临床症状缺乏特异性，但病理形态、免疫表型及分子生物学改变相对特异。患者可能因腹痛、腹胀、腹部肿块、腹水、便秘、呕吐、尿路刺激征、发热和消瘦等就诊，少部分患者以肝肿大、咳嗽、咳痰等起病，或肿瘤压迫所引起的肠梗阻、肾盂积水、排尿和勃起障碍等。本病具有腹膜及网膜播散倾向，也可通过血行转移至肝、肺和骨髓等，因此诊断有一定难度，主要根据：①病理学表现：蓝色小圆形肿瘤细胞被纤维组织分隔成大小不一的巢状结构，不同区域肿瘤和间质的比例不同；肿瘤内部可见出血区和坏死区、出血区存在明显增生肥大的基质肿瘤血管有助于本病诊断。②免疫组织化学染色：瘤细胞存在多样分化特性，CK、EMA、Vimentin、Desmin、CD56 和 NSE 多为阳性，尤其是 DSRCT 还存在 Desmin 和 Vimentin 的核周、点状染色。研究发现，90% 以上患者有特异性的染色体异位 t（11；22）（p13；q12），位于 22q12 上的 *EWSR1* 基因与位于 11p13 上的 *WT1* 基因融合，经 FISH 检测发现 *EWSR1 - WT1* 融合基因阳性。③肿瘤分期：目前 DSRCT 的分期系统尚未确立，主要应用国际抗癌联盟关于肉瘤的分期，根据肿瘤大小、受累病变的数量及解剖学部位，DSRCT 的分期方法有 Gilly 分期和 PCI 分期 2 种。目前 DSRCT 的标准治疗方法尚未达成共识。传统治疗手段如减瘤手术、系统化疗、靶向治疗及放疗等取得一定效果，但总体而言疗效欠佳，腹腔内复发是 DSRCT 治疗失败的主要原因。①手术：积极的手术治疗是 DSRCT 患者所有治疗方法的基石，有效的减瘤术至少可解除 90% 及以上的肿瘤负荷。DSRCT 恶性程度高，就诊时往往已有腹腔、盆腔弥漫性浸润，难以完全切除，术后易于复发，故完全切除少有报道，多数研究为部分至绝大部分（90% 以上）切除的减瘤术。②新辅助化疗及常规化疗：Ewing's 方案（烷化剂类联合长春新碱和阿霉素，交替异环磷酰胺和依托泊苷）是 DSRCT 的标准化疗方案，此方案联合 CRS 和放疗，能显著延长无复发生存期，但其毒性较强，患者常因发热和骨髓抑制入院治疗。长春新碱、异环磷酰胺、右雷佐生/阿霉素和依托泊苷是另一种耐受性较好、应用广泛的化疗方案。③HIPEC 治疗：对于外科手术镜下残留阳性的患者，HIPEC 是一种可以选择的局部治疗措施。研究显示，相较于化疗＋放疗或手术，减瘤术联合 HIPEC 治疗的 DSRCT 患者生存率显著提高，但患者肾功不全和胃瘫发生率升高。④靶向治疗：因 DSRCT 较为罕见，靶向治疗至今应用不多。单克隆抗体类药物对于 DSRCT 疗效欠佳，而抗 HER – 2/neu、c – Kit、PDGFR 和雄激素受体的治疗尚需进一步验证。亦有报道显示对于 HER – 2 过表达的 DSRCT，曲妥珠单抗可能有效。此外，伊立替康联合贝伐单抗的治疗也已被纳入系统治疗临床实践。⑤放疗：DSRCT 行 CRS 后，可进行全腹放疗（剂量 30 Gy），但血液学和胃肠道毒性发生风险较高。适形调强放射治疗（intensity – modulated radiation therapy，IMRT）的出现使放疗相关并发症发生率显著降低，特别是血液学和胃肠道毒性，但经 CRS + IMRT 治疗患者的无复发生存时间也不超过 1 年。

李雁教授点评

DSRCT 罕见，是间叶组织来源的高度恶性肿瘤，表现为多发病灶，相关研究较少，多为个案报道和小宗病案总结。传统治疗手段如姑息手术、系统化疗、靶向治疗及放疗等疗效欠佳，预后较差。局部复发是疾病进展的主要原因，提示除了常规手术、化疗和放疗外，腹腔内治疗对改善预后十分必要。本例患者接受以 CRS + HIPEC 为核心的综合诊疗策略，总生存期达 33 个月，预后较好，且生活质量较高。因此，推荐 DSRCT 患者接受以 CRS + HIPEC 为核心的综合治疗策略，但尚需高级别循证医学证据证实。

（安松林　王玲玲　马　茹　李　雁）

参考文献

1. GANI F, GOEL U, CANNER J K, et al. A national analysis of patterns of care and outcomes for adults diagnosed with desmoplastic small round cell tumors in the United States. J Surg Oncol, 2019, 119 (7): 880 – 886.

2. STILES Z E, DICKSON P V, GLAZER E S, et al. Desmoplastic small round cell tumor：a nationwide study of a rare sarcoma. J Surg Oncol, 2018, 117（8）：1759 - 1767.

3. SCHEER M, VOKUHL C, BLANK B, et al. Desmoplastic small round cell tumors：multimodality treatment and new risk factors. Cancer Med, 2019, 8（2）：527 - 542.

4. MOHAMED M, GONZALEZ D, FRITCHIE K J, et al. Desmoplastic small round cell tumor：evaluation of reverse transcription - polymerase chain reaction and fluorescence in situ hybridization as ancillary molecular diagnostic techniques. Virchows Arch, 2017, 471（5）：631 - 640.

5. 孙鹏，徐玉清. 促纤维增生性小圆细胞肿瘤的诊断和治疗. 肿瘤学杂志, 2019, 25（1）：67 - 70.

6. GEDMINAS J M, CHASSE M H, MCBRAIRTY M, et al. Desmoplastic small round cell tumor is dependent on the EWS - WT1 transcription factor. Oncogenesis, 2020, 9（4）：41.

7. 王玲玲，姬忠贺，高颖，等. 促结缔组织增生性小圆细胞肿瘤的临床病理特征分析. 中国肿瘤临床, 2020, 47（2）：72 - 76.

8. HAYES - JORDAN A, LAQUAGLIA M P, MODAK S. Management of desmoplastic small round cell tumor. Semin Pediatr Surg, 2016, 25（5）：299 - 304.

9. HAYES - JORDAN A, GREEN H L, LIN H, et al. Complete Cytoreduction and HIPEC improves survival in desmoplastic small round cell tumor. Ann Surg Oncol, 2014, 21（1）：220 - 224.

10. HONORé C, DELHORME J B, NASSIF E, et al. Can we cure patients with abdominal Desmoplastic Small Round Cell Tumor? Results of a retrospective multicentric study on 100 patients. Surg Oncol, 2019, 29：107 - 112.

11. NAING A, LORUSSO P, FU S, et al. Insulin growth factor - receptor（IGF - 1R）antibody cixutumumab combined with the mTOR inhibitor temsirolimus in patients with refractory Ewing's sarcoma family tumors. Clin Cancer Res, 2012, 18（9）：2625 - 2631.

12. DESAI N B, STEIN N F, LAQUAGLIA M P, et al. Reduced toxicity with intensity modulated radiation therapy (IMRT) for desmoplastic small round cell tumor (DSRCT): an update on the whole abdominopelvic radiation therapy (WAP – RT) experience. Int J Radiat Oncol Biol Phys, 2013, 85 (1): e67 – e72.

13. OSBORNE E M, BRIERE T M, HAYES – JORDAN A, et al. Survival and toxicity following sequential multimodality treatment including whole abdominopelvic radiotherapy for patients with desmoplastic small round cell tumor. Radiother Oncol, 2016, 119 (1): 40 – 44.

病例 8　促结缔组织增生性小圆细胞肿瘤 2

病历摘要

患者，男性，24 岁，主因"腹部肿物活检证实恶性肿瘤，多程化疗后"入院。

患者于 2017 年 8 月无明显诱因出现腹胀，食欲减退，右下腹隐痛，无发热、呕吐、便血等不适。当地医院超声提示腹部肿物。2017 年 10 月在当地医院行穿刺活检，病理示原始神经外胚层肿瘤。2017 年 10 月至 2018 年 3 月于武汉某医院行化疗 7 个周期：VAC 方案（长春新碱 2 mg d1 + 表柔比星 150 mg d1 + 环磷酰胺 2 g d1）4 个周期，IE（异环磷酰胺 5 g + 依托泊苷 180 mg）3 个周期。2017 年 12 月 29 日超声造影示腹部包块中心大量坏死。2018 年 3 月至 9 月于北京某医院化疗 10 个周期，方案：伊立替康 30 mg d1 + 恩度

笔记

（重组人血管内皮抑制素）15 mg d1 + 安罗替尼 12 mg d1。疗效评价：肿物由 17.0 cm 减小至 8.0 cm。为求进一步诊治于 2018 年 10 月 20 日转入我院。

既往手术史同上，无其他病史。否认家族史、遗传性疾病史。

【体格检查】

体温 36.6℃，脉搏 76 次/分，呼吸 18 次/分，血压 112/75 mmHg，发育正常，神志清楚，自主体位，查体合作，巩膜、口唇苍白，呈轻度贫血貌。双侧锁骨上未触及肿大淋巴结。腹部稍膨隆，未见胃、肠型及蠕动波，腹软，无压痛，可触及包块，边界不清，固定，质硬，Murphy 征（－），肝脾肋下未及，肝浊音界存在，移动性浊音阴性，双侧肾区无叩痛，肠鸣音正常，4 次/分，无气过水声，直肠指诊盆腔未触及肿物。

【辅助检查】

实验室检查：血常规：白细胞 2.79×10^9/L，血红蛋白 124 g/L，血小板 180×10^9/L。生化：丙氨酸氨基转移酶 79 U/L，天冬氨酸氨基转移酶 30 U/L，肌酐 66 μmol/L。肿瘤标志物 CEA、CA125、CA19 - 9 及 AFP 正常。

影像学检查：腹盆腔增强 CT：肝 S6 被膜旁异常密度影，增强扫描不均匀强化，局部肝被膜不光滑。右下腹及盆腔多发团块影，可见不均匀明显强化，考虑恶性（图 1 - 34A，图 1 - 34B）。

【诊断】

腹膜恶性肿瘤，轻度贫血，肝功能异常，化疗后骨髓抑制，白细胞减少。

【诊治经过】

完善相关检查后，腹膜癌综合治疗团队讨论，患者确诊腹膜恶性肿瘤，病理类型有待进一步明确，有手术适应证；无远处及内脏转移，无手术绝对禁忌证。患者肿瘤腹腔内播散，既往活检病理类型为原始神经外胚层肿瘤，因此应当按照腹膜转移癌的原则进行CRS + HIPEC，有助于延长生存期，降低腹腔种植风险，改善患者生活质量。于2018年10月30日在全麻下行CRS + HIPEC。

1. 术中探查

腹盆腔大量积液，黄褐色，混浊，总量约1000 mL，缓慢吸净腹水；大网膜下方可见肿物致密粘连，直径约8.0 cm，游离于右下腹部；肝脏大小色泽正常，右肝表面欠光滑，可见直径约2.0 cm肿物，侵犯肝实质，并与膈肌表面肿瘤形成致密粘连，范围约4.0 cm×3.0 cm；肝门处可见肿瘤结节，直径约1.0 cm，与肝尾状叶形成致密粘连；右膈下腹膜散在分布斑片状肿瘤结节，最大者6.0 cm×4.0 cm×1.8 cm；小肠系膜表面有散在分布肿瘤结节，最大直径约2.5 cm，系膜无挛缩；左下腹壁腹膜与部分乙状结肠粘连，可见散在小肿瘤结节，最大直径约2.0 cm；盆底腹膜增厚，可见多个肿瘤结节融合，侵犯直肠及系膜（图1-34C～图1-34E）。术中PCI评分24分。切取膀胱表面组织约3.0 cm×4.0 cm，送检冰冻病理回报：恶性肿瘤，性质待石蜡和免疫组化进一步明确。

2. 手术经过

依次处理肝圆韧带、大小网膜、盆底腹膜及直肠、小肠系膜肿瘤、膈肌表面肿瘤，CC评分1分（图1-34F）；随后给予术中HIPEC，异环磷酰胺120 mg加入3000 mL生理盐水，连接热灌注化疗仪，43 ℃，时间60 min。灌注完毕后行乙状结肠直肠端端吻合、右侧膈肌修补及胸腔闭式引流术、回肠暂时性双腔造口术，左侧膈下、右肝下及盆腔吻合口前后各放置一根引流管。手术过程顺利，耗时 540 min，术中出血 300 mL，输红细胞 2 U，血浆 600 mL。

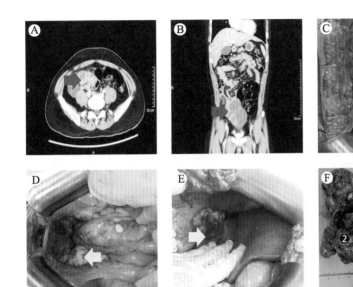

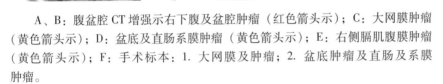

A、B：腹盆腔 CT 增强示右下腹及盆腔肿瘤（红色箭头示）；C：大网膜肿瘤（黄色箭头示）；D：盆底及直肠系膜肿瘤（黄色箭头示）；E：右侧膈肌腹膜肿瘤（黄色箭头示）；F：手术标本：1. 大网膜及肿瘤；2. 盆底肿瘤及直肠及系膜肿瘤。

图 1-34　术前影像学检查及手术照片

3. 术后病理结果

（1）大体病理：（直肠及盆底肿瘤）肠管一段，长 16.0 cm，直径 2.5 cm，肠管两侧断端可见缝钉，长 3.0 cm，肠黏膜皱襞存在，局部肠壁可见淡黄色肿瘤侵犯，周围脂肪内未触及明确淋巴结；（网膜及肿瘤）脂肪及灰白色肿物，大小 19.0 cm×10.0 cm×6.0 cm，肿物切面灰黄、实性、质中，局部囊性变，囊最大径 3.0 cm，脂肪区域切面淡黄、实性、质软，其余网膜脂肪组织未触及结节。

（2）组织学病理（图 1-35A～图 1-35D）：（直肠及盆底肿瘤）促纤维组织增生性小圆细胞肿瘤，累及大肠肠壁固有肌层及浆

笔记

膜层和肠周软组织，见神经侵犯，大肠黏膜层未见著变。（网膜及肿瘤）脂肪组织内见恶性肿瘤细胞结节，间质硬化明显，肿瘤细胞为小蓝圆细胞，黏附性差，无特殊排列，伴大片坏死，符合促纤维组织增生性小圆细胞肿瘤。

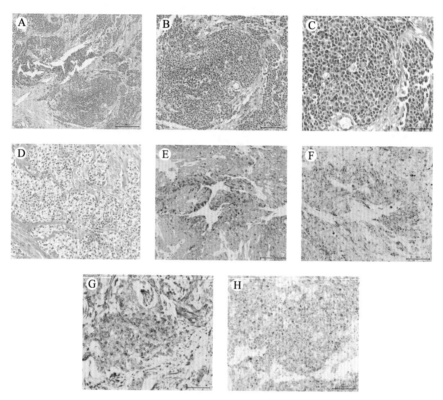

A~C：网膜促结缔组织增生性小圆细胞肿瘤，癌组织呈小蓝圆细胞，黏附性差，无特殊排列（HE 染色，×100、×200、×400）；D：肝促结缔组织增生性小圆细胞肿瘤（HE 染色，×200）；E：CK（＋）；F：Desmin（＋）；G：Vimentin（＋）；H：Cyclin（＋）（E~H：IHC，×200）。

图 1-35　组织病理学和免疫组织化学特征

（3）免疫组化结果（图 1-35E ~ 图 1-35H）：CK（＋），EMA（灶＋），Vimentin（部分＋），CD56（部分＋），CgA（－），Syn（散在＋），CD10（－），Cyclin（＋），BcL-2（部分＋），CD99（＋），S100（－），SMA（－），Desmin（部分＋），Myoglobin（±），

CD117（ － ），Dog － 1（ － ），CD34（ － ），LCA（ － ），P53（10% ＋），Ki － 67（80% ＋），WT － 1（灶 ＋）。

4. 术后治疗

2018 年 11 月 16 日于外院行辅助化疗：环磷酰胺 ＋ 盐酸多柔比星脂质体 ＋ 帕博利珠单抗（PD1）抗肿瘤治疗。化疗期间出现骨髓抑制，对症治疗后好转。2019 年 11 月 9 日行回肠造口还纳术，后定期随访复查。2020 年 7 月 27 日，患者出现肝脏及腹盆腔多发转移，在当地医院进行化疗。2021 年 1 月 4 日复查腹盆腔 CT 显示病变较前减小。

5. 治疗过程小结

截至 2021 年 1 月 4 日，患者出现肝脏及腹盆腔转移，在当地医院进行化疗，带瘤生存，总生存期超 40 个月（图 1 – 36）。

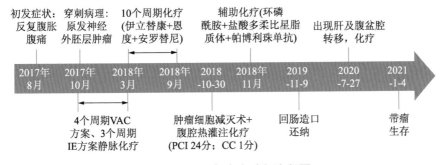

图 1 –36　患者诊疗过程流程图

病例分析与讨论

【病例特点】

24 岁男性，主因"腹部肿物活检证实恶性肿瘤，多程化疗后"为行进一步诊治入院。无家族性遗传病史。

体格检查： 腹部稍膨隆，未见胃、肠型及蠕动波，腹软，无压痛，可触及包块，边界不清，固定，质硬，Murphy 征（－），肝脾肋下未及，肝浊音界存在，移动性浊音阴性，双侧肾区无叩痛，肠鸣音正常，4 次/分，无气过水声，直肠指诊盆腔未触及肿物。

辅助检查： 腹盆腔增强 CT：肝 S6 被膜旁异常密度影，增强扫描不均匀强化，局部肝被膜不光滑。右下腹及盆腔多发团块影，可见不均匀明显强化，考虑恶性（图 1 - 34A，图 1 - 34B）。

【诊疗思路】

24 岁男性，主因"腹部肿物活检证实恶性肿瘤，多程化疗后"入院。患者在当地医院行穿刺活检，病理示原始神经外胚层肿瘤，于当地医院行 VAC 方案（长春新碱 + 阿霉素 + 环磷酰胺）4 个周期和 IE 方案 3 个周期治疗。期间复查超声提示肿瘤内大量坏死，提示病情稳定。转诊后继续化疗 10 个周期，方案：伊立替康 30 mg d1 + 恩度（重组人血管内皮抑制素）15 mg d1 + 安罗替尼 12 mg d1。复查 CT 评价为部分缓解，经腹膜癌综合治疗团队讨论，患者继续化疗不可能获得额外受益，应行积极的 CRS + HIPEC 手术，遂于 2018 年 10 月 30 日在全麻下行 CRS + HIPEC，术中 PCI 评分 24 分，术后 CC 评分 1 分。术中、术后注意液体管理，恢复顺利。术后行 6 个周期辅助化疗（环磷酰胺 + 盐酸多柔比星脂质体）及 20 余次免疫抗肿瘤治疗（帕博利珠单抗 PD1）。2020 年 7 月 27 日，患者出现肝脏及腹盆腔多发转移，于当地医院继续治疗。2021 年 1 月 4 日复查显示病变较前减小。目前疗效评价稳定，患者生活质量明显改善，临床获益明显。

李雁教授点评

DSRCT 是一种罕见的青少年和青年患者腹腔内间质组织恶性肿瘤，具有独特的组织学、免疫组织化学和细胞遗传学特征。目前有多种手段被用于促纤维组织增生性小圆细胞肿瘤的治疗，总体而言疗效欠佳。本例患者经化疗及 CRS + HIPEC 治疗后，目前总生存期超过 40 个月，高于目前文献报道的 31 个月。单纯手术可能有助于改善不典型的原发于腹外或外周的 DSRCT，但复发率高，无法获得长期的生存受益。而联合多学科的手术、化疗和放疗的综合治疗，已在极大程度上提高了治疗的有效率，延长了患者生存时间。对于难以手术切除的典型腹盆腔或转移性 DSRCT，手术作为姑息性治疗手段，能用于改善肠梗阻、尿路梗阻等症状。姑息性化疗应用于此类疾病尚有争议，主要是因为治疗相关的不良反应可能远大于生存受益。DSRCT 非常罕见，且具有高侵袭性、高复发率，其最优治疗措施尚需进行多中心、多学科联合的临床研究，并长期随访来确定。

（李 兵 马 茹 李 雁）

参考文献

1. STILES Z E, MURPHY A J, ANGHELESCU D L, et al. Desmoplastic small round cell tumor：long - term complications after cytoreduction and hyperthermic intraperitoneal chemotherapy. Ann Surg Oncol, 2020, 27（1）：171 - 178.

2. BULBUL A, FAHY B N, XIU J, et al. Desmoplastic small round blue cell tumor：a review of treatment and potential therapeutic genomic alterations. Sarcoma, 2017, 2017：1278268.

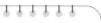

3. BERTUZZI A, CASTAGNA L, NOZZA A, et al. High – dose chemotherapy in poor – prognosis adult small round – cell tumors: clinical and molecular results from a prospective study. J Clin Oncol, 2002, 20 (8): 2181 – 2188.

4. HAYES – JORDAN A. Cytoreductive surgery followed by hyperthermic intraperitoneal chemotherapy in DSRCT: progress and pitfalls. Curr Oncol Rep, 2015, 17 (8): 38.

5. CHAO J, BUDD G T, CHU P, et al. Phase II clinical trial of imatinib mesylate in therapy of KIT and/or PDGFRalpha – expressing Ewing sarcoma family of tumors and desmoplastic small round cell tumors. Anticancer Res, 2010, 30 (2): 547 – 552.

第二章
胃肠道肿瘤

病例 1　胃癌（印戒细胞癌）

病历摘要

患者，男，67 岁，因"间断呕血 10 余天"入院。

患者 2015 年 5 月 27 日无明显诱因出现呕血，量约 800 mL，伴有头晕、黑蒙等不适，当地医院给予止血、抑酸、输血等治疗后出血停止。胃镜检查提示胃小弯处溃疡，活检病理提示不典型增生。2015 年 6 月 8 日转诊我院。既往因冠状动脉粥样硬化性心脏病植入 5 枚冠脉支架。家族史无特殊。

笔记

【体格检查】

体温 36.0 ℃，脉搏 72 次/分，呼吸 20 次/分，血压 125/85 mmHg，发育正常，神志清楚，自主体位，查体合作，巩膜、口唇苍白，呈中度贫血貌。腹部稍膨隆，未见胃、肠型及蠕动波，腹软，无压痛，未及包块，Murphy 征（－），肝脾肋下未及，肝浊音界存在，移动性浊音阴性，双侧肾区无叩痛，肠鸣音正常，4 次/分，无气过水声，双侧锁骨上未触及肿大淋巴结，直肠指诊盆腔未触及肿物。

【辅助检查】

实验室检查： AFP 3.75 ng/mL，CEA 3.6 ng/mL，CA19 – 9 6.75 U/mL，CA125 6.5 U/mL。血红蛋白 81 g/L。肝肾功能、电解质、凝血功能、心肌酶未见明显异常。

影像学检查： 腹部增强 CT 显示，胃窦部占位，胃窦壁不均匀增厚，后壁为著，最大截面约 3.6 cm×2.4 cm，病变周围脂肪间隙模糊（图 2 – 1A，图 2 – 1B），未见明确肿大淋巴结。胃镜检查显示，自胃角、胃窦起始处见大小 4.0 cm×5.0 cm 的不规则溃疡，表面凹凸不平，边界尚清楚，边缘不规则，组织硬脆易出血，胃窦变形，胃小弯缩短，胃壁僵硬，考虑胃癌可能（图 2 – 1C，图 2 – 1D）。活检病理示（胃窦）中度慢性胃炎伴中度肠化，局灶胃黏液腺癌，部分为印戒细胞癌。

【诊断】

胃窦部印戒细胞癌（cT4NxMx）Borrmann Ⅳ型，中度贫血，冠状动脉粥样硬化性心脏病，冠状动脉支架植入术后。

【诊治经过】

完善相关检查后，腹膜癌综合治疗团队讨论，患者确诊胃印戒细胞癌（cT4NxMx），有手术适应证；无远处及内脏转移，故无手术绝对禁忌证。患者肿瘤侵透浆膜层，活检病理类型为黏液腺癌、

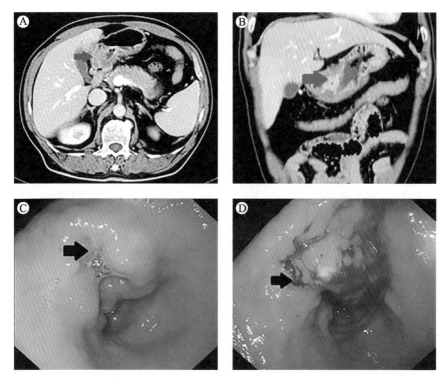

　　A：增强 CT 扫描示胃窦部占位，累及周围结构（横断位）；B：增强 CT 扫描示胃窦部胃小弯巨大包块，幽门梗阻（冠状位）；C：胃镜检查示胃窦部巨大不规则溃疡；D：胃镜活检后溃疡面出血。

图 2-1　术前影像学检查

部分印戒细胞癌，具有腹膜转移高风险，或已经出现了隐匿性腹膜转移。因此，应当按照腹膜转移癌的原则进行 CRS + HIPEC，有助于降低腹腔种植风险，改善患者生活质量，延长生存期。

1. 术中探查

术中探查未见明显腹水及腹腔种植转移灶；胃小弯侧胃角部可触及质硬肿瘤，突破浆膜层侵犯小网膜，直径约 4.0 cm，胃周可触及多个肿大淋巴结。

2. 手术经过

在全麻下行远端胃癌根治术 + D_2 淋巴结清扫 + HIPEC：于幽门下切断并封闭十二指肠，近端距肿瘤 5.0 cm 切除 3/4 胃，清除 D_2

区域所有淋巴结。同时给予术中 HIPEC，顺铂 120 mg、丝裂霉素 C 30 mg 分别加入 3000 mL 生理盐水，连接热灌注化疗仪，加热至 43 ℃，分别灌注 30 min。灌注完毕后行 Roux – en – Y 吻合，于屈氏韧带远端 40.0 cm 切断空肠，在其远端 30.0 cm 处与近端空肠行端侧吻合，于结肠后将空肠断端上提与大弯侧残胃行端侧吻合，空肠盲端闭合，于左侧腹壁皮下放置腹腔化疗泵 1 枚，左侧膈下及十二指肠残端各放置 1 根引流管。手术过程顺利，耗时 375 min，术中出血 400 mL，输红细胞 4 U，血浆 600 mL。

3. 术后病理结果

（1）大体病理学：（胃及大网膜）大弯侧长 18.0 cm，小弯侧长 9.0 cm，十二指肠长 1.5 cm，浆膜面大部分灰粉光滑，于小弯侧胃窦处，距下切缘 0.5 cm，上切缘 5.0 cm，可见一溃疡型肿物，大小 4.0 cm × 4.0 cm，溃疡深 1.5 cm，溃疡周边黏膜灰粉粗糙，皱襞消失，范围约 5.0 cm × 4.0 cm；大弯侧附网膜组织，大小 20.0 cm × 10.0 cm × 2.0 cm，未触及明确结节。胃小弯侧触及结节，直径 0.3 ~ 0.5 cm；（胃大弯淋巴结）灰粉组织一块，大小 0.5 cm × 0.6 cm × 0.4 cm；（胃小弯淋巴结）灰粉结节样肿物 3 枚，直径 0.3 ~ 0.5 cm；（幽门上淋巴结）结节 4 枚，直径 0.3 ~ 0.6 cm；（幽门下淋巴结）结节 4 枚，直径 0.3 ~ 0.6 cm（图 2 – 2A）。

（2）组织病理学：胃印戒细胞癌，部分为黏液腺癌（图 2 – 2B），侵透胃壁全层达浆膜外脂肪组织；肿瘤累及幽门及十二指肠（图 2 – 2C），癌周纤维包裹（+），淋巴细胞、浆细胞浸润（+），可见脉管瘤栓（图 2 – 2D）及神经侵犯（图 2 – 2E）；上、下切缘未见癌组织浸润，小弯侧淋巴结可见转移癌（图 2 – 2F）(3/6)；（胃大弯）淋巴结可见转移癌（1/2），（胃小弯）淋巴结可见转移癌（1/5），（幽门上）淋巴结可见转移癌（3/5），（幽门下）淋巴结可见转移癌（2/5）。淋巴结转移：10/23，可见癌结节 1 枚，大网膜纤维脂肪组织未见癌。术后病理学分期为 pT4aN3M0，ⅢC 期。Lauren 分型：弥漫型。

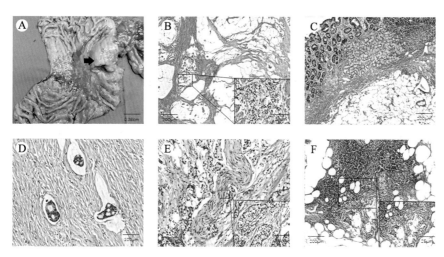

A：大体病理标本可见大而深的溃疡，周围可见大片黏膜糜烂，呈癌前病变；B：印戒细胞癌伴黏液腺癌，癌细胞巢破坏胃壁平滑肌（HE 染色，×50，×400）；C：肿瘤累及幽门及十二指肠，破坏肌层（HE 染色，×50）；D：镜下可见脉管内多量瘤栓形成（HE 染色，×200）；E：肿瘤神经侵犯（HE 染色，×200，×400）；F：淋巴结转移，淋巴结髓质内可见多量癌细胞浸润（HE 染色，×200，×400）。

图 2-2　术后病理检查

（3）免疫组化结果：CK8/18(+)，CK7（灶 +)，CK20(+)，Ki – 67(80%)，HER-2(0)，P53(+)，CD56(-)，CgA（灶 +)，Syn(-)，MUC – 1（肠型）（灶 +)，MUC – 6（胃型）（灶 +)，S100(-)，CD34（血管 +)，PD – 1(-)，PD – L1(-)。

4. 术后治疗

2015 年 7 月 16 日行第 1 个周期辅助化疗（静脉联合腹腔）：奥沙利铂 150 mg d1 + 亚叶酸钙 300 mg d1 ~2 + 5 – Fu 500 mg + 5 – Fu 1000 mg d1 ~2 静脉滴注；紫杉醇 90 mg d1 + 卡铂 200 mg d1 ~2 腹腔灌注。2015 年 8 月 3 日入院查血常规提示：白细胞 1.96×10^9/L，

中性粒细胞 $0.8 \times 10^9 / L$，血红蛋白 73 g/L，血小板 $36 \times 10^9 / L$，提示Ⅲ度骨髓抑制，给予升白细胞及血小板等治疗后好转。2015 年 8 月 10 日给予第 2 个周期辅助化疗：奥沙利铂 100 mg d1 静脉滴注，替吉奥（S－1）60 mg bid d1 ~ 14 口服。化疗过程顺利，无化疗不良反应。2015 年 9 月 10 日行第 3 个周期辅助化疗：替吉奥 60 mg bid d1 ~ 14 口服，紫杉醇 90 mg d1 ＋ 卡铂 200 mg d1 ~ 2 腹腔灌注。2015 年 10 月 12 日查血常规提示血红蛋白 63 g/L，给予输注红细胞改善贫血。2015 年 10 月 15 日至 12 月 1 日行 3 个周期 SOX 方案化疗：奥沙利铂 100 mg d1 静脉滴注，替吉奥 40 mg bid d1 ~ 14 口服。后定期随访复查。

5. 治疗过程小结

截至 2020 年 2 月 20 日，患者无肿瘤复发征象，无病生存期 56 个月（图 2 － 3）。

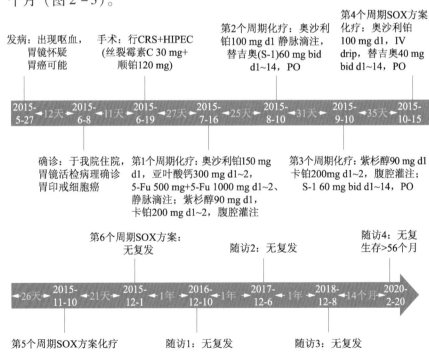

图 2 － 3　患者诊疗过程流程图

病例分析与讨论

【病例特点】

67 岁男性，间断呕血 10 余天入院，无家族性遗传病史。

体格检查未见明显阳性体征。

辅助检查： 腹部增强 CT 显示，胃窦部占位，胃窦壁不均匀增厚，后壁为著，最大截面约 3.6 cm×2.4 cm，病变周围脂肪间隙模糊（图 2-1A，图 2-1B），未见明确肿大淋巴结。胃镜检查显示，自胃角、胃窦起始处见大小 4.0 cm×5.0 cm 的不规则溃疡，表面凹凸不平，边界尚清楚，边缘不规则，组织硬脆易出血，胃窦变形，胃小弯缩短，胃壁僵硬，考虑胃癌可能（图 2-1C，图 2-1D）。活检病理示（胃窦）中度慢性胃炎伴中度肠化，局灶胃黏液腺癌，部分为印戒细胞癌。

【诊疗思路】

67 岁男性，主因"间断呕血 10 余天"入院。当地医院行保守治疗后好转，胃镜检查未能明确诊断。后患者就诊于我院，腹部增强 CT 显示胃窦部占位，我院再次胃镜检查显示胃窦部不规则溃疡，活检病理示胃窦黏液腺癌，遂确诊。经腹膜癌综合治疗团队讨论，患者胃印戒细胞癌（cT4NxMx）诊断明确，有手术适应证；无远处及内脏转移，故无手术绝对禁忌证。患者肿瘤侵透浆膜层，活检病理类型为黏液腺癌、部分印戒细胞癌，具有腹膜转移高风险，或已经出现了隐匿性腹膜转移。因此，应当按照腹膜转移癌的原则进行 CRS + HIPEC，有助于降低腹腔种植风险，改善患者生活质量，延长生存期。同时辅以术后静脉联合腹腔化疗，患者一般状态良好，无复发生存时间达 56 个月。

笔记

疾病介绍

　　我国胃癌发病率占世界总发病率的 40% 以上，相比于日本和韩国，我国胃癌早期筛查不足，患者就诊时多为进展期，导致预后差，5 年生存率为 35.9%。进展期胃癌中印戒细胞癌恶性程度更高，治疗效果最差，且近年来胃印戒细胞癌发病有上升趋势，占全部胃癌的 16%~20%，国内报道低于国外。在初诊胃癌患者中，即有 10%~20% 伴有腹膜转移，在胃癌根治术后，50%~60% 的患者以腹膜转移的形式复发，而胃印戒细胞癌有 20% 的腹膜转移率，胃印戒细胞癌、淋巴结转移、T 分期为 T3~T4、浸润型胃癌、发病年龄小于 60 岁均为胃癌腹膜转移的高危因素。

　　目前，胃癌的诊断主要依靠胃镜、活检病理、腹部 CT 等检查，活检病理为胃印戒细胞癌诊断金标准，病理具有典型的印戒细胞表现。

　　胃印戒细胞癌治疗仍是以手术切除为主，辅以围手术期综合治疗，但效果不理想，中位生存期 15.9~20.8 个月。单纯扩大手术范围并不能改善胃印戒细胞癌预后，需要探索新治疗策略。近年来，腹腔局部化疗在治疗胃癌腹膜转移方面取得了一定进展。Yonemura 等研究发现，腹腔联合系统化疗模式治疗胃癌腹膜转移，PCI 降低明显。对于胃印戒细胞癌，尚缺乏针对性、个体化的治疗方案。

李雁教授点评

　　胃印戒细胞癌是一种恶性程度高，治疗难度大的疾病，由于其

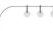

低黏附性，容易出现腹膜转移。在初诊胃癌患者中，即有 10% ~ 20% 伴有腹膜转移，在胃癌根治术后，50% ~ 60% 患者以腹膜转移的形式复发，而胃印戒细胞癌有 20% 的腹膜转移率。

本例患者胃镜活检病理确诊胃印戒细胞癌，我中心没有按照大多数医院以及医生的诊疗流程，而是按照"CRS + HIPEC"理念，不仅仅从组织学层面去切除肿瘤，同时联合术中 HIPEC 力争达到细胞学水平根治，以降低患者腹膜转移的风险，延长患者生存期。目前该患者无病生存超过 56 个月。

（闫国军　马　茹　李　雁）

参考文献

1. YANG W, ZHENG R S, WANG N, et al. Incidence and mortality of stomach cancer in China, 2014. Chin J Cancer Res, 2018, 30（3）：291 – 298.

2. CHEN W Q, SUN K X, ZHENG R S, et al. Cancer incidence and mortality in China, 2014. Chin J Cancer Res, 2018, 30（1）：1 – 12.

3. LU M, YANG Z, FENG Q, et al. The characteristics and prognostic value of signet ring cell histology in gastric cancer：a retrospective cohort study of 2199 consecutive patients. Medicine, 2016, 95（27）：e4052.

4. ARER I M, YABANOGLU H, AKDUR A, et al. Total versus subtotal gastrectomy for signet ring cell carcinoma of the stomach. J Coll Physicians Surg Pak, 2017, 27（10）：616 – 620.

5. YONEMURA Y, ISHIBASHI H, HIRANO M, et al. Effects of neoadjuvant laparoscopic hyperthermic intraperitoneal chemotherapy and neoadjuvant intraperitoneal/systemic chemotherapy on peritoneal metastases from gastric cancer. Ann Surg Oncol, 2017, 24（2）：478 – 485.

6. THOMASSEN I, BOSSCHA K, NIENHUIJS S W, et al. Peritoneal carcinomatosis of gastric origin：a population – based study on incidence, survival and risk factors. Int J Cancer, 2014, 134（3）：622 – 628.

7. 姬忠贺, 于洋, 刘刚, 等. 肿瘤细胞减灭术加腹腔热灌注化疗治疗胃癌腹膜转移的预后列线图构建与验证. 中华普通外科杂志, 2019, 34 (10): 833 – 836.

病例 2   胃肠间质瘤

病历摘要

患者, 女, 53 岁, 主因 "胃肠间质瘤术后 11 年, 腹胀 1 年, 发现腹部包块 2 周" 入院。

2004 年 7 月患者因腹部包块就诊于湖北某医院, 行剖腹探查, 术中诊断恶性肿瘤, 无法切除, 仅行探查, 未取活检, 放置引流管。术后出现感染, 引流管持续引流脓液, 行抗感染治疗。2005 年 10 月就诊于武汉某医院, 手术切除肿瘤及部分降结肠, 术后病理报胃肠间质瘤。术后未行辅助治疗。2006 年 10 月复查 CT 未见复发, 后未再规律复查。2015 年出现腹胀伴乏力, 未予重视, 后逐渐消瘦。2015 年 12 月因咳嗽就诊于湖北某医院, 肺 CT 提示左肺小结节。2016 年 8 月 2 日就诊于厦门某医院, 肺 CT/腹盆腔 CT 提示左肺胸膜下多发小结节影、腹腔巨大软组织肿块、肝脏多发大小不等低密度结节。2016 年 8 月 5 日于武汉某医院行增强 CT 提示腹腔内巨大占位, 并腹壁结节转移、左侧输尿管上段及左肾盂扩张积水, 肝内多发异常强化灶, 左侧胸膜小结节。为行进一步治疗于 2016 年 8 月 17 日入院。

既往史: 2 型糖尿病病史 15 年, 空腹血糖 10 mmol/L, 口服格列吡嗪, 空腹血糖控制为 7 mmol/L。胆囊结石病史 11 年。

个人史及家族史：无特殊。

【体格检查】

KPS 80 分，腹部膨隆，左侧腹壁可见纵行手术瘢痕，甲级愈合。腹软，脐周、剑突下及左侧肋弓下可触及一不规则巨大包块，有轻微活动度，边界清楚，质地硬，无压痛。肠鸣音 3 次/分。

【辅助检查】

1. 实验室检查

血红蛋白 107 g/L，凝血酶原时间 13.9 s，凝血酶原时间比值 66%，国际标准化值 1.26，总胆红素 34.4 μmol/L，直接胆红素 8.5 μmol/L，白蛋白 37 g/L。余无异常。

2. 影像学检查

腹部 CT：腹腔左侧巨大肿块，其内多发坏死区及血管穿行，周围侧支循环形成，考虑为恶性肿瘤；左肾盂及上段输尿管受压积水；肝内多发结节，转移可能性大；胆囊结石；双肾囊肿（图 2 - 4A ~ 图 2 - 4F，图 2 - 4I ~ 图 2 - 4J）。

胸部 CT：双肺多发结节，考虑转移；双侧腋窝淋巴结肿大（图 2 - 4G，图 2 - 4H）。

消化道造影：考虑左上中腹及盆腔占位，周围胃及小肠、结肠受压移位，部分胃及肠管受侵可能（图 2 - 4L）。

MRA：左髂总静脉异常改变，符合髂静脉压迫综合征，同侧静脉回流延迟，髂外静脉近端血栓形成不除外；左侧输尿管受累，致上段输尿管、肾盂扩张。

肾动态显像：右肾血流灌注正常，左肾血流灌注降低；右肾功能正常，左肾功能轻度受损，GFR 降低；右上尿路引流通畅，左上尿路机械性梗阻。

骨扫描：未见异常。

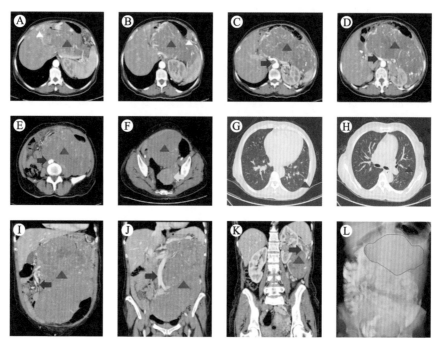

A：肝转移瘤（白色三角示）；B～F：腹腔巨大肿瘤（红色三角示）；C：腹腔干；D：肠系膜上动脉；E：髂血管；F：子宫（黄色箭头示）(A～F：腹部 CT 横断位，蓝色箭头示血管）；G、H：肺转移瘤（胸部 CT，红色三角示）；I～K（腹部 CT 冠状位，蓝色箭头示血管）：腹腔巨大肿瘤（红色三角示）；I：肠系膜上血管；J：腹主动脉；K：肿瘤血管；L：全消化道造影示左上中腹及盆腔占位，周围及小肠、结肠受压移位（红色圈示）。

图 2-4　术前影像学检查

【诊断】

复发性胃肠间质瘤，腹膜继发恶性肿瘤，肝继发恶性肿瘤，肺继发恶性肿瘤，左肾积水，2 型糖尿病，胆囊结石，轻度贫血，低蛋白血症。

【诊治经过】

腹膜癌综合治疗团队讨论认为，患者为复发性胃肠间质瘤，肿瘤较大，腹腔侵犯较广泛，直接手术风险较高，且合并肝、肺转移，决定先行新辅助治疗，减小肿瘤体积，降低手术风险，观察肝肺转移病灶控制情况，待肿瘤缩小、肝肺转移灶稳定，腹腔病灶手术风险下降，再行手术治疗，改善患者生活质量，并作为体内药物敏感性的依据，指导术后药物治疗，达到长期控制疾病、延长患者生存的目的。

1. 术前治疗

2016 年 8 月 23 日、9 月 19 日给予 2 个周期静脉化疗：紫杉醇 180 mg d1 + 顺铂 40 mg d1 + 顺铂 60 mg d2，静脉滴注。2016 年 10 月 25 日开始口服甲磺酸伊马替尼 400 mg qd。

2. 治疗后评价

2016 年 11 月 5 日复查超声：自剑突下至耻骨联合上、右至锁骨中线，左至腋中线范围内可见遍布不均实性回声团块，其间可见少量囊样及不规则无回声区，提示腹腔巨大不均实性占位伴少量液化。腹部 CT：与 2016 年 8 月 19 日相比，肝脏多发结节无明显变化，肿瘤较前范围略缩小，盆腔积液，双侧胸腔积液，胸腹部及下肢水肿（图 2 - 5）。复查肺 CT：双肺结节无明显变化。

3. 手术治疗

综合评估，腹腔病灶较前缩小，肝肺病灶稳定，有手术适应证，无手术绝对禁忌证。因此，决定行 CRS + HIPEC 术。2016 年 11 月 8 日行剖腹探查 + 肠粘连松解 + 腹膜后肿瘤切除 + 左半结肠切除 + 左肾切除 + 左侧肾上腺部分切除 + 全子宫双附件切除 + 直肠切除 + 肠系膜肿瘤切除 + 小肠肿瘤切除 + 肠修补 + 大网膜切除 + 肝圆韧带切除 + 回肠双腔造口 + 腹腔热灌注化疗术。

（1）术中探查

左侧腹膜后可见巨大肿瘤，血供丰富，质地柔软，有包膜，侵

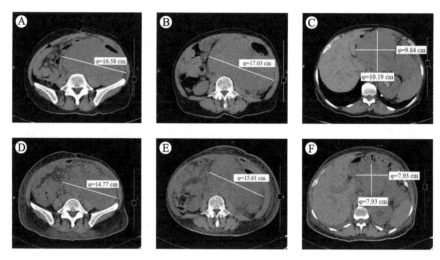

腹部 CT 横断位：治疗后肿瘤较前略有缩小（A～C：2016 年 8 月 19 日；D～F：2016 年 11 月 5 日）。

图 2－5　术前治疗前后腹部 CT 对比

犯左半结肠、横结肠左半段及其系膜，肿瘤表面与大网膜粘连，网膜血管增粗并发出滋养血管进入肿瘤。肿瘤上界达胰腺下缘，下界至左侧盆壁，内侧达腹主动脉，外侧与侧腹壁相融合。左侧腹壁原手术切口下方粘连严重，盆腔少量淡血性积液，总量约 100 mL，小肠及肠系膜表面可见散在肿瘤种植结节，大网膜上可见多个肿瘤种植结节，最大者直径约 5.0 cm。盆腔内多个散在肿瘤结节，双侧附件及直肠上段与肿瘤粘连。肝脏可触及多个小结节。PCI 评分 14 分。

（2）手术经过

松解粘连后，切除大网膜，将肿瘤连同其侵犯的左半结肠、左肾、部分左侧肾上腺整块切除，剥除膀胱表面腹膜及盆底腹膜，完整切除全子宫、双附件、部分直肠及盆腔肿瘤。CC 评分为 0 分。然后行术中开放式 HIPEC：多西他赛 120 mg，43 ℃，时间 30 min。出血 2800 mL，输红细胞 10 U，血浆 800 mL（图 2－6）。

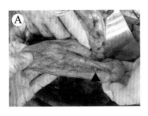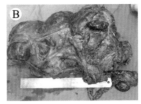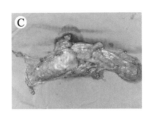

A：小肠表面种植转移肿瘤（黑色三角示）；B：腹膜后肿瘤；C：子宫及双侧附件及直肠。

图2-6　术中照片

（3）术后病理

大体病理学：（小肠系膜结节）灰粉色，实性质硬，大小1.5 cm×1.5 cm×0.4 cm；（小肠表面肿瘤）灰粉不整形组织，大小1.5 cm×0.6 cm×0.2 cm；（乙状结肠表面肿瘤）灰粉结节，大小1.5 cm×1.0 cm×0.4 cm，切面灰白、实性质硬；（左腹壁肿物）暗黄不整形组织，大小3.0 cm×2.0 cm×0.5 cm；（大网膜肿瘤）暗黄不整形组织，大小3.5 cm×2.8 cm×0.8 cm；（子宫+双附件+部分直肠）子宫大小8.0 cm×5.0 cm×4.0 cm，宫颈外口光滑，子宫肌壁间未见明确占位。双附件：两侧输卵管长4.0～5.0 cm，直径0.2～0.3 cm，伞可见，左右卵巢分别2.5 cm×1.5 cm×0.5 cm和2.5 cm×1.7 cm×0.8 cm，切面灰黄实性质中。肠管长12.0 cm，肠黏膜皱襞存在，未见明确占位，肠周脂肪组织内可触及肿大结节，大小约2.0 cm×1.5 cm×0.8 cm，切面灰粉实性质硬。腹膜表面可触及多个结节，直径0.4～1.0 cm，切面灰粉实性质硬。（左肾+部分肾上腺+腹膜后肿瘤+乙状结肠）左肾：肾脏大小11.0 cm×6.0 cm×3.0 cm，切面未见明确占位，肾盂周围脂肪组织增生明显，输尿管一条长9.0 cm、直径0.3 cm。肿物与肾纤维膜无明确粘连和浸润，肠管长9.0 cm，肠黏膜皱襞存在，未见明确占位，肿物与肠浆膜面无粘连浸润，肿物切面暗黄灰红，实性质软，可见明显出血坏死，大小 28.0 cm×18.0 cm×17.0 cm。

组织病理学：胃肠间质瘤，累及小肠及乙状结肠浆膜层，腹壁、小肠、直肠、腹膜、大网膜标本中可见胃肠间质瘤结节。肠吻合口远近端（−）。肠周淋巴结未见转移（0/4）（图 2−7A～图 2−7E）。

免疫组织化学结果：Vimentin（+），S−100（−），CD34（−），CD117（+），Dog−1（+），SMA（+），Desmin（−），CK（−），EMA（−），BCL−2（+），Calretinin（−），WT−1（+），P53（−），Ki−67（1%+）（图 2−7F～图 2−7H）。复发危险度分级：高危。

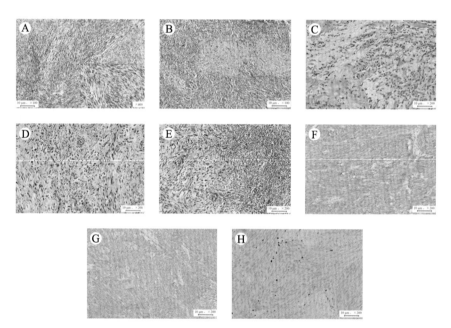

A：胃肠道间质瘤（HE 染色，×100，右下角×400）；B：坏死区（HE 染色，×100）；C：间质水肿区；D：疏松区；E：淋巴细胞浸润（C～E：HE 染色，×200）；F：CD117（+）；G：Dog−1（+）；H：Ki−67（1%+）（F～H：IHC，×200）。

图 2−7 术后组织病理学及免疫组织化学特征

（4）术后治疗

术后行药物治疗，方案为口服甲磺酸伊马替尼 400 mg qd 维持治疗。2018 年 9 月 26 日复查，腹腔未见复发，肝脏多发结节、双肺多发结节以及双侧腋窝淋巴结均较前无变化。遂行回肠造口还纳术，术中见腹腔内广泛粘连，未见肿瘤结节。术后病理：回肠肌层内见瘤样结节（直径0.2 cm），结合原病史，倾向胃肠间质瘤。

（5）治疗过程小结

截至2020年7月20日复查肝肺未见肿瘤进展，腹腔未见肿瘤复发。发病后总生存期超过16年，复发转移后再接受以CRS + HIPEC为核心的联合治疗，术后无进展生存期达4年，且生活质量良好（图2-8）。

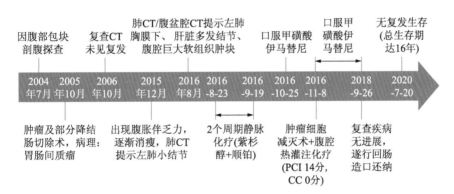

图2-8 患者诊疗过程流程图

病例分析与讨论

【病例特点】

53岁女性，胃肠间质瘤术后11年，腹胀1年，发现腹部包块2周入院。既往2型糖尿病病史15年，胆囊结石病史11年。

体格检查： 腹部膨隆，左侧腹壁可见纵行手术瘢痕，愈合良好。腹软，脐周、剑突下及左侧肋弓下可触及一不规则巨大包块，有轻微活动度，边界清楚，质地硬，无压痛。

辅助检查： 胸部CT示双肺多发结节，考虑转移；双侧腋窝淋巴结肿大。腹部 CT：腹腔左侧巨大肿块，其内多发坏死区及血管穿行，周围侧支循环形成，考虑为恶性肿瘤，并左肾盂及上段输尿管受压积水；肝内多发结节，转移可能性大；胆囊结石；双肾囊肿。消化道造影：考虑左上中腹及盆腔占位，周围胃及小肠、结肠受压移位，部分胃及肠管受侵可能。MRA：左髂总静脉异常改变，符合髂静脉压迫综合征，同侧静脉回流延迟，髂外静脉近端血栓形成不除外；左侧输尿管受累，致上段输尿管、肾盂扩张。肾动态显像示右肾血流灌注正常，左肾血流灌注降低；右肾功能正常，左肾功能轻度受损，GFR 降低；右上尿路引流通畅，左上尿路机械性梗阻（图 2 - 4）。

【诊疗思路】

53 岁女性，胃肠间质瘤术后 11 年，腹胀 1 年，发现腹部包块 2 周入院。肺 CT 发现左肺胸膜下多发小结节。腹部 CT 发现腹腔内巨大占位，并腹壁结节转移及左侧输尿管上段及左肾盂扩张积水，肝内多发异常强化灶。依据病史及影像学所见，考虑胃肠外胃肠间质瘤术后复发并腹膜转移，伴同时性肝肺转移。腹腔内肿瘤体积巨大，其内多发坏死区及血管穿行，周围侧支循环形成，左肾、输尿管、小肠、结肠、左髂总静脉均有受压表现，侵犯可能，左肾血流灌注降低、肾功能轻度受损。经腹膜癌综合治疗团队讨论，胃肠间质瘤合并腹膜转移和远处转移，虽无根治可能，但姑息性切除可能改善患者生活质量，预防肿瘤原发灶及腹膜转移灶引起的胃肠道梗阻等情况发生。但腹腔肿瘤切除风险过高，且肝肺转移灶未经治疗、控制情况不明，直接手术获益不足。故选择进行新辅助治疗。经 2 个周期静脉化疗及口服伊马替尼靶向治疗后，肝肺转移灶稳定，腹腔病灶缩小，提示药物治疗敏感性好，远处转移病灶可控，姑息性手术获益可能性大，故有 CRS 手术指征。患者全身情况良好，为提高腹腔病灶控制率，选择联合 HIPEC 治疗，杀灭残余微小病灶及游离肿瘤细胞。术后病理评估为高度复发风险，且术前药物治疗提示伊马替尼敏感，术后继续口服伊马替尼 400 mg/d 维持治疗，2 年后接受回肠造口还纳，证实腹腔内仅微小复发灶，再次手术切除。肝肺转移灶稳定。术后 4 年复查，仍为无进展生存状态。术前伊马替尼治疗、CRS 联合围手术期化疗（术前化疗＋术中 HIPEC）、术后伊马替尼维持治疗的联合治疗策略，提高了患者的生活质量，并显著延长了患者生存期。

疾病介绍

胃肠间质瘤（gastrointestinal stromal tumor，GIST）是消化道最常见的间叶组织源性肿瘤，约占胃肠道肿瘤的1%，起源于 Cajal 间质细胞或其前体细胞，具有一定恶性分化潜能，好发于胃、小肠、结肠、直肠、食管，偶尔会发生于胃肠道外，如肠系膜、网膜及腹膜后间隙。不同部位来源的 GIST 生物学行为并不一致，相对胃 GIST 而言，肠道及胃肠外的 GIST 恶性程度更高、预后更差，肝脏、网膜和腹盆腔是复发和转移的高危部位。

胃肠外 GIST 临床表现不典型，通常表现为腹部肿块，就诊时多已属晚期，往往瘤体巨大，并侵犯周围脏器，且瘤体血供丰富，手术难度巨大，极易出现肿瘤自发或医源性破裂导致腹腔播散种植转移，造成腹膜肉瘤病。随着分子病理学的发展和伊马替尼等分子靶向药物的出现，对 GIST 的认识和治疗均取得了巨大的进展。GIST 的治疗方式选择要充分评估肿瘤部位、大小、是否局

笔记

限、有无转移，并选择术前药物治疗来尽可能缩小肿瘤、保留器官功能、降低手术风险，术后予以辅助治疗降低肿瘤复发和转移风险。

传统的治疗理念下，对于复发及转移患者，姑息性的减瘤手术仅在全身情况良好、大部分复发转移病灶达到控制的前提下实施，目的仅在于改善生活质量。对于转移、不可切除、中高危复发风险的患者需应用靶向药物（伊马替尼）进行维持治疗。有条件者应进行分子病理学检查，根据基因分型指导靶向药物治疗。但对原发或继发耐药 GIST 以及 GIST 腹膜转移导致的腹膜肉瘤病，其治疗仍是肿瘤外科医师面临的巨大难题。国际上有采用 CRS + HIPEC 治疗肉瘤病的相关报道，但这种联合治疗策略的使用仍存在争议，围手术期化疗的获益证据仍不足。但在公开报道中，联合治疗的患者生存仍优于历史对照组。在有经验的腹膜癌中心，对经高度选择的患者采用这种联合治疗策略可能会有生存获益。

李雁教授点评

胃肠外 GIST 较少见，但预后较差，发生腹膜转移和远处转移者预后更差。随着对 GIST 发病机制的深入研究和伊马替尼等酪氨酸激酶抑制剂的应用，GIST 成为分子靶向药物治疗实体瘤的典范。GIST 的治疗理念也在不断发生变迁，规范、精准和个体化的治疗方案是患者受益的关键。

本例患者为胃肠外 GIST，初次手术后 11 年出现复发转移，腹腔内转移灶体积巨大，累及左输尿管、胃肠道，给予 2 个周期静脉化疗后，开始接受伊马替尼 400 mg/d 治疗，治疗后评估腹膜转移灶缩小，肝肺转移灶稳定。在此前提下，在有经验的腹膜癌中心，进行 CRS＋HIPEC 的联合治疗策略，通过联合脏器切除，达到肉眼无瘤，并辅以术中 HIPEC 治疗，清除游离肿瘤细胞和残余微小病灶，术后继续口服伊马替尼 400 mg/d 维持治疗，2 年后复查肝肺转移灶稳定，接受回肠造口还纳手术，证实腹腔内仅微小复发灶，并再次手术切除。术后 4 年复查，仍为无进展生存状态。术前伊马替尼治疗、CRS 联合围手术期化疗（术前化疗＋术中 HIPEC）、术后伊马替尼维持治疗的联合治疗策略，使得合并远处转移、腹膜转移的复发性胃肠外 GIST 患者不仅维持了良好的生活质量，还获得了长期生存，体现了个体化治疗的理念。

（刘　刚　马　茹　李　雁）

参考文献

1. AROLFO S, TEGGIA P M, NANO M. Gastrointestinal stromal tumors: thirty years experience of an institution. World J Gastroenterol, 2011, 17 (14): 1836 – 1839.

2. 夏枭，谢阜明，王亚旭. 胃肠道间质瘤基因突变类型与靶向治疗研究进展. 现代医药卫生, 2019, 35 (12): 1827 – 1830.

3. NISHIDA T, GOTO O, RAUT C P, et al. Diagnostic and strategy for small gastryintestinal stromal tumors. Cancer, 2016, 122 (20): 3110 – 3118.

4. PATIL D T, RUBIN B P. Genetics of gastrointestinal stromal tumors: A heterogeneous family of tumors?. Surg Pathol Clin, 2015, 8 (3): 515 – 524.

5. 中国医师协会外科医师分会胃肠道间质瘤诊疗专业委员会，中华医学会外科学分会胃肠外科学组. 胃肠间质瘤规范化外科治疗中国专家共识（2018 版）. 中国实用外科杂志, 2018, 32 (9): 965 – 973.

6. 秦新裕，沈坤堂，刘凤林. 从外科角度看胃肠间质瘤治疗理念的变迁. 中华外科杂志, 2020, 58 (1): 5 – 8.

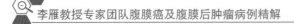
7. LIN J X, CHEN Q F, ZHENG C H, et al. Is 3 – years duration of adjuvant imatinib mesylate treatment sufficient for patients with high – risk gastrointestinal stromal tumor? A study based on long – term follow – up. J Cancer Res Clin Oncol, 2017, 143（4）: 727 – 734.

8. HEINRICH M C, MAKI R G, CORLESS C L, et al. Primary and secondary kinase genotypes correlate with the biological and clinical activity of sunitinib in imatinib – resistant gastrointestinal stromal tumor. J Clin Oncol, 2008, 26（33）: 5352 – 5359.

9. YEH C N, CHEN M H, CHEN Y Y, et al. A phase Ⅱ trial of regorafenib in patients with metastatic and ／ or a unresectable gastrointestinal stromal tumor harboring secondary mutations of exon 17. Oncotarget, 2017, 8（27）: 44121 – 44130.

笔记

第三章
卵巢肿瘤

病例　卵巢甲状腺肿

病历摘要

患者，女，40岁，主因"左侧卵巢甲状腺肿行多次手术及化疗后14年，腹腔再复发"入院。

2000年11月4日因体检时行彩超检查，发现左附件占位，约3.0 cm×3.0 cm×3.0 cm大小包块，患者无症状，未进一步治疗。2001年10月8日复查彩超，发现左附件实性占位肿物明显增大，于10月24日行腹腔镜下左侧附件切除＋右侧卵巢楔形切除，术中冰冻活检：左侧卵巢颗粒细胞瘤，右侧卵巢颗粒细胞瘤ⅠC期。因患者未育，因此保留右侧卵巢及输卵管，术后病理结果：恶性卵巢甲状腺肿。术后行3个周期辅助化疗，方案为依托泊苷＋顺铂。2003年6月发现盆腔多发肿物，脐左侧皮下结节。再次行化疗，方案为依托泊苷＋顺铂2个周期、紫杉醇＋环磷酰胺1个周期（剂量不详），盆腔CT评估肿瘤未见缩小。2004年1月15日行子宫次全切除＋右侧附件切除＋盆腔肿物切除＋大网膜全切＋盆腔腹膜部分切除＋阑尾切除＋腹壁结节切除＋乙状结肠肠壁结节切除＋肠系膜结节切除术。术后病理：卵巢表面见甲状腺滤泡癌浸润，并广泛累及皮下结节、盆腔肿物、乙状结肠肠壁结节和肠系膜结节；子宫、大网膜、阑尾均未见肿瘤累及。术后应用吉西他滨＋奥沙利铂化疗。化疗后出现血尿，更换方案为长春瑞滨＋表柔比星，共5个周期。

2008年3月腹部CT检查发现乙状结肠肠壁结节，9月3日发现甲状腺球蛋白升至52.66 μg/L。2009年2月23日行甲状腺全切除术，5月5日接受[131]I治疗，剂量为100 mCi。之后每年均行[131]I治疗，剂量均为200 mCi，共5次，并予左甲状腺素片治疗。2014年5月复查发现盆腔肿物增大，并出现大便变细，右下肢疼痛，跛行，再次行盆腔肿物部分切除术＋肠粘连松解术＋直肠修补术＋乙状结肠造口术。2014年7月28日再次行[131]I治疗，剂量为200 mCi。2015年4月复查发现盆腔肿物再次增大且血运丰富，同时出现肝转移瘤，于5月、6月、8月行3次数字减影血管造影（digital subtraction angiography，DSA）双侧髂内动脉＋肠系膜下动脉化疗（奥沙利铂150 mg）＋明胶海绵颗粒栓塞＋肝动脉化疗栓塞术（羟喜树碱5 mg＋吡柔比星10 mg＋碘化油10 mL）。患者为行盆腔肿瘤手术于2015年9月17日入院。

既往史：缺铁性贫血，反流性食管炎。既往于 2012 年因房颤行射频消融术，术后出现窦性停搏，行心脏起搏器植入及口服普罗帕酮治疗。

个人史及家族史：无不良嗜好；否认家族性、遗传性疾病史。

【体格检查】

腹部可见陈旧手术瘢痕，可见结肠造口，未见胃肠型及蠕动波，全腹无压痛，无反跳痛及肌紧张，未触及肿物，移动性浊音阴性，肠鸣音 4 次/分。双下肢无水肿。

【辅助检查】

实验室检查：肿瘤标志物：CEA 1.07 ng/mL，CA125 6083.2 U/mL，CA19 - 9 <2 U/mL。

影像学检查：腹盆腔增强 CT（图 3 - 1）示卵巢癌术后，考虑盆腔肿物较前进展，伴右髂总动脉瘤栓可能；肝多发转移瘤；左下腹造瘘术后；腹腔多发大小不等淋巴结，部分较前略大；左肾微小囊肿；左肺下叶肺大泡。

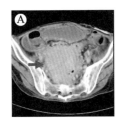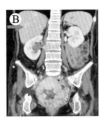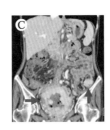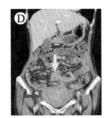

A：盆腔巨大肿物（红色箭头示）；B：肝多发转移瘤（绿色箭头示），右肾积水（橙色箭头示），盆腔巨大肿物（红色箭头示）；C：乙状结肠肿瘤（蓝色箭头示），盆腔巨大肿物（红色箭头示）；D：肠壁肿瘤（黄色箭头示），盆腔巨大肿物（红色箭头示）(A：横断位；B~D：冠状位)。

图 3 - 1 术前腹盆腔增强 CT

【诊断】

卵巢甲状腺癌盆腔复发，腹盆腔转移性癌，肝继发恶性肿瘤，肝功能异常，缺铁性贫血，直肠继发恶性肿瘤，结肠造口状态。

【诊治经过】

完善相关检查后，腹膜癌综合治疗团队讨论，患者盆腔恶性肿瘤诊断明确，有手术适应证，无手术绝对禁忌证，决定行 CRS + HIPEC 治疗。于 2015 年 10 月 27 日在全麻下行盆腔病损切除术 + 直肠切除术 + 回盲部切除术 + 乙状结肠切除术 + 降结肠造口 + HIPEC。

1. 术中探查

肠管与腹壁粘连严重，肿瘤呈填充式生长于盆腔，压迫膀胱、髂血管、输尿管，并侵犯乙状结肠、回盲部肠管。术中 PCI 评分 30 分。

2. 手术经过

游离腹主动脉分叉处，髂总动脉、髂内动脉、髂外动脉分离困难，出血较多；游离出膀胱及双侧输尿管，用切割缝合器切断受侵犯回盲部及乙状结肠肠管，沿左右髂窝游离肿瘤外层腹膜直至膀胱处腹膜，彻底减瘤，同时清除盆腔内大量坏死肿瘤组织，将直肠和乙状结肠一并切除，大量纱布填塞盆腔，并加压输血。术后 CC 评分 1 分。然后行术中开放式 HIPEC：顺铂 120 mg + 丝裂霉素 C 30 mg，43 ℃，时间 60 min。出血 3000 mL，输注红细胞 16 U，血浆 1 000 mL。

3. 术后病理结果

（1）大体病理学（图 3 - 2A，图 3 - 2B）：（降结肠）长 15.0 cm，距一侧断端 3.0 cm 处可见一菜花状肿物，突起于黏膜表面，大小 3.0 cm × 2.7 cm × 2.5 cm，切面灰粉、灰红，质软实性，中心糟粕，易碎，基底宽 2.0 cm，未见蒂，似透肠壁全层，距远侧断端 3.0 cm 肠黏膜内可见铺路石样改变，肠周肠脂组织内触及淋巴结样组织数枚；（直肠）长 10.0 cm，距一侧断端 2.0 cm 处可见分叶状肿物隆起于黏膜表面，未见蒂，宽 2.0 cm，肿物表面较光滑，大小 4.0 cm×2.6 cm×2.5 cm，切面灰粉，质软实性，易碎，似侵及肠壁肌层；（回盲部）长 10.5 cm，直径 1.5 cm，肠黏膜水肿，未见明显肿物；（盆腔肿瘤）糟粕碎组织一堆，大小 14.0 cm×13.0 cm× 4.0 cm，易碎，灰粉，实性，质糟粕，局部肉质变，有光泽；（髂外动脉旁淋巴结）淋巴结样组织一枚，似多枚融合，大小 2.5 cm× 0.6 cm×0.3 cm；（右髂总淋巴结）脂肪样组织一块，大小 2.5 cm× 2.5 cm×0.6 cm，找到淋巴结样组织 2 枚，直径 0.2～1.0 cm。

（2）组织病理学（图 3 - 2C，图 3 - 2D）：（降结肠）大肠肠壁全层可见腺癌浸润，细胞核圆形或卵圆形，核仁不明显，胞质丰富，嗜酸性或透亮，呈实性、巢状或腺泡状及腺样排列，部分腔内可见粉染胶质样物，形态似甲状腺组织，结合临床，符合恶性单胚层畸胎瘤——卵巢恶性甲状腺肿肠转移，伴片状坏死，癌周纤维包裹（＋），淋巴、浆细胞浸润（＋），脉管瘤栓（＋），神经侵犯（－），其余肠黏膜重度慢性炎并多灶溃疡形成；（直肠）肠壁内可见腺癌浸润，形态同上，肿物大小 4.0 cm×2.6 cm×2.5 cm，一侧断端紧邻肿物，另侧断端未见肿瘤；（回盲部）肠黏膜显示中重度慢性炎，未见肿瘤侵犯；（盆腔肿瘤）均为肿瘤组织，部分瘤组织分化差，结合形态和免疫组化结果符合恶性单胚层畸胎瘤——卵巢恶性甲状腺肿；（吻合口近、远端）肠黏膜呈慢性炎，未见肿瘤侵犯。淋巴结未见癌转移（结肠周 0/7，直肠周 0/3，回盲部 0/2，髂外动脉旁 0/2，右髂总 0/4）。

（3）免疫组织化学：TTF - 1（±），TG（＋），PTH（－），CK7（－），CK20（－），Villn（－），Vimentin（－），CA125（－），Calretinin（－），MC（部分＋），P53（－），Ki - 67（20%＋），E -

cadherin（ － ），CD56（ － ），CgA（ － ），Syn（ － ），CDX－2（ － ），CK（部分＋），CD34（血管＋），GCDFP－15（ － ）。

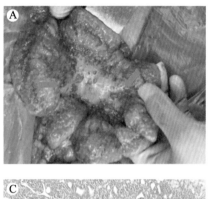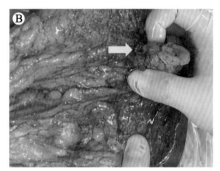

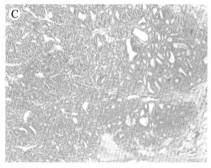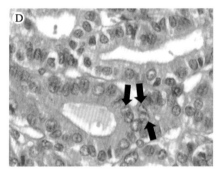

A：术中照片示小肠及肠系膜表面满布粟粒样肿瘤结节（绿色箭头示）；B：术中照片示结肠造口下方肿瘤结节（黄色箭头示）；C：卵巢组织可见甲状腺滤泡癌（HE 染色，×40）；D：甲状腺滤泡中见浸润性腺癌（黑色箭头示）（HE 染色，×400）。

图 3 - 2　大体病理学及组织病理学特征

4. 术后治疗

2015 年 12 月 23 日再次行^{131}I 治疗，剂量为 200 mCi。2016 年 6 月 28 日再次行髂内动脉化疗栓塞术（顺铂＋紫杉醇脂质体）＋肝动脉化疗栓塞术（羟喜树碱 10 mg＋吡柔比星 10 mg＋碘化油 20 mL）。2016 年 8 月 2 日行肝转移癌微波消融治疗 1 次。之后患者一般状态良好，体重增加 15 kg，生活自理。

5. 治疗过程小结

截至 2019 年 10 月，患者因肿瘤复发死亡，总生存期达 228 个月

（19 年）（图 3 - 3）。

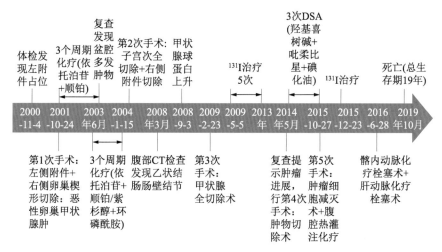

图 3 - 3 患者诊疗过程流程图

🔬 病例分析

【病例特点】

40 岁女性，左侧卵巢甲状腺肿行多次手术及化疗后 14 年，腹腔再复发。CT 发现腹盆腔大量积液，细胞学检查见腺癌细胞。既往于 2012 年因房颤行射频消融术，术后出现窦性停搏，行心脏起搏器植入及口服普罗帕酮治疗。

体格检查：腹部可见陈旧手术瘢痕，可见结肠造口。未触及肿物，移动性浊音阴性。

辅助检查：CA125 6083.2 U/mL。腹盆腔增强 CT 示卵巢癌术后，考虑盆腔肿物较前进展，伴右髂总动脉瘤栓可能；肝多发转移瘤；左下腹造瘘术后；腹腔多发大小不等淋巴结，部分较前略大；左肾微小囊肿；左肺下叶肺大泡。

113

【诊疗思路】

40 岁女性，主因"左侧卵巢甲状腺肿行多次手术及化疗后 14 年，腹腔再复发"入院。2001 年行左侧附件 + 右侧卵巢楔形切除，术后病理：恶性卵巢甲状腺肿。患者在第 1 次术后已经确诊但未及时生育，由于该病罕见，并且没有规范的治疗方案，患者选择化疗试图根治或控制肿瘤复发，但常规的化疗药物对该肿瘤的治疗效果有限。该患者术后选择化疗而暂缓生育，化疗进行中肿瘤复发，于 2004 年行子宫次全切除 + 右侧附件切除 + 腹盆腔肿瘤切除术。2008 年发现盆腔肿瘤，甲状腺球蛋白升高，提示肿瘤复发，遂行甲状腺全切除术，术后予左甲状腺素片和 [131]I 治疗。2014 年发现盆腔肿瘤增大，并出现大便变细、右下肢疼痛、跛行，提示肿瘤再次局部复发，行肿瘤切除术，术后行 3 次 DSA 双侧髂内动脉 + 肠系膜下动脉化疗 + 明胶海绵颗粒栓塞 + 肝动脉化疗栓塞术（羟基喜树碱 + 吡柔比星 + 碘化油）。2015 年 10 月 27 日行 CRS + HIPEC，术后患者食欲明显改善，体重逐渐增加。术后再次行 [131]I 治疗，以及髂内动脉化疗栓塞术（顺铂 + 紫杉醇脂质体）+ 肝动脉化疗栓塞术。2016 年 8 月 2 日行肝转移癌微波消融治疗 1 次。之后患者一般状态良好，生活自理，总生存期达 19 年。

疾病介绍

卵巢甲状腺肿是最常见的单胚层畸胎瘤，占全部卵巢畸胎瘤的 0.4%～0.5%，通常由正常或增生的甲状腺组织构成，多发生在更年期之前。良性肿瘤多发生在 40 多岁，而恶性肿瘤多发生于 50 多岁。多表现为一侧附件病变，只有约 6% 为双侧。多数患者无症状或者无特殊症状，例如盆腔疼痛、月经周期改变或腹部包块等。卵巢甲状腺肿可会引起腹水、胸腔积液或无痛性梅格斯综合征。仅有5%~8%的患者伴有甲亢，且多为良性卵巢甲状腺肿患者。当恶性卵巢甲状腺肿患者伴有甲亢时，83%的患者有转移的风险。

无论良恶性肿瘤，患者均可出现血清CA125增高；超声检查多为盆腔的囊性或囊实性占位，缺乏特异性改变，部分病例可伴有腹水形成。CT检查特征性表现为小叶状多房囊性肿物，常见液平面形成并伴有实性区域。由于其非特异性的临床表现和较低的发病率，术前准确诊断较为困难，往往通过术后病理确诊。此外，全身^{131}I扫描和腹部CT、腹部彩超、CA125以及甲状腺球蛋白、促甲状腺激素测定可以评价治疗效果和监测肿瘤复发与否。

由于治疗存在争议，目前没有指南或国际标准，发表的文献多是个案报道或经验总结。治疗观点分为两类：保守治疗和积极的甲状腺全切加^{131}I治疗。对于年龄较轻的良性卵巢甲状腺肿患者，通常采取单纯性肿瘤切除术；对于绝经后患者则可选择采取全子宫联合双侧附件切除手术；对于恶性卵巢甲状腺肿和甲状腺癌患者，如果发生远处转移，可采取积极的治疗措施（根据卵巢癌的治疗标准：双侧卵巢切除、子宫切除、网膜切除，以及腹膜灌洗、甲状腺全切除和放射性碘治疗），但是甲状腺全切除和放射性碘治疗在未转移患者的应用还未达成一致。

李雁教授点评

卵巢甲状腺肿是最常见的单胚层高度特异性成熟型卵巢畸胎

笔记

瘤，以甲状腺组织为主要成分，其中恶性甲状腺肿占 5% ~ 10% ，占全部卵巢肿瘤的0.01% 。恶性卵巢甲状腺肿瘤病变可超出卵巢本身，出现腹腔、大网膜及周围脏器播散。本例患者发现严重的腹腔播散，并在直肠肠壁中出现腺癌浸润，尚不清楚腺癌成分是否是侵袭程度逐渐增强的表现，需要进一步研究证实。恶性卵巢甲状腺肿目前还没有治疗指南或国际性共识，重复手术均可使患者获益，特别是本例患者行 CRS + HIPEC 术后生活质量明显提高。尽管患者术中 PCI 评分较高，但术后仍获得 48 个月的生存期，而早期行常规手术切除后 16 个月就出现肿瘤复发。因此，CRS + HIPEC 在治疗恶性卵巢甲状腺肿方面有较好前景，但需要进一步大样本研究加以证实。

（于军辉 马 茹 李 雁）

参考文献

1. SHRIMALI R K, SHAIKH G, REED N S. Malignant struma ovarii：the west of Scotland experience and review of literature with focus on postoperative management. J Med Imaging Radiat Oncol, 2012, 56 （4）：478 – 482.

2. MARTI J L, CLARK V E, HARPER H, et al. Optimal surgical management of well – differentiated thyroid cancer arising in struma ovarii：a series of 4 patients and a review of 53 reported cases. Thyroid, 2012, 22 （4）：400 – 406.

3. KIM D, CHO H C, PARK J W, et al. Struma ovarii and peritoneal strumosis with thyrotoxicosis. Thyroid, 2009, 19 （3）：305 – 308.

4. 徐玉乔，周汝，张红娟，等. 卵巢甲状腺肿的临床病理特征及诊断思路. 中华病理学杂志, 2018, 47 （09）：733 – 736.

5. DEVANEY K, SNYDER R, NORRIS H J, et al. Proliferative and histologically malignant struma ovarii：a clinicopathologic study of 54 cases. Int J Gynecol Pathol,

1993, 12（4）: 333－343.

6. GOFFREDO P, SAWKA A M, PURA J, et al. Malignant struma ovarii: a population－level analysis of a large series of 68 patients. Thyroid, 2015, 25（2）: 211－215.

7. ZHANG X, AXIOTIS C. Thyroid－type carcinoma of struma ovarii. Arch Pathol Lab Med, 2010, 134（5）: 786－791.

8. SHRIMALI R K, SHAIKH G, REED N S. Malignant struma ovarii: the west of Scotland experience and review of literature with focus on postoperative management. J Med Imaging Radiat Oncol, 2012, 56（4）: 478－482.

9. IHALAGAMA I R, HEWAVISENTHI S J, WIJESINGHE P S. Pregnancy following treated malignant struma ovarii. Ceylon Med J, 2004, 49（3）: 90－91.

笔记

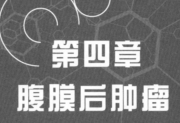

第四章
腹膜后肿瘤

病例1　腹膜后脂肪肉瘤（高分化脂肪
肉瘤）

📋 病历摘要

　　患者，女,63 岁,主因"盆腔肿物术后 9 个月,复发 4 个月"入院。

　　患者于 2015 年 7 月 1 日体检发现盆腔肿物, 7 月 16 日行盆腔 MR 检查示盆腔巨大占位（图 4 - 1A, 图 4 - 1B）, 于 7 月 29 日行左侧输尿管支架植入 + 腹膜后肿物切除术, 术后病理诊断为神经鞘瘤, 法国国家抗癌中心联合会（FNCLCC）分级 I 级。术后患者定期复查，12 月 14 日复查 CT 发现左下腹腔及盆腔腹膜后形态不规则病变，外院影像学会诊考虑肿瘤复发（图 4 - 1C，图 4 - 1D）。原手术病理切片经多家医院联合会诊确诊为高分化脂肪肉瘤（图 4 - 2A，图 4 - 2B）。2016 年 3 月 17 日外院复查腹部增强 CT，提示腹膜后间隙病变以脂肪密度为主，不除外低度恶性脂肪肉瘤。为求进一步诊治，患者于 2016 年 4 月 11 日收于我院。

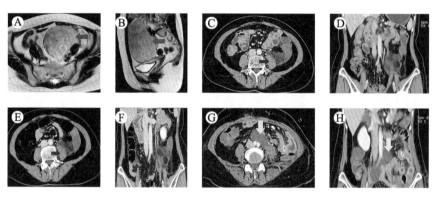

A、B：2015 年 7 月 16 日 MR（横断位 + 矢状位）示首次手术前肿物（红色箭头示）；C、D：2015 年 12 月 14 日 CT（横断位 + 冠状位）示肿瘤复发（红色圆圈示），左侧髂腰肌（蓝色箭头示）；E、F：2016 年 4 月 14 日 CT（横断位 + 冠状位）示二次手术前肿物（红色圆圈示），与周围肠壁及腰大肌边界欠清（蓝色箭头示）；G、H：2016 年 5 月 4 日 CT（横断位 + 冠状位）示二次手术前腹水（黄色箭头示），提示输尿管漏。

图 4 - 1　患者围术期影像学检查结果

【体格检查】

腹部平坦，可见腹正中纵行陈旧手术瘢痕，愈合良好，未见胃肠型及蠕动波，未见腹壁静脉曲张，腹软，无压痛、反跳痛，未及包块，Murphy 征阴性，肝脾肋下未及；肝浊音界存在，移动性浊音阴性，双侧肾区无叩痛，肠鸣音正常，3 次/分，无气过水声。

【辅助检查】

腹盆腔增强 CT + 三维重建（2016 年 4 月 14 日）（图 4 - 1E，图 4 - 1F）：肝实质可见多发极小囊状低密度无强化灶。腹膜后肿

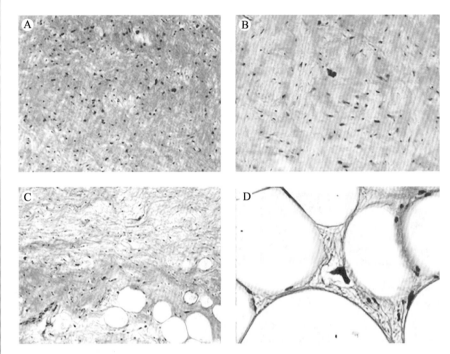

A：高分化脂肪肉瘤，致密胶原化区域组成，梭形细胞有异型性（HE 染色，
×200）；B：核深染畸形细胞（HE 染色，×400）；C：高分化脂肪肉瘤：由束状
排列梭形细胞和脂肪瘤样脂肪肉瘤组成（HE 染色，×100）；D：空泡状脂肪母细
胞（HE 染色，×400）（A、B：首次术后；C、D：二次术后）。

图 4-2　患者病理图像

瘤术后，左侧腹腔腰大肌前方脂肪间隙结构紊乱，呈不规则片状、
索条状稍高密度影，局部脂肪密度增高，增强后软组织密度影可见
轻度强化，与周围肠壁及腰大肌边界欠清，降结肠向内侧移位，左
侧髂血管旁见脂肪密度影，较 2015 年 12 月 14 日 CT 变化不明显，
腹腔内、腹膜后未见明显肿大淋巴结及积液。

【诊断】

腹膜后复发性脂肪肉瘤。

【诊疗经过】

1. 术中探查

2016 年 4 月 22 日在全麻下行 CRS + HIPEC，术中探查：大网

膜肥厚，上可见脂肪瘤样结节，腹盆腔无腹水，肝脏形态色泽正常，表面光滑，胃及小肠表面腹膜、腹壁壁腹膜光滑无结节，小肠系膜根部可触及片状增厚，近肠壁小肠系膜有直径约 8.0 mm 脂肪瘤样结节；左侧腹膜后可触及不规则肿物，向下方侵犯乙状结肠及上段直肠系膜，侵犯左侧附件，达盆腔侧壁，并沿髂外血管生长至股环，后方紧贴腰大肌生长，上方达左肾下极，PCI 评分 11 分。

2. 手术经过

按照 CRS 手术原则，切除盆腔肿物（含部分腰大肌纤维）、左半结肠、大网膜及左侧附件，剔除肠系膜结节（图 4 - 3）。完成 CRS 后立即行术中开放式 HIPEC，药物方案：多西他赛 120 mg + 顺铂 120 mg，治疗温度：（43 ± 0.5）℃，分别行 HIPEC 30 min。术后 CC 评分 0 分。术中出血约 500 mL，输注血浆 800 mL，输注自体血 400 mL。

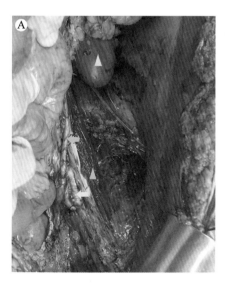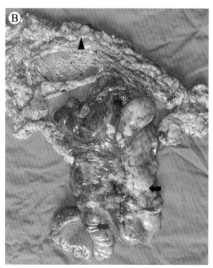

A：术中照片示左侧肾脏（黄色三角示），左侧髂外动脉（黄色箭头示），左侧髂腰肌（绿色三角示），左侧输尿管（绿色箭头示）；B：手术标本可见大网膜及肿瘤结节（黑色三角示），肿瘤（黑色箭头示），左半结肠（蓝色箭头示）。

图 4 - 3　患者手术照片

3. 术后病理结果

（盆腔肿物）非典型性脂肪瘤性肿瘤/高分化脂肪肉瘤（脂肪瘤样型 + 硬化型 + 梭形细胞型），FNCLCC 分级 1 级；（膀胱肿物）符合梭形细胞脂肪瘤伴局部侵袭性纤维瘤病样改变（图 4 - 2C，图 4 - 2D）。

4. 术后治疗

2016 年 5 月 6 日因术后左侧输尿管漏，行输尿管修补 + D - J 管植入术，术后恢复顺利（图 4 - 1G，图 4 - 1H）。2016 年 7 月 4 日至 10 月 21 日，行 6 个周期 MAI 方案静脉化疗：盐酸多柔比星 35 mg + 异环磷酰胺 2 g d1 ~ 2，静脉滴注；美司钠 0.4 g d1 ~ 2，静脉滴注（异环磷酰胺输注第 0、第 4、第 8 小时）。

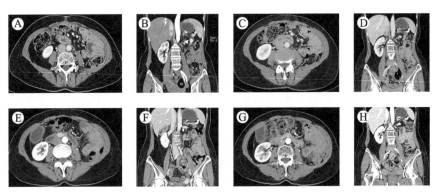

A、B：2016 年 9 月 8 日 CT；C、D：2018 年 3 月 5 日 CT；E、F：2018 年 10 月 15 日 CT；G、H：2019 年 10 月 22 日 CT，横断位 + 冠状位，随访复查，未见明显异常。

图 4 - 4　患者术后随访影像学检查结果

5. 术后随访

术后患者每 3 ~ 6 个月复查腹部 CT（图 4 - 4），截至 2020 年 12 月 30 日，未见任何复发证据。患者无复发生存期超过 54 个月，总生存期超过 63 个月，生活质量良好。治疗过程总结见图 4 - 5。

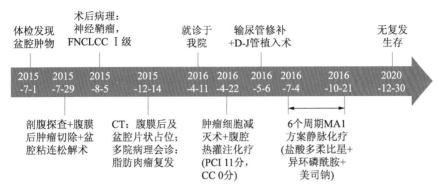

体检发现盆腔肿物
2015-7-1

术后病理：神经鞘瘤，FNCLCC Ⅰ级
2015-7-29

2015-8-5

2015-12-14

就诊于我院
2016-4-11

2016-4-22

输尿管修补+D-J管植入术
2016-5-6

2016-7-4

2016-10-21

无复发生存
2020-12-30

剖腹探查+腹膜后肿瘤切除+盆腔粘连松解术

CT：腹膜后及盆腔片状占位；多院病理会诊：脂肪肉瘤复发

肿瘤细胞减灭术+腹腔热灌注化疗（PCI 11分，CC 0分）

6个周期MA1方案静脉化疗（盐酸多柔比星+异环磷酰胺+美司钠）

图4-5　患者诊疗过程流程图

病例分析

【病例特点】

63 岁女性，盆腔肿物术后 9 个月，发现复发 4 个月入院，无家族遗传病病史。

体格检查未见明显阳性体征。

辅助检查：术前腹盆腔 CT（图 4-1E，图 4-1F）：腹膜后肿瘤术后，左侧腹腔腰大肌前方脂肪间隙结构紊乱，呈不规则片状、索条状稍高密度影，局部脂肪密度增高，增强后软组织密度影可见轻度强化，与周围肠壁及腰大肌边界欠清，降结肠向内侧移位，左侧髂血管旁见脂肪密度影，腹腔内、腹膜后未见明显肿大淋巴结及积液。

【诊疗思路】

63 岁女性，主因"盆腔肿物术后 9 个月，发现复发 4 个月"入院。患者于 2015 年 7 月 1 日体检发现盆腔肿物，盆腔 MR 检查示盆腔巨大占位，于 7 月 29 日行左侧输尿管支架植入 + 腹膜后肿物切除术，术后病理诊断为神经鞘瘤，FNCLCC 分级 Ⅰ级。术后 4

笔记

月余复查 CT 发现肿瘤复发，于多家医院联合会诊首次手术病理切片，确诊为高分化脂肪肉瘤。患者腹膜后脂肪肉瘤诊断明确，外院首次手术后仅 4 个月余即出现复发，考虑可能原因有解剖学上难以彻底切除、肿瘤侵袭转移特性以及术中肿瘤种植等。CRS + HIPEC 是手术、化疗、热疗有机整合的治疗典范，对部分肿瘤可达到细胞学根治，降低术后快速复发风险。腹膜后脂肪肉瘤的局部/区域复发机制与腹膜癌类似，因此建议该患者行 CRS + HIPEC。术后予 6 个周期 MAI 方案静脉化疗以降低术后快速复发风险。目前患者无复发生存期超过 54 个月。

疾病介绍

　　腹膜后肿瘤发生于腹膜后间隙，大多数为原发性软组织肉瘤，占全身软组织肉瘤的 15%。腹膜后脂肪肉瘤（retroperitoneal liposarcoma，RPLS）是常见的腹膜后软组织肉瘤，来源于间叶组织，发病率约为 2.7/100 万。RPLS 常见发病年龄 55～75 岁，因其位置深藏，且起病隐匿，早期诊治困难，多数在压迫或侵犯周围脏器出现并发症时才被发现。RPLS 主要生长在腹膜后腔隙，常常侵犯、粘连、压迫结肠及小肠导致腹痛、腹胀等不全梗阻症状，可触及局部肿物或压迫肠道及泌尿道引起排便异常。

　　RPLS 的诊断需结合患者病史、症状、体征、体格检查及影像学检查，其影像学和病理学表现多样，恶性程度高低不等。超声、腹部 CT、MRI、泌尿系分泌排泄造影是临床常见的影像学检查方法。超声检查为首选，能提示肿瘤形态、位置、大小、数量、肿瘤与周围脏器关系、血运情况等特征；CT 能显示肿瘤大小、质地、包膜完整性、形态、肿瘤与周围血管情况，评估手术难易程度，为围手术方案提供指导；三维重建、CT 血管造影（CTA）对手术预估和方案制定等都有明显优势；MRI 能准确显示肿瘤与重要血管及脏器的关系。但诊断金标准仍为组织病理学检查。依据 WHO 指南 RPLS 可分为四型：分化良好型、黏液型/圆细胞型、去分化型、多形性 RPLS，其脂性成分依次减少，而分化程度依次降低，不同类型的治疗效果也不尽相同，其中分化良好型最常见，预后也最佳。

RPLS 的主要治疗方式为手术切除，手术过程较为复杂，经常需要联合切除肿瘤侵犯的组织和器官，同时辅以围手术期化疗、放疗或靶向治疗。初次行根治性手术对于患者预后至关重要。目前认为联合邻近脏器的扩大切除术能明显降低术后复发率，提高生存期，但由于腹膜后解剖腔隙特殊及脂肪肉瘤生物学特性，多脏器联合切除的手术风险大、技术难度高，其术后并发症发生率、病死率较高。复发性腹膜后脂肪肉瘤的再切除率更低，且可发生腹膜种植转移形成腹膜肉瘤病，治疗难度更大。尽管如此，由于其对放化疗的效果较差，手术仍是治疗复发性 RPLS 的重要手段。但是二次手术时，腹腔原有解剖结构被破坏，腹腔粘连严重，肿瘤突破原有腹膜界限，手术难度大大增加，围手术期并发症也随之增加。术后可依据病理和免疫组化结果，合理辅助放疗、化疗、靶向治疗等方案以求降低复发并延长生存。而对于发生远处转移和一般状态不能耐受手术的患者，放疗、化疗、靶向治疗等可作为姑息手段。

李雁教授点评

CRS + HIPEC 是近 40 年来国际上发展的腹膜癌治疗新策略，其核心是通过 CRS 最大程度切除肉眼可见的肿瘤，同时在术中行 HIPEC 以清除腹盆腔内隐匿微转移灶和游离癌细胞。CRS + HIPEC

增加了细胞学根治的可能性，提高了腹膜癌患者的生存期，已被
PSOGI 推荐为结直肠癌腹膜转移、腹膜假黏液瘤和腹膜恶性间皮瘤
的标准治疗。腹膜后肉瘤的局部复发，也归因于手术无法达到真正
意义上的根治性切除，故 CRS + HIPEC 的治疗理念在腹膜后肉瘤的
治疗中同样适用。本病例的长期随访结果也显示 CRS + HIPEC 治疗
后，患者无复发生存已超过 54 个月，总生存期超过 63 个月，且生
活质量良好，治疗效果显著，提示 CRS + HIPEC 治疗腹膜后肉瘤具
有广阔的应用前景。

（张　凯　马　茹　李　雁）

参考文献

1. WANG Z, WU J, LV A, et al. Infiltration characteristics and influencing factors of
   retroperitoneal liposarcoma: novel evidence for extended surgery and a tumor grading
   system. BioScience Trends, 2018, 12 (2): 185 – 192.

2. MUSSI C, COLOMBO P, BERTUZZI A, et al. Retrpperitoneal sarcoma: is it time to
   change the surgical policy?. Ann Surg Oncol, 2011, 18 (8): 2136 – 2142.

3. MULLINAX J E, ZAGER J S, GONZALEZ R J. Current diagnosis and management
   of retroperitoneal sarcoma. Cancer Control, 2011, 18 (3): 177 – 187.

4. ERZEN D, SENCAR M, NOVAK J. Retroperitoneal sarcoma: 25 years of experience
   with aggressive surgical treatment at the institute of oncology. J Surg Oncol, 2010, 91
   (1): 1 – 9.

5. 齐峰, 戴朝六. 腹膜后脂肪肉瘤的多学科治疗现状. 中国肿瘤临床, 2020, 47
   (18): 969 – 972.

6. LI Y, ZHOU Y F, LIANG H, et al. Chinese expert consensus on cytoreductive
   surgery and hyperthermic intraperitoneal chemotherapy for peritoneal malignancies.
   World J Gastroenterol, 2016, 22 (30): 6906 – 6916.

7. 贺梁, 李鹜, 张永久. 19 例腹膜后脂肪肉瘤患者预后及复发的探讨. 中国现代

笔记

普通外科进展，2020，23（10）：801－804，809.

8. MASAKI N, ONOZAWA M, INOUE T, et al. Clinical features of multiply recurrent retroperitoneal liposarcoma：a single－center experience. Asian J Surg, 2021, 44（1）：380－385.

9. 陈骏，烟楠楠，冯丽丽，等. 原发性腹膜后脂肪肉瘤切除术中联合肠切除的临床疗效分析. 中华普通外科杂志，2020，35（10）：778－781.

10. XUE G, WANG Z, LI C, et al. A novel nomogram for predicting local recurrence－free survival after surgical resection for retroperitoneal liposarcoma from a chinese tertiary cancer center. Int J Clin Oncol, 2021, 26（1）：145－153.

病例2　腹膜后脂肪肉瘤（去分化脂肪肉瘤）

🗒 病历摘要

患者，男，56岁，因"腹膜后恶性肿瘤复发2月余"入院。

患者2018年3月发现左侧腹部肿物，直径约20.0 cm，无明显触痛，无放射痛，3月8日就诊于河北某医院行"剖腹探查＋腹膜后巨大肿物切除＋纱布填塞止血术"，术后病理于天津市某医院会诊，病理诊断结合免疫组化及FISH检测结果提示：（左腹膜后）去分化脂肪肉瘤。免疫组化：Bcl－2（＋），Vim（＋），CD99（＋），S－100（个别阳性），Ki－67（15%＋），GFPA（－），SOX－10（－），CD34（＋），MUC－4（－），β－Catenin（细胞核－），Desmin（－），SMA（－），CK－pan（－），CD117（－），Dog（－），

笔记

STAT－6（－）。FISH 检测：*MDM2* 基因异常扩增。11 月患者自述左侧腹部可触及包块，大小不清，质韧，活动度可。12 月 13 日于天津市某医院查上腹部 MRI 提示：腹膜后肉瘤术后，腹膜后肿瘤考虑复发。12 月 14 日行 PET－CT 提示腹腔脂肪肉瘤术后，腹膜、肠系膜间多发结节及肿物。PET 显示不同程度放射性浓聚，考虑复发转移，左肾下极及左侧腰大肌不除外受累，左肾周脂肪层受累。12 月 20 日行 "大网膜肿物切除 + 肠系膜肿物切除 + 小肠肿物区段切除术"，术中发现降结肠后方肿物直径大于 10.0 cm，与周围组织器官固定，无法完整切除。术后病理提示：（大网膜、肠系膜及小肠）均为去分化脂肪肉瘤，细胞异型性明显，核分裂象可见，结合病史，不除外去分化脂肪肉瘤，建议 FISH 检测明确诊断。免疫组化：CD117（－），Dog－1（－），CD34（＋），S－100（－），SMA（－），Desmin（灶＋），Ki－67（热点区域 20%＋），MDM2（＋）。患者于 2019 年 1 月开始出现左侧腹部疼痛，呈阵发性绞痛，运动时加重。2019 年 2 月开始出现左侧大腿外侧阵发性隐痛，于当地医院给予吗啡镇痛治疗、中药及其他对症保守治疗，效果差。为行进一步诊治就诊于我院，门诊以 "腹膜后恶性肿瘤" 收入院。患者近 2 个月来，体重下降约 5 kg，因疼痛影响，饮食、睡眠欠佳，小便时有隐痛不适，服用吗啡后出现便秘，停药后正常。

既往患乙型病毒性肝炎数年，未规律口服药物治疗。

【体格检查】

体温 36.5 ℃，脉搏 80 次/分，呼吸 16 次/分，血压 140/80 mmHg，腹围 103.0 cm，KPS 评分 90 分，心肺查体未见异常，腹部稍隆起，未见胃肠型及蠕动波，左侧腹部可触及直径约 20.0 cm 肿物，质硬，边界不清，活动度差，无明显压痛，双侧肾区无叩痛，肠鸣音 4 次/分，移动性浊音阴性。

【辅助检查】

实验室检查：丙氨酸氨基转移酶 232 U/L，天冬氨酸氨基转移酶 133 U/L，白蛋白 24.0 g/L，尿素氮 8.24 mmol/L，肌酐 83 μmol/L。乙肝表面抗原（＋），乙肝病毒 DNA 定量 < 1.0 × 10^2 IU/mL。血红蛋白 81 g/L。电解质、凝血功能、心肌酶未见明显异常。患者肝功能异常考虑口服中药所致，给予保肝药物后好转。

影像学检查：腹部增强 CT 示肝囊肿，胆囊结石，胆囊管结石，腹腔少量积液，左侧胸腔积液，左侧腹膜后巨大占位，约 20.0 cm × 14.0 cm × 23.0 cm，左肾显著受压移位，考虑来源于左侧腰大肌可能，腹腔中部亦可见不规则密度占位（图 4 - 6）。

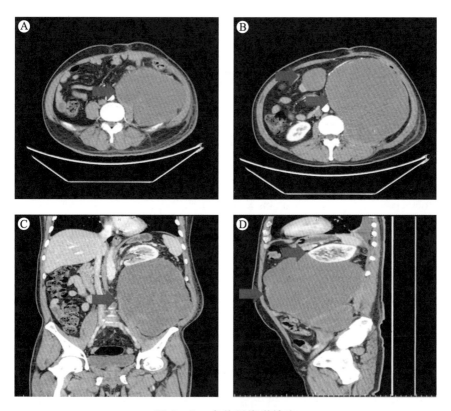

图 4 - 6 术前影像学检查

注：左侧腹膜后见一约 20.0 cm × 14.0 cm × 23.0 cm 巨大肿物，压迫左肾及相邻肠管结构，与周围组织界限清楚，与左侧腰大肌关系密切，相邻处呈光基底，肿物密度不均，可见散在肿瘤供应血管（红色箭头示）。

【诊断】

腹膜后恶性肿瘤，肝囊肿，左侧胸腔积液，胆囊结石，腹水，慢性乙型病毒性肝炎，肝功能异常，低蛋白血症。

【诊治经过】

完善相关检查后，腹膜癌综合治疗团队讨论，患者腹膜后恶性肿瘤复发，疼痛明显，并伴有左肾受压改变，脏器功能受损，各项检查未见远处及内脏转移，故可考虑行手术治疗，尽可能切除肿瘤，同时配合术中 HIPEC，术前各项检查未见手术绝对禁忌证。CRS + HIPEC 可有助于延长生存期，改善患者生活质量。

1. 术中探查

取腹部正中切口，长约 30.0 cm，上自剑突，下至耻骨联合，左侧横行切口 15.0 cm 辅助显露术野。术中探查发现腹腔少量黄色积液，约 100 mL，巨大肿瘤占据左侧腹腔，呈黄色，包膜完整，质地柔软，实性，分叶状，与大网膜、部分腹膜形成致密粘连，左半结肠受肿瘤侵犯，压迫明显，大网膜、横结肠及全部小肠被肿瘤推挤到右侧腹部，大网膜右侧可见直径约 6.0 cm 肿瘤，包膜完整，与网膜形成致密粘连，可见数条肿瘤滋养血管（图 4 - 7A）。其余肝脏、胆囊、胃、脾表面光滑，未见肿瘤。

2. 手术经过

腹膜后肿瘤扩大切除：先行游离肿瘤与大网膜、左侧壁腹膜之间的粘连，离断、缝扎肿瘤供应血管；打开左侧侧腹膜，从外向后再向内沿肿瘤边缘游离，清除腹膜后全部脂肪组织，直至左肾脂肪囊后方间隙；自结肠脾曲用一次性切割闭合器切断结肠，注意保护系膜血管，分离肿瘤上极与脾脏及胰腺下缘粘连；分离肿瘤下极与

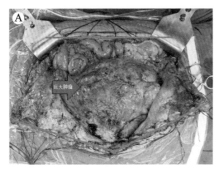
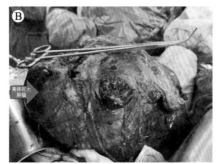
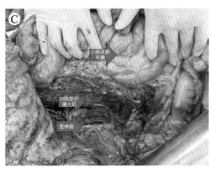
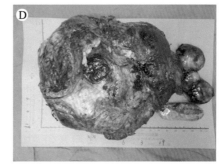

　　A：采用正中切口联合横行切口，充分显露术野，探查见肿瘤巨大，越过中线到达右侧腹，周围粘连重；B：充分游离肿瘤，完整切除肿瘤；C：切除巨大肿瘤后左侧腹腔空虚，并切除受侵部分腰大肌组织；D：完整切除肿瘤标本。

图 4 - 7　手术过程及完整切除巨大肿瘤标本

盆腔粘连，于乙状结肠中段用一次性切割闭合器切断闭合肠管，处理乙状结肠系膜，显露、切断、缝扎肠系膜下血管，显露左侧精索、左侧输尿管分别予以切断、缝扎，沿腹主动脉、左侧腰大肌表面自下向上分离，直至左肾脂肪囊后间隙，注意显露保护左侧股神经，切除受侵部分腰大肌组织；紧贴肿瘤内侧缘自下向上游离，注意保护小肠及肠系膜上血管，以腹主动脉为标志自下而上逐次显露、切断、缝扎左肾静脉、左肾动脉、左侧肾上腺血管，直至左侧腹膜后肿瘤完全游离（图 4 - 7B ~ 图 4 - 7D）。整块移除左侧腹膜后肿瘤、左肾、左侧输尿管中上段、左肾上腺及左半结肠。同时切除胆囊。腹腔热灌注化疗：多西他赛 120 mg 加入 3 000 mL

生理盐水，加热至 43 ℃，腹腔持续热灌注化疗 30 min。消化道重建：降结肠直肠端端吻合。术后 CC 评分为 0 分。手术过程输血约 2000 mL，输红细胞 10 U，血浆 1000 mL，输液共计 8000 mL，尿量 2000 mL。

3. 术后病理结果

（1）大体病理学：（胆囊）胆囊长 9.5 cm，最大周径 7.8 cm，浆膜面灰红色，光滑，腔内见结石，胆囊壁厚 0.2～0.3 cm；（大网膜）黄色网膜组织，大小 19.0 cm×14.0 cm×1.8 cm，切面黄色、脂肪样，局部表面粗糙；（肠系膜肿瘤）灰红色结节状肿物两枚，分别为 9.5 cm×6.0 cm×3.5 cm、7.5 cm×7.0 cm×4.0 cm，表面有光滑包膜，切面灰粉灰红色，实性质中，较滑腻；（结肠脾区腹膜后脂肪）黄色脂肪组织，大小 5.0 cm×3.5 cm×1.0 cm；（左肾上腺、左半结肠及肿瘤）巨大结节肿物，大小 24.0 cm×20.0 cm×19.0 cm，表面有纤维性包膜，切面灰黄、灰红色，实性质中，较滑腻，表面见肠管一段，长 18.0 cm，肠腔黏膜皱襞存在，灰粉色，肠壁浆膜与肿物表面粘连，肿物未侵犯肠壁，肿物表面另见肾脏粘连，肾脏大小 9.0 cm×8.0 cm×6.0 cm，肾盂扩张并积水，周围肾实质灰红色，质中等，输尿管断端 12.0 cm，切缘直径 1.0 cm，另见金黄色肾上腺一枚，大小 5.0 cm×3.0 cm×0.7 cm。

（2）组织学病理：（胆囊）慢性胆囊炎，胆囊结石；（大网膜）脂肪组织，局部见梭形细胞脂肪肉瘤侵犯；（肠系膜肿瘤）去分化脂肪肉瘤，伴坏死；（结肠脾区腹膜后脂肪）脂肪及纤维组织，局部组织坏死；（吻合口近端）未见肿瘤；（吻合口远端）未见肿瘤；（左肾、肾上腺、左半结肠及肿瘤）梭形细胞脂肪肉瘤（去分化脂肪肉瘤），肿瘤侵犯肠壁肌层，侵及肾被膜，未侵犯肾上腺，输尿管断端未见肿瘤。

（3）免疫组织化学：MDM2（+），CDK4（+），S-100（-），P53（部分+），CK（-），EMA（-），Vimentin（+），CD34（肿瘤+），SMA（-），Desmin（散在+），Calretinin（-），WT-1（-），BCL-2（+），Ki-67（50%+），CD99（-），CDK4（+），CD31（血管+），VEGF（-）。

4. 术后并发症及诊疗过程

术后给予对症支持治疗，2019 年 3 月 14 日夜间开始出现寒战高热，体温最高达 39.9℃，给予物理降温，赖氨匹林退热处理。实验室检查提示感染指标急剧升高，予升级抗生素，海正美特 + 稳可信 + 大扶康抗感染治疗，反复留取血培养（图 4-8）。肛门排气排便，胃肠功能恢复，拔除胃管。3 月 15 日上午送患者至 CT 室途中患者突然出现呼之不应，意识丧失，瞳孔对光反射减弱，压眶反射消失，疼痛刺激无反应，腱反射低下，双侧 Babinski 征（-），颈抵抗（-），血压：90/50 mmHg，心率 130 次/分，血氧饱和度 98%，给予患者吸氧、心电监测。急查血气分析提示：pH 7.56，PCO_2 20 mmHg，PO_2 81 mmHg，Na^+ 127 mmol/L，K^+ 3.9 mmol/L，乳酸（Lac）4.7 mmol/L，BEecf -4.3 mmol/L，BE（B）-3.3 mmol/L。血常规提示：白细胞 22.36×10^9/L，中性粒细胞百分比 94.0%，中性粒细胞计数 21.0×10^9/L，HGB 84 g/L，血小板 128×10^9/L，CRP 122.66 mg/L，PCT 57.04 ng/mL。考虑患者出现感染中毒性休克，但不除外脑血管病变。给予积极液体复苏治疗，酒精擦浴及冰毯、冰帽等措施降温，血管活性药物维持血压，吸氧，并积极完善各项检查寻找感染源，除外脑血管病变。3 月 15 日中心静脉导管培养未见细菌生长。3 月 16 日患者仍处于昏迷状态，瞳孔对光反射灵敏，压眶反射消失，疼痛刺激有所好转，体温降至 38 ℃。血常规提示：白细胞 41.25×10^9/L，中性粒细胞百分比 96.2%，血小板 108×10^9/L。心率 100 次/分，呼吸 20 次/分，血压 107/60 mmHg（未使用血管活性药物），加强护理，按时翻身排痰。3 月 18 日血培养提示阴沟肠杆菌；头颅 CT 检查提示：双侧基底节区、左侧侧脑室旁、半卵圆中心多发低密度灶，脑梗不除外；胸部 CT 提示：慢性支气管炎并感染，双侧胸腔积液，双下肺膨胀不全并感染；腹部 CT 提示：腹腔少量积液，前列腺增生，肠系膜脂肪间隙浑浊，符合腹膜后占位术后，局部未见明显复发征象；头颅 MRA 未见明显异常；颅脑 MRI 提示：双侧大脑半球、双侧基底节区、脑桥及双侧小脑半球弥漫分布点、片状长 T_1 稍长 T_2 异常信号，边缘可见稍长 T_1 稍长 T_2 异常信号，病变主要位于脑白质，病灶周围脑白质未见明确水肿信号，考虑脑脓肿可能（图 4 - 9）。3 月 21 日颅脑 MR 增强提示：双侧大脑半球、双侧基底节区、脑桥及双侧小脑半球可见多发环状、点片状异常强化灶，考虑多发脑脓肿可能性大。经过积极抗感染，预防应激性溃疡及出血（给予抑酸剂、思他宁等抑制消化液分泌），定期翻身排痰及吸痰，被动活动上下肢，防止褥疮及痰液堵塞气管等护理措施，以及肠外营养支持治疗、加强能量供给等，3 月 31 日患者恢复意识，可自主吞咽，疼痛刺激可轻微抬举上肢，体温 36.1 ℃，心率 78 次/分，呼吸 20 次/分，血压 136/95 mmHg。血常规提示：白细胞 7.04×10^9/L，HGB 106 g/L，血小板 267×10^9/L，CRP 6.75 mg/L，PCT 0.14 ng/mL。患者逐渐恢复意识，复查头颅 MRI 显示脓肿较前缩小，未完全消退（图 4 - 10）。留置胃管给予肠内营养支持治疗，机械辅助被动活动双侧上下肢体。5 月 5 日患者意识清楚，可自主活动双侧上下肢体及头部，有情绪反应，但无法完成指令动作，给予肠内营养支持治疗，逐渐恢复至自主经口进食，自主咳痰，可流畅回答问题，自主活动双侧上下肢，至 6 月 6 日，患者可搀扶下地走路，于当日出院。

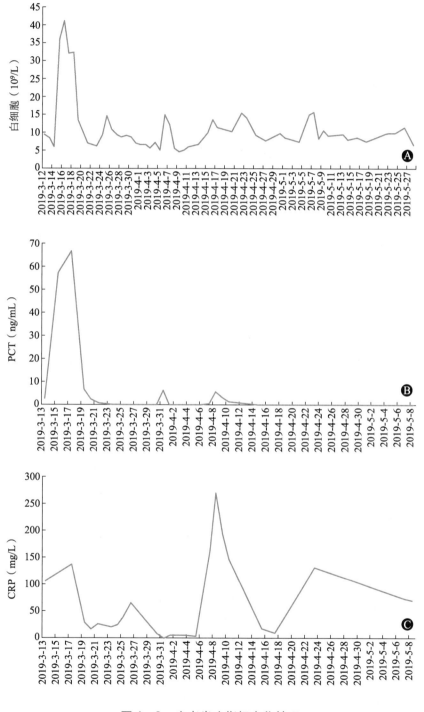

图 4 -8　患者炎症指标变化情况

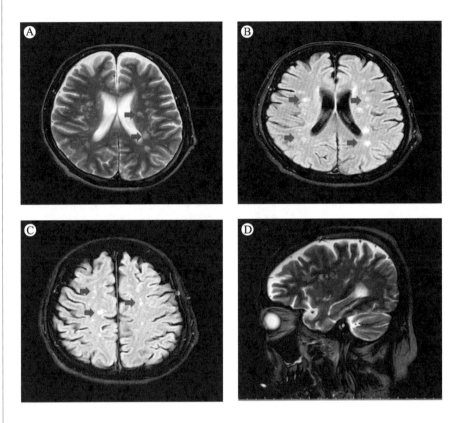

图 4 - 9　2019 年 3 月 18 日头颅 MRI

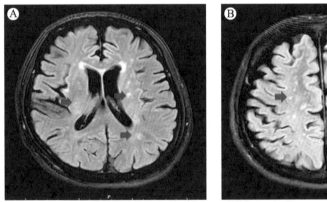

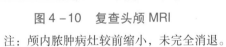

图 4 - 10　复查头颅 MRI

注：颅内脓肿病灶较前缩小，未完全消退。

5. 治疗过程小结

截至 2020 年 4 月，患者因肿瘤进展去世，生存期 12 个月，总生存期 25 个月（图 4 - 11）。

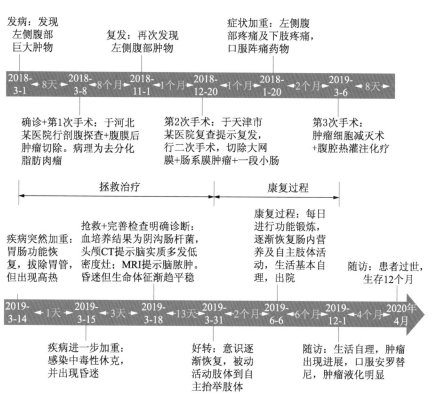

图 4 - 11　患者诊疗过程流程图

病例分析与讨论

【病例特点】

56 岁男性，腹膜后恶性肿瘤复发 2 月余入院，无家族性遗传病史。

体格检查：腹部稍隆起，未见胃肠型及蠕动波，左侧腹部可触及直径约 20.0 cm 肿物，质硬，边界不清，活动度差。

辅助检查：腹部增强 CT 示肝囊肿，胆囊结石，胆囊管结石，腹腔少量积液，左侧胸腔积液，左侧腹膜后巨大占位，约 20.0 cm × 14.0 cm × 23.0 cm，左肾显著受压移位，考虑来源于左侧腰大肌可能，腹腔中部亦可见不规则密度占位（图 4 - 6）。

【诊疗思路】

56 岁男性，主因"腹膜后恶性肿瘤复发 2 月余"入院。患者因发现腹膜肿物于当地医院行手术治疗，术后病理结合免疫组化及 FISH 检测结果提示为去分化脂肪肉瘤。2018 年 11 月患者发现肿瘤复发，再次行手术治疗，未能完整切除肿瘤。2019 年 1 月患者出现左侧腹部阵发性绞痛，后出现左侧大腿外侧阵发性隐痛，于当地医院给予吗啡镇痛治疗、中药及其他对症保守治疗，效果差。后腹部增强 CT 显示腹腔积液，左侧腹膜后巨大占位，考虑肿瘤源自左侧腰大肌。患者腹膜后恶性肿瘤诊断明确，有手术适应证，无远处及内脏转移，故无绝对手术禁忌证，遂行 CRS + HIPEC。

患者手术时间长，创伤大，对内环境的稳态影响亦较大，加之 HIPEC 导致患者免疫功能出现一定受损，术后肠黏膜屏障破坏、细菌移位出现感染，且细菌数量与毒力均较强，并破坏血—脑屏障，进而导致感染中毒性休克及脑脓肿的发生。在发生感染中毒性休克以及脑脓肿后，患者出现昏迷，给予积极抢救治疗，予加强抗感染、预防应激性溃疡及出血、加强护理防止坠积性肺炎及压疮、血管活性药物维持血压治疗、面罩吸氧及禁食水、胃肠减压、肠外营养支持、监测各项生命体征变化情况。经过积极抢救治疗，患者意识逐渐恢复，感染逐渐得到控制，各项生命体征逐渐趋于平稳，逐渐降级抗生素，减少肠外营养，逐步经胃管过渡到肠内营养支持治疗。早期开始功能锻炼，防止肌肉萎缩，起初为四肢的被动活动，患者四肢肌力及咀嚼功能逐渐恢复后，给予拔除胃管，缓慢经口进食，恢复到自主进行四肢功能锻炼，最终能够下地行走，恢复至半自理状态。

李雁教授点评

　　RPLS 是一种发病隐匿、预后较差的一类疾病，主要以手术为治疗手段，但多次手术后腹腔粘连重，解剖结构遭到破坏，大大增加了手术难度及围手术期的风险。手术时间长、创伤大、术中 HIPEC 等因素，均是患者术后出现感染的高危因素。术后内环境稳态被破坏，肠黏膜屏障受损，出现肠道菌群移位入血，进而导致菌血症及全身性感染中毒性休克，细菌毒力强，机体抵抗力弱，进而破坏了血—脑脊液屏障，细菌最终进入颅内而出现脑脓肿，破坏功能区，出现昏迷及四肢功能受损。术后并发症的早期诊断至关重要，尽早明确病因，能够及时对症处理，从而改善患者的预后。而对于 RPLS 术后出现脑脓肿，临床罕见，早期诊断也存在一些困难。脑脓肿的治疗分为手术治疗和非手术治疗，对于多发散在的脑脓肿，多采用非手术治疗：①加强抗感染治疗，尤其是能够透过血—脑屏障的抗生素，既能控制全身感染，又能降低颅内感染的进一步加重；②预防因感染中毒性休克导致的应激性溃疡或出血等风险；③预防坠积性肺炎、血栓、压疮等并发症的发生；④药物维持患者血流动力学稳定；⑤加强营养支持治疗，改善患者营养状态。对于脑脓肿，早发现、早诊断、早治疗才能改善患者预后。

（闫国军　马　茹　李　雁）

参考文献

1. LANGE N, BERNDT M, JORGER A K, et al. Clinical characteristics and course of

primary brain abscess. Acta Neurochir, 2018, 160 (10): 2055 – 2062.

2. BOKHARI M R, MESFIN F B. Brain Abscess. Treasure Island (FL): StatPearls, 2018.

3. 高延军, 李涛. 脑脓肿 CT 诊断的临床分析. 中国医药指南, 2015, 13 (22): 14 – 15.

4. LONGO D, NARESE D, FARIELLO G. Diagnosis of brain abscess: a challenge that Magnetic Resonance can help us win!. Epidemiol Infect, 2018, 146 (12): 1608 – 1610.

5. BROUWER M C, COUTINHO J M, VAN DE BEEK D. Clinical characteristics and outcome of brain abscess: systematic review and meta – analysis. Neurology, 2014, 82 (9): 806 – 813.

病例 3　腹膜后平滑肌肉瘤

病历摘要

患者, 女, 34 岁, 主因"发现腹部包块 2 年, 腹胀 8 个月, 加重伴左下肢肿胀 5 个月"就诊。患者于 2016 年 5 月体检时发现右侧腹部包块, 当地 CT 检查提示: 腹膜后多发软组织肿块, 考虑恶性肿瘤, 建议上级医院手术治疗。后患者辗转于当地多家医院, 均考虑手术难度大, 未能完成手术。2018 年 5 月 11 日收入我院。

患者 2004 年于当地医院行双侧卵巢囊肿剥除术, 病理不详, 具有青霉素和破伤风疫苗过敏史。无肿瘤相关家族史。

【入院查体】

腹围 102.0 cm, 腹膨隆, 可见腹壁静脉曲张, 下腹部可见一长约 10.0 cm 纵行手术瘢痕，愈合良好，全腹可触及巨大囊实性肿物，大小约 30.0 cm×20.0 cm，质硬，无压痛，移动性浊音阴性，肠鸣音偏弱，约 2 次/分，未闻及气过水声，左下肢水肿。

【辅助检查】

实验室检查：血常规示中度贫血（Hb 76 g/L），凝血检查示凝血功能轻度异常，生化检查示低蛋白血症（Alb 29.3 g/L）；肿瘤标志物检查：CA125 212.1 U/mL；神经元特异性烯醇化酶 > 370 ng/mL。

影像学检查：心脏超声示轻度主动脉瓣、二尖瓣、三尖瓣关闭不全，左室舒张功能受损；下肢血管超声检查未见明显异常。腹盆腔 CT 检查（图 4 - 12）示：腹盆腔巨大占位；右侧输尿管中段受累变窄，伴右侧肾盂及上段输尿管扩张积水；右膈上抬；腹水；盆腔积液。

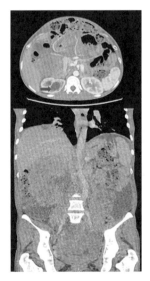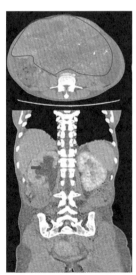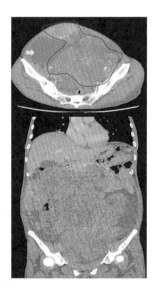

图 4 - 12 术前腹盆腔 CT 检查

注：腹盆腔巨大占位（红色圈示），右侧肾盂及上段输尿管扩张积水（红色箭头示），盆腔积液（黄色箭头示）。

【诊断】

腹膜后占位性病变，肾盂积水（右），输尿管扩张（右），腹水，盆腔积液，中度贫血，低蛋白血症。

【诊疗经过】

1. 术前新辅助化疗

患者入院时一般状况差，无法耐受手术及麻醉，同时考虑肿瘤负荷巨大，术中出血风险较高，直接手术难度巨大，在给予营养支持治疗后，于 2018 年 6 月 4 日、6 月 25 日行 2 个周期新辅助化疗，方案为多柔比星 30 mg d1 + 异环磷酰胺 2 g d1 ~ 3，静脉滴注。

2 个周期化疗后，查体可触及腹盆腔巨大肿物较前变软。复查肿瘤标志物较前明显改善，具有手术适应证，无手术绝对禁忌证，遂决定行 CRS + HIPEC 术。

2. 术中探查

2018 年 7 月 20 日在全麻下行 CRS + HIPEC。术中探查见：腹腔内中等量黄色、浑浊积液，量约 1000 mL，巨大肿瘤占据腹盆腔，表面可见数条粗大的肿瘤供应血管，肿物质脆易出血，呈囊实性、分叶状，与大网膜、部分腹膜形成致密粘连。右半结肠、右肾及输尿管受肿瘤侵犯压迫明显，大网膜、横结肠、左半结肠、胃及全部小肠被推挤到左上腹，大网膜及小肠系膜血管均受压变粗。

3. 手术经过

按照 CRS 原则，依次切除腹膜后巨大肿物及右半结肠、右侧附件、左侧卵巢及盆腔病损、右侧髂血管旁肿瘤及肝圆韧带等（图 4 - 13），术后 CC 评分为 0 分。完成 CRS 后立即行术中开放式

HIPEC，药物方案：多西他赛 120 mg + 表柔比星 40 mg；治疗温度：43 ± 0.5 ℃，治疗时间：60 min。行回肠—横结肠端侧吻合，预防性回肠双腔造口；安返病房，按照腹膜癌临床路径治疗。

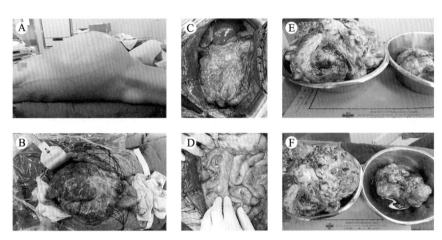

A：患者呈"大字位"，腹部膨隆，腹壁血管怒张；B：腹盆腔巨大肿物，表面血管极度扩张，肿瘤极易出血；C、D：肿瘤细胞减灭术后腹盆腔；E、F：手术标本。

图 4 - 13　术中照片

4. 术后病理结果

梭形细胞肿瘤，肿瘤细胞排列密集，呈束状、交织排列，胞质红染。核呈纺锤形，核异型可见，核分裂象易见，符合平滑肌肉瘤，FNCLCC 分级 Ⅲ 级。免疫组化：SMA（＋），Desmin（＋），Caldesmon（＋），S - 100（－），BCL - 2（－），CD34（血管 ＋），CD117（－），Ki - 67（70% ＋）（图 4 - 14）。

5. 术后治疗

患者术后恢复顺利，2018 年 8 月至 2019 年 2 月接受 6 个周期静脉化疗，方案：多柔比星 50 mg d1 + 异环磷酰胺 2 g d1 ~ 3、q3w。

2019 年 4 月 4 日患者返院接受回肠造口还纳手术，术前腹盆腔 CT 发现腹壁孤立性结节，余未见明显异常（图 4 - 15）。经科室讨

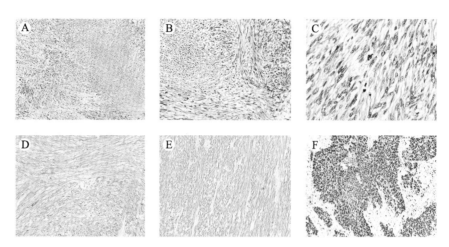

A、B：肿瘤瘤细胞排列密集，呈束状、交织排列，胞质红染，部分坏死；C：梭形细胞肿瘤，核呈纺锤形，核异型可见，核分裂易见，符合平滑肌肉瘤；D：Caldesmin(+)；E：Desmin(+)；F：Ki – 67（70% + ）。

图 4 – 14　术后病理结果

论，改行剖腹探查术，术中充分探查腹盆腔，未见其他复发、转移灶，切除腹壁孤立结节送检冰冻病理检查示：平滑肌肉瘤。遂行术中开放式 HIPEC（方案：多柔比星 30 mg + 异环磷酰胺 2 g；温度：43 ±0.5 ℃，时间：60 min）+ 回肠造口还纳术，患者术后顺利，康复出院。

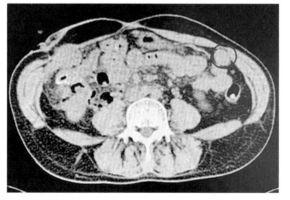
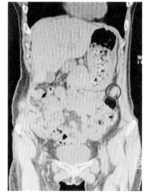

腹壁单发肿瘤结节（红色圈示）。

图 4 – 15　患者二次术前腹盆腔 CT

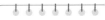

2019 年 5 月 8 日，患者术后恢复顺利，考虑存在高复发风险，开始口服安罗替尼继续治疗（方案：12 mg d1～14，q3w）。

6. 治疗过程小结

患者术后定期复查腹盆腔 CT，截至 2020 年 5 月 19 日，未见任何复发证据，生活质量良好。患者总生存期大于 48 个月，首次术后无进展生存期 9 月余，二次手术后无进展生存期大于 13 个月（图 4 - 16）。

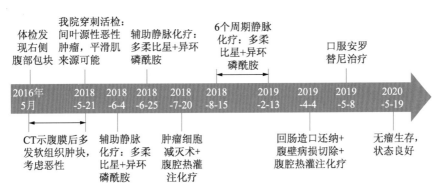

图 4 - 16　患者诊疗过程流程图

病例分析与讨论

【病例特点】

34 岁女性，发现腹部包块 2 年，腹胀 8 个月，加重伴左下肢肿胀 5 个月入院，无肿瘤性家族史。

体格检查：腹部膨隆，可见腹壁静脉曲张，下腹部可见一长约 10.0 cm 纵行手术瘢痕，愈合良好，全腹可触及巨大囊实性肿物，大小约 30.0 cm×20.0 cm，质硬，无压痛，移动性浊音阴性，肠鸣音偏弱，约 2 次/分，未闻及气过水声，左下肢水肿。

辅助检查： 术前腹盆腔 CT （图 4 - 12）：腹盆腔巨大占位；右侧输尿管中段受累变窄，伴右侧肾盂及上段输尿管扩张积水；右膈上抬。

【诊疗思路】

　　34 岁女性，主因"发现腹部包块 2 年，腹胀 8 个月，加重伴左下肢肿胀 5 个月"收入院。患者于 2016 年 5 月体检时发现右侧腹部包块，当地 CT 提示腹膜后恶性肿瘤。2018 年 5 月，患者就诊于我科。

　　患者腹盆腔巨大占位性病变诊断明确，入院时腹部膨隆明显，伴有左下肢水肿，恶性可能性极大。腹盆腔 CT 提示腹盆腔巨大占位，压迫右侧肾盂及输尿管。此类患者术中存在多重术中风险：患者肿瘤巨大，难以整块切除，肿瘤局部毗邻大血管，术中存在出血高风险，且难以止血；肿瘤负荷巨大，切除后存在血液循环不稳定高危因素；术后存在高复发风险。我中心经反复讨论，考虑患者年轻且肿瘤已危及生命，手术是其唯一治疗手段，与麻醉科、输血科反复讨论后确定周密手术计划。患者行 2 个周期新辅助化疗后，肿瘤显著变软，肿瘤标志物降低，无手术绝对禁忌证。在精确麻醉管理和足量备血保障下，行 CRS + HIPEC，完整切除肿瘤，同时行术中 HIPEC，降低术后快速复发风险。术后予 6 个周期静脉化疗，患者恢复良好。术后 9 个月患者复查提示影像学复发，予二次 CRS + HIPEC，术后口服安罗替尼治疗。截至随访日期，患者二次术后无瘤生存期达 13 个月。

疾病介绍

　　原发性腹膜后平滑肌肉瘤（primary retroperitoneal leiomyosarcoma,

PRLS）是一种罕见的软组织肿瘤，多起源于子宫、胃肠道和腹膜后软组织等，其中50%~67%发生于腹膜后，大约占所有软组织肉瘤的10%。由于平滑肌肉瘤生物学特性，PRLS呈侵袭性生长，易侵袭周围组织器官，具有完整切除手术难度巨大、术后快速复发等特点，患者生存率在腹膜后软组织肉瘤中相对较差，术后5年局部复发率为40%，远处转移率为44%。

由于腹膜后特殊解剖学特性，PRLS往往起病隐匿，患者多因发现腹部巨大肿块就诊，难以早期发现和治疗。目前仍以手术切除为主，彻底切除肿瘤能有效降低术后肿瘤的快速复发；对于快速复发的PRLS，应及时进行二次手术切除，以延长患者总生存期。非手术治疗方式包括辅助化疗，药物包括环磷酰胺、长春新碱、多柔比星及达卡巴嗪等，以及靶向治疗，如我国首个获批的软组织肉瘤靶向治疗药物安罗替尼。还有研究显示阿霉素联合化疗的有效率高于单药化疗，但药物不良反应随之增加。

李雁教授点评

针对腹膜癌的长期临床治疗实践中，我治疗团队发现CRS + HIPEC治疗策略对于解决腹膜后肿瘤难以完整切除、术后易复发的困境有其独特的功效。CRS的治疗理念将手术范围从某个器官扩大至局部区域，能够达到更为彻底的手术切缘；HIPEC则可以有效清除微小肿瘤病灶和散在游离肿瘤细胞，其治疗效果值得期待。对于本例患者，由于其就诊时病情已延误两年余，肿瘤负荷巨大，一般状况极差，经第1次手术治疗后，患者无进展生存达到9个月。在二次手术探查中，仅有腹壁单发肿瘤结节，余腹盆腔未见复发转移灶，也印证了在腹膜后平滑肌肉瘤的手术治疗中存在高度医源性种植的风险，而 CRS + HIPEC 治疗方案能够大大降低此风险的效果。于是在二次手术中，我们再次为该患者行 HIPEC，患者至今无复发生存，总生存期达到 48 个月，且一般状态良好，生活质量佳。

（张　凯　马　茹　李　雁）

参考文献

1. 周宇红，陆维祺. 腹腔和腹膜后平滑肌肉瘤. 外科理论与实践，2012，17（4）：308 – 311.

2. GUSTAFSON P, WILLé N H, BALDETORP B, et al. Soft tissue leiomyosarcoma：a population – based epidemiologic and prognostic study of 48 patients, including cellular DNA content. Cancer, 1992, 70（1）：114 – 119.

3. 范娇娇，陈志深，范明亮，等. 腹膜后平滑肌肉瘤肺转移临床分析 1 例. 中国实验诊断学，2017，21（12）：2191 – 2192.

4. 杨文昶，李睿东，张鹏，等. 原发性腹膜后平滑肌肉瘤 31 例诊治分析. 腹部外科，2019，32（6）：435 – 438.

5. CHO S W, MARSH J W, GEUER D A, et al. Surgical management of leiomyosarcoma of the inferior vena cava. J Gastrointest Surg, 2008, 12：2141 – 2148.

6. YANG S H, CHIEN J C, CHEN C L, et al. Leiomyosarcoma of ovarian vein compression as a cause of hydronephrosis. Eur J Gynaecol Oncol, 2011, 32（3）：321 – 328.

7. CHI Y, FANG Z, HONG X, et al. Safety and efficacy of anlotinib, a multikinase angiogenesis inhibitor, in patients with refractory metastatic soft – tissue sarcoma. Clin Cancer Res, 2018, 24（21）：5233 – 5238.

笔记

病例4　腹膜后侵袭性纤维瘤

病历摘要

患者，女，63岁，主因"发现上腹部包块2个月，剖腹探查术后1个月"于我院就诊。

患者于2015年7月17日自觉上腹部包块，于当地医院行腹部CT示：上腹部腹膜后肿瘤，大小约6.0 cm×8.0 cm，8月17日于外院行剖腹探查，术中活检病理示腹膜后纤维母细胞肿瘤；后转诊上级医院，进一步检查发现肿瘤与肠系膜上动脉关系密切，手术难度大，同时考虑患者心脏功能较差，未行手术。患者于2015年9月17日就诊于我院。

【体格检查】

上腹膨隆，上腹正中可见长约15.0 cm纵行瘢痕，甲级愈合，未见胃肠型及蠕动波，未见腹壁静脉曲张，上腹可触及隆起型肿物，大小约6.0 cm×7.0 cm，质硬，无压痛，活动度欠佳，移动性浊音阴性，肠鸣音正常，约4次/分，未闻及气过水声，双下肢无水肿。

【辅助检查】

实验室检查： 血常规、凝血功能、心肌酶、肝肾功能、电解质水平、肿瘤标志物未见明显异常。

影像学检查： 心脏超声、下肢血管超声未见明显异常；腹盆腔CT检查示：腹膜后肿物，累及十二指肠水平部，与肠系膜上动脉关系密切（图4-17）。

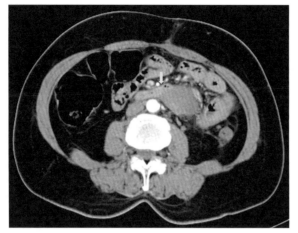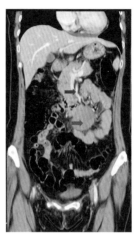

红色箭头示肿瘤；黄色箭头示十二指肠水平部；蓝色箭头示肠系膜上动脉。

图 4 - 17　患者术前 CT 检查

【诊断】

腹膜后恶性肿瘤：腹膜后纤维母细胞瘤。

【诊疗经过】

1. 术中探查

2015 年 10 月 9 日在全麻下行 CRS + HIPEC。术中探查可见腹膜后质硬肿物，直径约 8.0 cm，侵犯降结肠、十二指肠水平部，与部分空肠上段肠系膜紧密生长。

2. 手术经过

切除腹膜后肿物、部分十二指肠、部分降结肠（图 4 - 18），剔除与肿瘤密切粘连的空肠系膜直至肠系膜上动脉根部，修补血管。术后 CC 评分 0 分，完成 CRS 后立即行术中开放式 HIPEC，药物方案：丝裂霉素 C 30 mg + 生理盐水 3000 mL，顺铂 140 mg + 生理盐水 3000 mL；治疗温度：43 ℃；治疗时间：40 min。

3. 术后病理结果

（降结肠肿物）侵袭性纤维瘤病，局部累及肠壁浆膜层，肠周

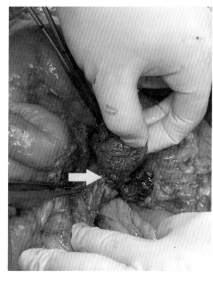
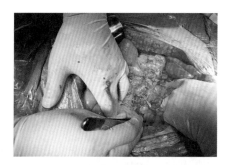
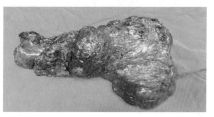

肿瘤侵及十二指肠水平部及降结肠（黄色箭头示十二指肠肠壁）。

图 4 - 18　患者术中照片

淋巴结反应性增生（0/4），（十二指肠肿物）符合侵袭性纤维瘤病，肿瘤侵犯至肠壁黏膜下层，局部累及黏膜肌层（图 4 - 19）。

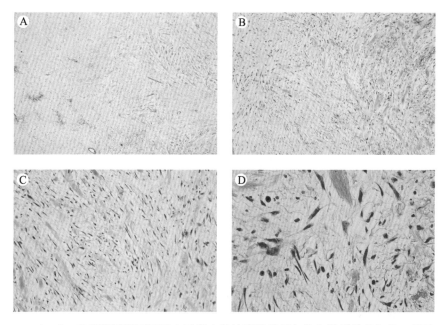

A～C：低倍镜视野下可见大量增生的梭形纤维母细胞和肌纤维母细胞，提示肿瘤侵袭肌层；D：高倍镜视野下可见异型细胞核（A～D：HE 染色，依次为×40、×100、×200，×400）。

图 4 - 19　患者术后组织病理结果

4. 术后治疗

2018 年 9 月 7 日，因机械性肠梗阻入院，复查影像学未见肿瘤复发，经保守治疗后好转出院，恢复顺利（图 4 - 20）。

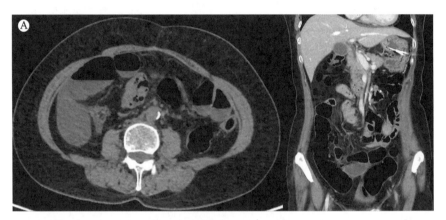

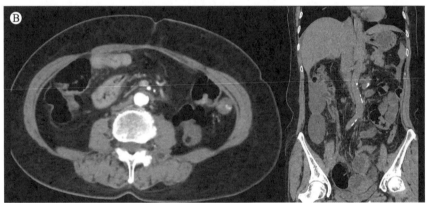

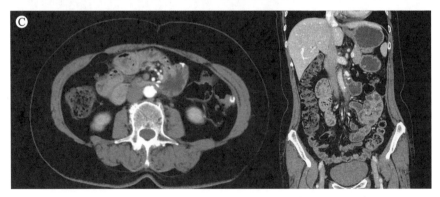

A：2018 年 9 月 7 日 CT 示肠梗阻；B：2018 年 9 月 14 日 CT 示肠梗阻保守治疗后，未见明显肿瘤复发；C：2019 年 9 月 17 日 CT 示未见明显肿瘤复发。

图 4 - 20 患者术后随访影像学检查结果

5. 治疗过程小结

患者术后定期复查腹盆腔 CT，截至 2020 年 4 月 5 日，未见任何复发证据。患者无进展生存期超过 54 个月，总生存期超过 56 个月，生活质量良好。治疗过程总结见图 4 - 21。

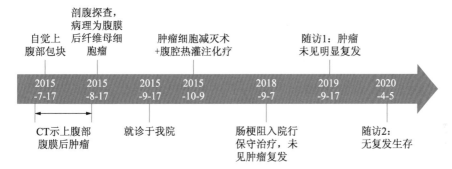

图 4 - 21　患者治疗过程流程图

病例分析与讨论

【病例特点】

63 岁女性，发现上腹部包块 2 个月，剖腹探查术后 1 个月入院，无家族遗传病史。

体格检查：上腹膨隆，上腹正中可见长约 15.0 cm 纵行瘢痕，愈合良好，上腹可触及隆起型肿物，大小约 6.0 cm × 7.0 cm，质硬，余无明显异常。

辅助检查：术前腹盆腔 CT（图 4 - 17）：腹膜后肿物，累及十二指肠水平部，与肠系膜上动脉关系密切。

【诊疗思路】

63 岁女性，主因"发现上腹部包块 2 个月，剖腹探查术后 1 个月"收入院。患者于 2015 年 7 月 17 日自觉上腹部包块，于当地医院行腹部 CT 示：上腹部腹膜后肿瘤。外院行剖腹探查，术中活检病理示：腹膜后纤维母细胞肿瘤；后转诊上级医院，进一步检查发现肿瘤与肠系膜上动脉关系密切，未行手术；9 月 17 日患者就诊于我科。患者腹膜后恶性肿瘤诊断明确，因腹膜后间隙狭窄，常毗邻重要血管、神经等器官结构，本例患者肿瘤侵及十二指肠水平部，与肠系膜上动脉关系密切。经过反复讨论，患者无绝对手术禁忌证，且我中心在治疗侵袭腹盆腔重要组织、脏器的腹膜癌患者方面经验丰富，因此于 10 月 9 日行 CRS + HIPEC。利用 CRS 手术原则对患者行部分十二指肠、降结肠等联合切除，保证切缘阴性，尽可能彻底地切除肿瘤，同时行 HIPEC 进一步清除术中可能散落种植于腹盆腔的游离癌细胞，降低术后高复发风险，截至随访日期，患者一般状态良好，无进展生存期 54 个月。

疾病介绍

侵袭性纤维瘤病（aggressive fibromatosis，AF）是一种来源于间叶组织的罕见肿瘤。WHO 将其定义为在深部软组织中形成的克隆性纤维母细胞增生性肿瘤，具有浸润性生长和易局部复发、无远处转移等特性，其发病率为每年约（2 ~ 4)/100 万，在软组织肿瘤中约占 3%，在所有肿瘤中约占 0.03%，故其临床上病例报道较少。

由于腹膜后 AF 为腹膜后软组织肿瘤的一种，其发病部位起始于腹膜后间隙，早期难以发现，一旦生长巨大，多毗邻重要血管、脏器，故而早期诊断困难、手术难度大、易局部复发，如何合理制定治疗策略，成为当前腹膜后肿瘤外科医师面临的巨大难题。

目前对于 AF 的研究，缺乏大规模临床试验证据，没有高度统一的治疗方案，不同中心对其治疗方式也有不同的探索。研究表明，手术是主要治疗方式，术前充分评估肿瘤切除的可能性、术中彻底切除肿瘤尤为重要；非手术治疗方式包括内分泌治疗、放疗、化疗和靶向治疗等，对于无法手术切除的患者有一定效果。

李雁教授点评

AF 发病罕见，因其具有侵袭和局部复发的特点，与腹膜后软组织肉瘤类似，均面临共同治疗困境：肿瘤完整切除难度大、术后复发风险高。CRS + HIPEC 在最大化切除肿瘤组织前提下，通过化疗药物的细胞毒性效应与热疗的协同作用，以及大容量液体灌洗作用，清除腹盆腔内残余肿瘤病灶及游离肿瘤细胞，对部分肿瘤可达到细胞学根治，降低了术后快速复发风险。本病例通过 CRS + HIPEC 治疗取得了较好的预后，其总体无瘤生存已超过 54 个月，总生存期超过 56 个月，且生活质量良好，治疗效果显著，提示 CRS + HIPEC 治疗腹膜后 AF 不失为一种新的治疗思路。但目前经验有限，治疗中的关键环节（如 CRS 范围，HIPEC 药物方案、灌注时间、灌注温度等）仍需进一步探索，并设计规范的临床试验进一步验证。

（张 凯 马 茹 李 雁）

参考文献

1. KRUSE A L, LUEBBERS H T, GR TZ K W, et al. Aggressive fibromatosis of

the head and neck：a new classification base on a literature review over 40 years (1968 – 2008). Oral Maxillofac Surg, 2010, 14 (4)：227 – 232.

2. EASTLEY N, MCCULLOCH T, ESLER C, et al. Extra – abdominal desmoid fibromatosis：a review of management, current guidance and unanswered questions. Eur J Surg Oncol, 2016, 42 (7)：1071 – 1083.

3. VAN BROEKHOVEN D L, GRUNHAGEN D J, DEN BAKKER M A, et al. Time trends in the incidence and treatment of extra abdominal aggressive fibromatosis：a population – based study. Ann Surg Oncol, 2015, 22 (9)：2817 – 2823.

4. 李雁, 周云峰, 梁寒, 等. 细胞减灭术加腹腔热灌注化疗治疗腹膜表面肿瘤的专家共识. 中国肿瘤临床, 2015, 42 (4)：198 – 206.

5. 罗恒, 张石川, 樊晋川. 侵袭性纤维瘤病的非手术治疗. 肿瘤预防与治疗, 2017, 30 (3)：203 – 207.

6. 常维勇. 手术结合新辅助化疗治疗颈腰部侵袭性纤维瘤病临床研究. 世界最新医学信息文摘, 2017, 17 (91)：41.

7. 胡凤林, 祁冰, 张庆凯, 等. 侵袭性纤维瘤病 48 例临床特点及诊治分析. 中国实用外科杂志, 2017, 37 (8)：911 – 914.

8. LI Y, ZHOU Y F, LIANG H, et al. Chinese expert consensus on cytoreductive surgery and hyperthermic intraperitoneal chemotherapy for peritoneal malignancies. World J Gastroenterol, 2016, 22 (30)：6906 – 6916.

9. ROSSI C R, DERACO M, SIMONE M D, et al. Hyperthermic intraperitoneal intraoperative chemotherapy after cytoreductive surgery for the treatment of abdominal sarcomatosis：clinical outcome and prognostic factors in 60 consecutive patients. Cancer, 2012, 100 (9)：1943 – 1950.

病例5　下腔静脉平滑肌肉瘤

病历摘要

患者，男，59岁，KPS评分90分。主诉："右上腹疼痛2月余，加重1周。"

患者2019年4月无明显诱因出现右上腹疼痛，呈钝痛，间歇性发作，每次持续约2 h，夜间为著。5月27日自觉腹痛加重，口服止痛药物无法缓解，就诊外院，行腹部超声检查提示"腹膜后占位，下腔静脉受累可能，下腔静脉血栓形成"。2019年5月30日我院腹部MR检查提示：胰头部后方异常对比增强，考虑恶性肿瘤、平滑肌来源？自发病以来，精神、睡眠、饮食可，大小便如常，体重下降约5 kg。

【体格检查】

发育正常、营养良好，神志清楚，查体合作，心肺无异常，腹部平坦，腹壁未见静脉曲张，上腹轻压痛，无反跳痛及肌紧张，余腹无压痛，肝脾未触及，移动性浊音（-），双下肢无水肿和静脉曲张。

【辅助检查】

实验室检查：血、尿、便常规，凝血功能，肝肾功能均正常，肿瘤标志物CEA、CA125、AFP、CA19-9均在正常范围内。

影像学检查：腹盆腔增强CT扫描＋三维重建示腹膜后占位伴下腔静脉受累，恶性可能性大（图4-22）。PET-CT：腹膜后

（胰头后方）可见结节状软组织影，大小约 4.5 cm×2.6 cm，边界不清，放射性增高，SUVmax 9.4，病灶与下腔静脉关系密切，压迫右肾静脉，考虑恶性可能性大。肾动态显像示双肾血流灌注正常，功能正常，肾小球滤过率值在正常范围。

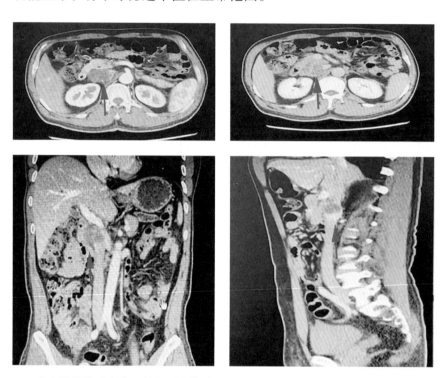

右上腹腹膜后占位，侵犯下腔静脉，与肝脏、十二指肠、胰头关系密切（红色箭头示）。

图 4-22　术前腹盆腔增强 CT 扫描

【诊断】

腹膜后占位，下腔静脉恶性肿瘤？

【诊治经过】

1. 术中探查

胃肠道诸结构正常，在胰头下方十二指肠降部触及鸡蛋大小肿物，切开肝结肠韧带，显露并向内侧游离十二指肠，保护胰头，全程显露肝十二指肠韧带，见肿物生长于下腔静脉，向外菜花状突出并侵及肝尾状叶，紧密粘连于十二指肠球部及降部，肿物向下腔静脉内生长，阻塞其管腔约4/5，表面血管丰富，可推动。

2. 手术经过

全程显露下腔静脉，显露右侧生殖静脉汇入下腔静脉处，于根部切断并结扎右侧生殖血管，并于其入口下方约3.0 cm处游离下腔静脉，预置血管阻断带；分离肿瘤与肝尾状叶粘连，充分游离肝后段下腔静脉，于肿瘤上方预置阻断带。

分离、显露并结扎左肾静脉；充分游离右肾静脉、右肾动脉、右输尿管上段、右肾后，将右肾动脉近心端结扎，右肾动脉断端插管灌注低温肾脏保护液，开放右肾静脉直至流出清亮灌注液后，将右肾及上段输尿管切除，于体外完成右肾的冷灌注、肾血管的修整和低温保存；逐一断扎下腔静脉细小属支及腰静脉，阻断受累下腔静脉近远端，切除肿瘤及侵犯的下腔静脉，并将直径22.0 mm、长约15.0 cm的人工血管与腔静脉上下断端吻合。

因患者右侧髂外动脉扭曲明显，右侧髂外静脉位置明显深陷，与右肾血管吻合欠理想。遂向上游离右髂总动脉、右髂总静脉和下腔静脉下端，将右肾静脉与下腔静脉下段端侧吻合，右肾动脉与右髂总动脉端侧吻合，右输尿管与右输尿管下端行端端吻合。顺利完成静脉、动脉吻合，开放血流后移位右肾迅速恢复红润和张力，约1 min后右输尿管断端有清亮尿液流出，输尿管行端端吻合，并置入输尿管支架1枚。将患者大网膜进行修整，制作"J"形网膜瓣，由右侧向下包裹下腔静脉、移位肾和髂血管，利用网膜强大的血供和吸收功能，为人工血管吻合口及移位肾提供安全保障（图4-23）。

3. 术后病理结果

（1）大体病理：（下腔静脉肿瘤）管腔组织一段，长2.0 cm，

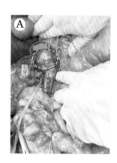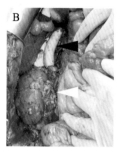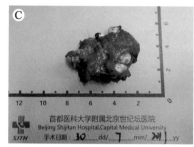

A：术中可见下腔静脉肿瘤，侵犯右肾及肾静脉，与肝脏、胰腺及十二指肠毗邻；B：下腔静脉置换及右肾自体移植后术野可见人工血管（黑色箭头示）和移位右肾（白色箭头示）；C：大体病理标本，可见部分下腔静脉管腔结构，腔内腔外可见灰白色组织。

图 4 - 23　术中照片

直径 2.5 cm，腔内及腔外见灰白肿物，大小 5.0 cm × 4.0 cm × 3.0 cm，切面灰白、实性、质硬。（胆囊）胆囊一条，大小 6.0 cm × 2.5 cm × 2.0 cm，表面光滑，切面胆囊黏膜细绒状，可见胆汁呈凝血块样淤积，胆囊壁厚 0.2 cm，未见占位。（下腔静脉瘤栓）灰褐条索样物一堆，长 1.0 cm，直径 0.5 cm（图 4 - 23C）。

（2）组织学病理：（下腔静脉肿瘤）梭形细胞肿瘤，肿瘤细胞长梭形，核大小不一，可见怪异核、多形性核，可见核分裂，伴坏死，结合免疫组化，符合间叶源性肿瘤，平滑肌肉瘤，FNCLCC 分级 Ⅱ 级（图 4 - 24A，图 4 - 24B）。可见少量肾上腺组织。（胆囊）急性及慢性胆囊炎。（下腔静脉瘤栓）纤维素凝血组织，符合混合性血栓。

（3）免疫组化：CK（-），Vimentin（+），S - 100（-），SOX10（-），SMA（+），Desmin（+）、Bcl - 2（+），CD99（灶 +），CD34（血管 +），STAT6（+），P53（30% +），Ki - 67（70%），MLH1（+），MSH2（+），MSH6（+），PMS2（+），PD1（UMAB199）（肿瘤间淋巴细胞 60%），PD - L1（SP142）（肿瘤细胞 -，

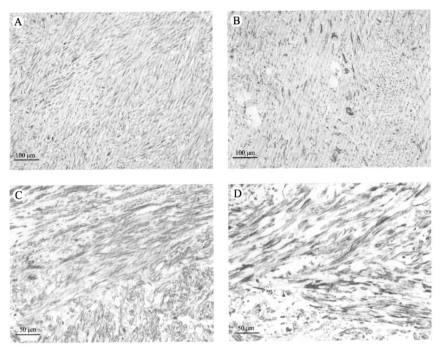

A：肿瘤细胞分布呈编织状（HE 染色，×100）；B：镜下可见胞核大小不一（HE 染色，×100）；C：SMA 阳性（IHC，×200）；D：Desmin 阳性（IHC，×200）。

图 4 -24　术后病理结果

免疫细胞 -），WT -1（浆 +），Caldesmon（+），Myogenin（-），CDK4（-），MyoD1（-）（图 4 -24C，图 4 -24D）。

4. 术后治疗

于 2019 年 9 月 11 日、10 月 11 日、11 月 9 日、12 月 11 日及 2020 年 1 月 8 日、2 月 5 日行 6 个周期全身化疗（表柔比星 40 mg 静脉滴注 d1 + 异环磷酰胺 2 g 静脉滴注 d1 ~ 3，q3w），化疗过程顺利。

5. 治疗过程小结

截至 2020 年 2 月 7 日，患者无明确复发转移征象，病情平稳。治疗流程见图 4 -25。

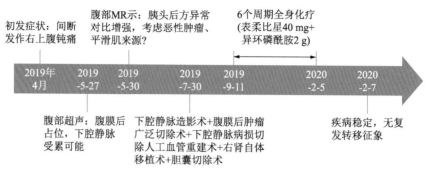

图 4 –25　患者诊疗过程流程图

病例分析与讨论

【病例特点】

59 岁男性，右上腹疼痛 2 月余、加重 1 周入院，自发病以来体重下降约 5 kg，无肿瘤家族史。

体格检查未见阳性体征。

辅助检查：腹盆腔增强 CT 扫描 + 三维重建示腹膜后占位伴下腔静脉受累，恶性可能性大（图 4 – 22）。PET – CT：腹膜后（胰头后方）可见结节状软组织影，大小约 4.5 cm × 2.6 cm，边界不清，放射性增高，SUVmax 9.4，病灶与下腔静脉关系密切，压迫右肾静脉，考虑恶性可能性大。

【诊疗思路】

59 岁男性，主因"右上腹疼痛 2 月余，加重 1 周"收入院。患者腹部增强 CT 扫描可见右上腹腹膜后占位性病变；PET – CT 考虑病灶恶性可能性大，与下腔静脉关系密切并压迫右肾静脉，结合症状、体征及辅助检查，考虑下腔静脉来源恶性肿瘤可能，不除外邻近器官肿瘤侵犯下腔静脉合并下腔静脉阻塞。术前行肾动态显像提示双肾血流灌注正常，功能正常，GFR 值在正常范围。肿瘤位于肾上段下腔静脉，右肾静脉受侵可能，术前行 DSA 明确肾静脉水平以下无明确粗大侧支循环形成，切除受侵下腔静脉后需行人工血管重建；因右肾功能正常，术中评估若无右肾受累，可行右肾切除后自体移植，以达到完整切除肿瘤、血管重建和保留右肾的三合一效果。若行人工血管移植以及自体肾移植，术后血栓、出血、感染等风险极高，本例患者术后曾出现腹腔内出血，经保守治疗后痊愈。

疾病介绍

下腔静脉平滑肌肉瘤是一种起源于下腔静脉壁平滑肌的恶性肿瘤，较为罕见且预后较差。目前发病原因不明，可能与内分泌系统功能异常有关。研究发现该肿瘤好发于下腔静脉中下段，以中老年女性多见（约占 80%），同时大多数患者的雌、孕激素受体均为阳性。

本病早期缺乏特异性症状，同时无可靠的肿瘤标志物进行监测，导致诊断困难，常到中晚期才被发现，临床症状多与肿瘤发生的部位、大小、生长方式及血管的位置相关。临床上常以肝静脉和肾静脉为界，将下腔静脉分为上、中、下 3 段，上段肿瘤主要表现为肝脏肿大、门脉高压及腹水；中段肿瘤表现为右上腹或中腹部不适或疼痛；下段肿瘤表现为下肢水肿。

随着近年来影像学技术的不断发展，该病的诊断准确性明显提高。CT 扫描可清晰显示肿瘤的一般情况，包括其低密度特性和伴随的坏死、钙化、出血表现，而增强后可清晰显示肿瘤轻至中度的不均匀强化，以及与邻近组织的粘连或推移情况。MRI 是目前理想的无创性检查手段，肿瘤特征为 T_1WI 等或低信号，T_2WI 等或高或混杂信号，增强扫描呈不规则强化，三维动态增强核磁血管造影能显示肿瘤全貌，多角度显示肿瘤的血管侵犯程度，评估侧支循环建立情况，也可通过调整角度以显示肿瘤与下腔静脉、肝肾静脉的空间关系，从而指导肿瘤的分型。

下腔静脉平滑肌肉瘤的治疗方法以手术切除为主，对放疗、化疗均不敏感，术后 5 年生存率约为 50%，术后原位复发及肝转移是影响生存率的主要原因，因此首次手术达到根治性切除、保证切缘阴性是提高术后生存率的关键。为达到 R0 切除，常需切除邻近器官，如小肠、结肠或者肾脏，而对于下腔静脉切除后是否需要血管重建则存在争议，对于下腔静脉下段受累者，由于广泛静脉侧支形成，通常可选择直径结扎下腔静脉而无须血管重建。同时，由于下腔静脉平滑肌肉瘤易于发生肺、肝等远处脏器转移，因此推荐患者进行新辅助化疗或同步放化疗。几项小型研究显示，多柔比星或异环磷酰胺的化疗是安全的。

✚ 李雁教授点评

下腔静脉平滑肌肉瘤是下腔静脉最常见的恶性肿瘤，早期缺乏典型的临床症状，发现时往往肿瘤体积已较大，常因肿瘤体积增大，压迫或侵犯周围脏器、堵塞下腔静脉引起临床症状，多数无症状患者因偶然发现腹部包块而就诊。该肿瘤诊断和治疗难度大，治疗方法存在广泛分歧，且均缺乏高级别循证医学证据支持，因此诊断和治疗有赖于多学科诊疗模式（MDT），建议此类患者前往专业腹膜后诊疗中心进行治疗。

本例患者诊断时无远处转移证据，有手术适应证，经过多学科团队讨论，选择积极的手术治疗方案，切除受累下腔静脉和肾静脉，利用人工血管重建下腔静脉，并将右肾切除后行自体移植，在切除肿瘤的同时，最大程度保留患者脏器功能，患者术后恢复良好。笔者查阅相关文献，尚未发现类似手术方案报道。

本例患者手术方案的实施，有赖于强力的统筹和组织能力，需要肿瘤外科、血管外科、泌尿外科、麻醉科、重症医学科等相关科室紧密合作，是难度极大但十分成功的治疗方案，期待更多的病例和长期随访结果，为此类患者治疗提供更好的循证医学证据。

（于　洋　马　茹　李　雁）

参考文献

1. AMEERI S, BUTANY J, COLLINS M J, et al. Leiomyosarcoma of the inferior vena cava. Cardiovasc Pathol, 2006, 15 (3): 171 – 173.

2. MULLER A M, CHROMIK A M, BOLIK B, et al. Leiomyosarkomder vena cava inferior. Review of a rare disease. Pathologe, 2005, 26 (2): 153 – 158.

3. HOLLENBECK S T, GROBMYER S R, KENT K C, et al. Surgical treatment and outcome of patients with primary inferior vena cava leiomyosarcoma. J Am Coll Surg, 2003, 197 (4): 575 – 579.

4. GANESHALINGAM S, RAJESWARAN G, JONES R L, et al. Leiomyosarcoma of the inferior vena cava: diagnostic features on cross – sectional imaging. Clin Radiol, 2011, 66 (1): 50 – 56.

5. MINGOLI A, CAVALLARO A, SAPIENZA P, et al. International registry of inferior vena cava leiomyosarcoma: analysis of a world series on 218 patients. Anticancer Res, 1996, 16 (5B): 3201 – 3205.

6. 郑伟, 李荣, 王忠臣, 等. 下腔静脉平滑肌肉瘤的诊断及外科治疗. 中国实用外科杂志, 2007, 27 (4): 281 – 283.

7. PISTERS P W, BALLO M T, FENSTERMACHER M J, et al. Phase I trial of preoperative concurrent doxorubicin and radiation therapy, surgical resection, and intraoperative electron – beam radiation therapy for patients with localized retroperitoneal sarcoma. J Clin Oncol, 2003, 21 (16): 3092 – 3097.

8. GRONCHI A, DE PAOLI A, DANI C, et al. Preoperative chemo – radiation therapy for localised retroperitoneal sarcoma: a phase Ⅰ – Ⅱ study from the Italian Sarcoma Group. Eur J Cancer, 2014, 50 (4): 784 – 792.

笔记

第二篇　继发性肿瘤

第五章
胃肠道来源

病例 1　横结肠癌腹膜转移

病历摘要

患者，男，36岁，因"上腹部胀痛半年、诊断为结肠癌伴不完全肠梗阻"，于2008年12月8日入院。

患者既往体健，无其他病史。家族史无特殊。

【体格检查】

生命体征正常，全身皮肤黏膜未见异常，双侧锁骨上未触及肿大淋巴结。右上腹触及一8.0 cm×9.0 cm肿块，边界不清，较固定。直肠指诊：距肛门口 7.0 cm 直肠后壁触及一 1.0 cm×2.0 cm 肿块，质韧，活动度尚可，边界清，指套无血染。余无异常。

【辅助检查】

腹部 CT：胃结肠韧带右半区肿瘤性病变，侵犯横结肠，伴不全肠梗阻。肠镜检查：直肠新生物，横结肠巨大肿瘤溃疡。病理：结肠管状腺癌，直肠息肉。

【诊断】

结肠癌Ⅳ期伴腹膜转移，不完全肠梗阻，直肠息肉。

【诊治经过】

完善相关检查后，腹膜癌综合治疗团队讨论：患者结肠肿瘤巨大，且广泛侵袭周围组织器官，行新辅助化疗待肿瘤缩小降期后再行手术治疗。2008 年 12 月 11 日、12 月 24 日及 2009 年 1 月 6 日分别行 FOLFOX4 新辅助化疗 3 个周期（奥沙利铂 150 mg d1 静脉滴注，亚叶酸钙 300 mg d1～2 静脉推注，5 - 氟尿嘧啶 500 mg d1 静脉推注，3000 mg 48 h 静脉滴注），过程顺利。化疗后评估，患者临床症状缓解，肿瘤降期，可行 CRS + HIPEC，手术过程如下。

1. 术中探查

2009 年 2 月 4 日在全麻下行 CRS + HIPEC，术中见肿瘤位于横结肠，侵出浆膜与部分空肠穿通，大网膜包绕肿瘤及结肠、空肠，挛缩结节状，横结肠与空肠系膜有数个肿大淋巴结，最大直径 1.0 cm。术中 PCI 评分 9 分。

2. 手术经过

按 CRS + HIPEC 技术规范操作，切除受累空肠、横结肠、空肠系膜淋巴结、胰十二指肠淋巴结、受累腹膜及网膜（图 5 - 1）。生理盐水 3000 mL 冲洗腹腔，吻合肠管后，将顺铂 120 mg 及丝裂霉素 C 24 mg 加入 42 ℃生理盐水 12 000 mL 中，持续热灌注化疗 60 min。

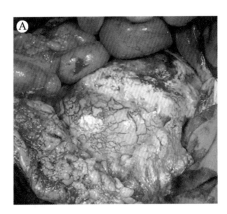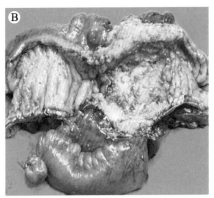

A：肿瘤穿透横结肠，大网膜粘连挛缩，散布种植肿瘤结节；B：切除的横结肠肿瘤及部分空肠，剖面观示巨大溃疡性肿瘤穿透空肠，区域肠系膜散布肿瘤结节。

图 5 - 1　术中照片

3. 术后治疗

患者术后分别于 2009 年 4 月 12 日、7 月 2 日行 FOLFOX4 方案辅助化疗 2 个周期。

4. 治疗过程小结

截至 2019 年 9 月，患者总生存期达 135 个月，无病生存期 127 个月。患者自 2008 年 6 月至 2019 年 9 月的治疗流程见图 5 - 2。

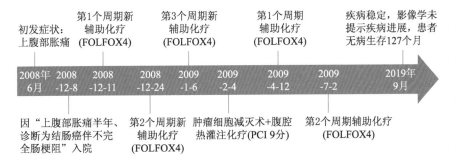

图 5 - 2　患者诊疗过程流程图

171

病例分析与讨论

【病例特点】

36 岁男性，上腹部胀痛半年、诊断为结肠癌伴不完全肠梗阻入院，无家族性遗传病史。

体格检查： 右上腹触及一 8.0 cm×9.0 cm 肿块，边界不清，较固定。直肠指诊：距肛门口 7.0 cm 直肠后壁触及一 1.0 cm×2.0 cm 肿块，质韧，活动度尚可，边界清，指套无血染。

辅助检查： 腹部 CT 示，胃结肠韧带右半区肿瘤性病变，侵犯横结肠，伴不全肠梗阻。肠镜检查：直肠新生物，横结肠巨大肿瘤溃疡。病理：结肠管状腺癌，直肠息肉。

【诊疗思路】

36 岁男性，主因"上腹部胀痛半年、诊断为结肠癌伴不完全肠梗阻"入院。根据患者病史、症状、体征及辅助检查，诊断明确。因患者原发病灶巨大，且与周围组织器官广泛粘连，需行新辅助化疗待肿瘤体积缩小降期后，再行手术切除。患者于 2008 年 12 月 11 日起，行 3 个周期术前新辅助化疗，方案为 FOLFOX4，化疗后肿瘤体积缩小。于 2009 年 2 月 4 日行 CRS + HIPEC。患者对新辅助化疗敏感，术后再次给予 2 个周期 FOLFOX4 方案辅助化疗以巩固疗效。患者治疗过程中及治疗后未发生不良事件。截至 2019 年 9 月，总生存期达 135 个月，无病生存期 127 个月。

疾病介绍

结肠癌（colon cancer，CC）是世界范围内癌症相关死亡的重大疾病之一，主要死因是复发和转移，其中 PM 是 CC 第 3 常见转移，发生率为 9% ~ 15%。虽然目前对 CC 早期诊断能力有所提高，但仍有 4% ~ 7% 的 CC 患者在初诊时就已发生 PM。

影像学检查是 CC PM 的主要评估依据。CT 对肿瘤的灵敏度与病灶大小呈正相关，肿瘤直径 <0.5 cm 病灶的诊断灵敏度远低于直径 >3 cm 的病灶 [（11% ~ 70%）*vs.*（90% ~ 94%）]。PET – CT 对肠系膜和小肠转移的 PM 更有优势。

既往认为 CC PM 属于终末期疾病，多采用系统化疗、靶向治疗、免疫治疗、对症支持治疗等，患者确诊后的中位生存期为 6 ~ 9 个月。近几年，随着对肿瘤侵袭转移机制的不断研究，肿瘤学界认识到 PM 属于局域性病变，因此建立了一种新的综合治疗策略，即 CRS + HIPEC。该疗法综合利用手术切除肿瘤组织、腹腔区域内热化疗以及大容量液体灌洗的作用，通过 CRS 完整切除腹盆腔内肉眼可见的肿瘤组织，再利用 HIPEC 清除残余的微小转移灶和游离癌细胞。研究显示 CRS + HIPEC 可以显著改善 CC PM 患者的预后。目前，在欧美等多个国家，CRS + HIPEC 已成为结直肠癌腹膜转移的标准治疗技术。我国多个腹膜癌治疗中心也开展了相关临床研究。

李雁教授点评

CC 是世界范围内癌症相关死亡的重大疾病之一，主要死因是复发和转移，PM 是 CC 转移的第 3 常见转移。既往认为 CC PM 属终末期疾病，患者确诊后中位生存期不到 9 个月。

目前，欧美等多个国家已将 CRS + HIPEC 作为结直肠癌腹膜转移的标准治疗措施，我国腹膜癌治疗中心也开展了相关临床研究。

本文报道的 1 例 CRS + HIPEC 治疗 CC PM 获得长期生存的患者，为 CRS + HIPEC 治疗 CC PM 提供了参考。

CRS 不同于传统的姑息手术，其原则为尽可能切除所有肉眼可见的病灶及受累组织器官。尽管 CRS 手术范围较广，但大部分患者生活质量在术后 6 个月左右可恢复至术前水平。然而，仍有 48% ~ 70% 患者术后复发，其中大部分患者复发部位仍局限于腹膜。有研究表明，与单纯 HIPEC 相比，选择合适患者接受再次 CRS + HIPEC，仍可显著延长总生存期（32.9 个月 *vs*. 82.9 个月，*P* < 0.001）。因此，CRS + HIPEC 可以显著改善部分 CC PM 患者预后，但尚需进一步开展相关临床研究以优化治疗方案并筛选出适合行 CRS + HIPEC 的患者。

（杨智冉 马 茹 李 雁）

参考文献

1. SIEGEL R L, MILLER K D, JEMAL A. Cancer statistics, 2016. CA Cancer J Clin, 2016, 66：7 - 30.

2. 黄宝强. 药物治疗转移性结肠癌的最新研究进展. 中国医药指南, 2013, 11 (11)：62 - 63.

3. LEMMENS V E, KLAVER Y L, VERWAAL V J, et al. Predictors and survival of synchronous peritoneal carcinomatosis of colorectal origin：a population - based study. Int J Cancer, 2011, 128：2717 - 2725.

4. ELIAS D, BLOT F, E I OTMANY A, et al. Curative treatment of peritoneal carcinomatosis arising from colorectal cancer by complete resection and intraperitoneal chemotherapy. Cancer, 2001, 92：71 - 76.

5. YANG X J, HUANG C Q, SUO T, et al. Cytoreductive surgery and hyperthermic intraperitoneal chemotherapy improves survival of patients with peritoneal

carcinomatosis from gastric cancer: final results of a phase Ⅲ randomized clinical trial. Ann Surg Oncol, 2011, 18 (6): 1575 – 1581.

6. 李雁. 腹膜癌研究之我见. 中国肿瘤临床, 2012, 39 (22): 1685 – 1686.

7. 李雁, 周云峰, 梁寒, 等. 细胞减灭术加腹腔热灌注化疗治疗腹膜表面肿瘤的专家共识. 中国肿瘤临床, 2015, 42 (4): 198 – 206.

8. AL – SHAMMAA H A, LI Y, YONEMURA Y. Current status and future strategies of cytoreductive surgery plus intraperitoneal hyperthermic chemotherapy for peritoneal carcinomatosis. World J Gastroenterol, 2008, 14 (8): 1159 – 1166.

病例 2　乙状结肠癌腹膜转移

病历摘要

患者, 女, 51 岁, 主因 "乙状结肠癌术后 14 个月, 为术后复查" 入院。

2015 年 12 月 16 日, 患者因 "乙状结肠癌" 行腹腔镜下乙状结肠癌根治术, 术后恢复顺利, 病理: 中分化腺癌, 浸润肠壁全层达浆膜层, 癌周纤维包裹 (+), 浆细胞浸润 (+), 脉管癌栓 (+), 神经侵犯 (+), 肠周淋巴结转移 (9/18), 肠周脂肪组织内可见癌结节 4 枚, 分期 pT3N2bM0、ⅢC 期。2016 年 1 月至 6 月行 XELOX 方案 (奥沙利铂 200 mg d1 + 卡培他滨 1500 mg d1 ~ 14, q3w) 辅助化疗 8 个周期, 化疗期间主要不良反应为 Ⅰ 级消化道反应和 Ⅰ 级皮肤反应, 无明显血液学毒性和肝肾毒性。于 2017 年 2 月 20 日入院行术后常规复查。

笔记

既往体健，家族史无特殊。

【体格检查】

体温 36.5 ℃，脉搏 70 次/分，呼吸 18 次/分，血压 138/78 mmHg，发育正常，神志清楚，自主体位，表情自然，步态正常，全身浅表淋巴结未触及肿大。腹平坦，未见胃、肠型及蠕动波，下腹正中见长约 5.0 cm 陈旧手术瘢痕，腹软，无压痛，未及肿物，Murphy 征（-），肝脾肋下未及，肝浊音界存在，移动性浊音阴性，双侧肾区无叩痛，肠鸣音正常，4 次/分，无气过水声。直肠指诊：进指 7.0 cm，未触及肿物。

【辅助检查】

实验室检查：肿瘤标志物 CEA 0.69 ng/mL，AFP 3.05 ng/mL，CA19 - 9 3.44 U/mL，CA125 16.7 U/mL，血红蛋白 139 g/L；肝肾功能、电解质、凝血功能、心肌酶未见明显异常。

影像学检查：胸部 CT（2017 年 2 月 20 日）示双肺慢性支气管炎，轻度间质性改变，肺气肿。腹盆腔增强 CT（2017 年 2 月 22 日，图 5 - 3）：乙状结肠系膜见一个约 1.5cm × 1.7 cm 不规则结节，不均匀强化，考虑为癌结节。全身骨显像（2017 年 2 月 24 日）：左内踝区骨代谢增高灶，考虑良性病变，余诸骨显像未见明显异常。

【诊断】

乙状结肠癌术后腹膜复发（肠系膜癌结节）。

【诊疗经过】

完善相关检查后，腹膜癌综合治疗团队讨论，患者 51 岁女性，确诊乙状结肠癌术后、腹膜复发（肠系膜癌结节），无腹膜后广泛淋巴结转移，无肝、肺、骨等远处器官转移；心、肺、肝、肾等脏

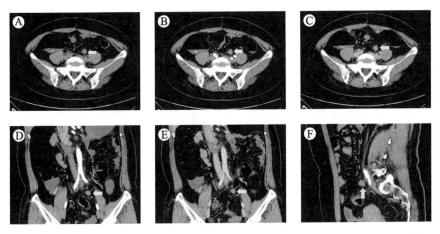

A：横断面平扫；B：横断面动脉期；C：横断面静脉期；D：冠状面动脉期；
E：冠状面静脉期；F：矢状面动脉期（黄色箭头示）。

图 5-3　腹盆腔增强 CT 扫描

器功能正常；无手术绝对禁忌证。因此，应当剖腹探查，按照腹膜
癌的原则进行 CRS + HIPEC。2017 年 3 月 2 日在全麻下行 CRS +
HIPEC，手术情况如下。

1. 术中探查

淡黄色清亮腹水约 50 mL；肝圆韧带、胃表面光滑，未见肿瘤
结节，大、小网膜无增厚，未见肿瘤结节；肝脏、胆囊、脾脏表面
光滑，大小、色泽正常；双侧膈肌腹膜表面光滑；小肠及系膜表面
光滑，未见肿瘤结节；两侧前腹壁、侧腹壁、结肠旁沟、双侧髂窝
腹膜未见肿瘤结节；原乙状结肠切除吻合口附近见瘢痕样结节，直
径约 1.5 cm，质硬，取部分结节送冰冻病理检查；探查左侧髂血
管，并取左髂内血管旁淋巴结 1 枚送冰冻病理检查；取右侧卵巢及
部分大网膜送冰冻病理检查。冰冻病理回报：左髂内血管旁淋巴
结、右卵巢及大网膜未见肿瘤；吻合口附近结节可见少许癌组织。
术中 PCI 评分 2 分。

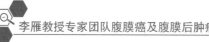

2. 手术经过

切除左半结肠、子宫、双附件、盆腔淋巴结，CC 评分 0 分。术中行 HIPEC，顺铂 120 mg、多西他赛 120 mg 分别加入 3000 mL 生理盐水，连接热灌注化疗仪，43 ℃，分别灌注 30 min。灌注完毕后行消化道重建，回肠预防性双腔造口；肝下、脾窝、盆腔各放置一根引流管，逐层关腹。手术过程顺利，手术时间 760 min，术中出血 600 mL，输红细胞 2 U，血浆 400 mL，术中输液共计 7400 mL，尿量 1400 mL。

3. 术后病理结果

肠管吻合口周围脂肪组织内见肿瘤：符合大肠来源中分化腺癌，淋巴结未见转移。免疫组化结果：CK（ + ），CK7（ – ），CK20（ + ），CEA（ + ），Vimentin（ + ），CDX2（ + ），P53（ – ），Ki – 67（70 % + ），CD34（血管 + ），MLH1（ + ），MSH2（ + ），MSH6（ + ），PMS2（ + ），PD – 1（淋巴细胞 – ），PD – L1（肿瘤细胞 1% + ）。

4. 术后治疗

2017 年 4 月 26 日至 9 月 15 日行 FOLFIRI 方案化疗 6 个周期，具体方案：伊立替康 320 mg d1 静脉滴注 + 亚叶酸钙 700 mg d1 静脉滴注 + 氟尿嘧啶 500 mg d1 静脉滴注 + 氟尿嘧啶 4 000 mg 持续静脉注射 48h，q3w。化疗期间主要不良反应为 I 级消化道反应和 I 级皮肤反应，无明显血液学毒性和肝肾毒性。2017 年 12 月 6 日行回肠造口还纳，行对症支持及康复治疗，术后第 5 天痊愈出院。

5. 术后随访

截至 2020 年 12 月 10 日，患者无复发生存，总生存期达 60 个月，CRS + HIPEC 后无复发生存期 45 个月（图 5 – 4）。

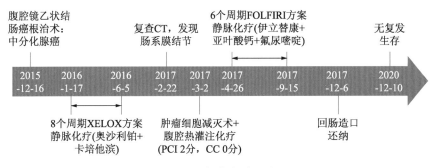

图 5 - 4 患者诊疗过程流程图

病例分析与讨论

【病例特点】

51 岁女性，乙状结肠癌术后 14 个月，为复查入院。无肿瘤家族史。

体格检查未见阳性体征。

辅助检查： 腹盆腔 CT 示（图 5 - 3）：乙状结肠系膜见一个约 1.5 cm×1.7 cm 不规则结节，不均匀强化，考虑局部复发，未见腹膜后淋巴结转移以及肝、肺、骨等远处器官转移。

【诊疗思路】

51 岁女性，主因"乙状结肠癌术后 14 个月，为术后复查"入院。2015 年 12 月 16 日，患者因"乙状结肠癌"行腹腔镜下乙状结肠癌根治术，术后病理：中分化腺癌，分期 pT3N2bM0、ⅢC 期，为局部晚期，复发风险较高。术后行 8 个周期 XELOX 方案辅助化疗。术后 14 个月常规复查发现肠系膜结节，考虑为局部复发，无腹膜后广泛淋巴结转移，无肝、肺、骨等远处器官转移，具备手术适应证。完善术前准备后行 CRS + 预防性 HIPEC，术后行 6 个周期

笔记

FOLFIRI 方案化疗。截至 2020 年 12 月 10 日，患者无复发生存，CRS + HIPEC 后无复发生存期达到 45 个月。

疾病介绍

结直肠癌（colorectal cancer，CRC）是全球常见的恶性肿瘤，发病率位居第 3 位，死亡率位居第 2 位。中国每年新发 CRC 病例 37.6 万，死亡 19.1 万。由于 CRC 起病隐匿，且临床症状不明显，通常在确诊时已进入中晚期，患者多合并局部复发或腹膜转移。CRC 根治性治疗后异时性腹膜转移的发生率为 20%~50%。腹膜转移是 CRC 的第 2 大死因，是 CRC 治疗的难点。

CRC 患者术前及术后随访，采用腹盆腔增强 CT 扫描进行系统性影像学检查，以评估患者腹膜转移播散程度。因此，CT 检查结果对腹膜转移的甄别尤其重要，其灵敏度和特异度分别为 11%~96% 和 49%~100%。腹膜转移的典型 CT 表现包括：腹膜呈条状增厚强化；大网膜结节状、条状、云絮状增强并强化；肠管不对称增厚或不规则狭窄并强化；小肠系膜呈结节状、"椒盐征"增厚并强化；腹腔及肠间隙积液。

既往腹膜转移癌被认为是终末期疾病，系统化疗、分子靶向药物、姑息手术和支持治疗等传统的治疗手段，疗效甚微，中位生存期不足 12 个月。以 CRS + HIPEC 为核心的综合诊疗技术，通过 CRS 切除肉眼可见的病灶，HIPEC 清除微转移灶和游离癌细胞，有效控制腹膜转移癌进展，可以使部分 CRC 腹膜转移患者获得长期生存。与单独 CRS 比较，CRS + HIPEC 可改善部分 CRC 腹膜转移患者的生存，安全性可接受，已被推荐为 CRC 腹膜转移的标准治疗。CRC NCCN 指南中指出，在有经验的中心，对经选择的可达到彻底切除的腹膜转移患者，可进行 CRS 联合或不联合腹腔化疗。PSOGI 推荐 CRS + HIPEC 作为经选择的轻、中度结直肠癌腹膜转移的标准治疗。中国 CRC 诊疗规范推荐在有经验的中心开展 CRS + HIPEC 治疗 CRC 腹膜转移。

李雁教授点评

　　CRC 自然病程中，约 40% 发生腹膜转移，既往认为腹膜转移是疾病终末期，因"腹膜 – 血浆屏障"，腹膜药物浓度较低，系统药物治疗效果欠佳，预后较差。随着对腹膜癌深入研究，肿瘤学界发现部分腹膜癌是一种区域癌转移，而非广泛转移，因此 CRS + HIPEC 综合诊疗技术可有效控制腹膜癌进展。PCI 评分和 CC 评分是影响 CRS + HIPEC 治疗 CRC 腹膜转移的关键预后因素。NCCN 指南以及中国 CRC 诊疗规范均建议，在有经验的中心推荐 CRS + HIPEC 治疗 CRC 腹膜转移。对于具有腹膜转移高危因素（T4、黏液腺癌或印戒细胞癌、淋巴结转移等）的患者，可进行预防性HIPEC，但尚需高级别循证医学证据支持。

（安松林　马　茹　李　雁）

参考文献

1. BRAY F, FERLAY J, SOERJOMATARAM I, et al. Global cancer statistics 2018：GLOBOCAN estimates of incidence and mortality worldwide for 36 cancers in 185 countries. CA Cancer J Clin, 2018, 68（6）：394 – 424.

2. CHEN W, ZHENG R, BAADE P D, et al. Cancer statistics in China, 2015. CA Cancer J Clin, 2016, 66（2）：115 – 132.

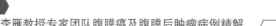

3. SEGELMAN J, GRANATH F, HOLM T, et al. Incidence, prevalence and risk factors for peritoneal carcinomatosis from colorectal cancer. Br J Surg, 2012, 99 (5): 699 – 705.

4. HUANG C Q, MIN Y, WANG S Y, et al. Cytoreductive surgery plus hyperthermic intraperitoneal chemotherapy improves survival for peritoneal carcinomatosis from colorectal cancer: a systematic review and meta – analysis of current evidence. Oncotarget, 2017, 8 (33): 55657 – 55683.

5. LI Y, ZHOU Y F, LIANG H, et al. Chinese expert consensus on cytoreductive surgery and hyperthermic intraperitoneal chemotherapy for peritoneal malignancies. World J Gastroenterol, 2016, 22 (30): 6906 – 6916.

6. VERWAAL V J, BRUIN S, BOOT H, et al. 8 – year follow – up of randomized trial: cytoreduction and hyperthermic intraperitoneal chemotherapy versus systemic chemotherapy in patients with peritoneal carcinomatosis of colorectal cancer. Ann Surg Oncol, 2008, 15 (9): 2426 – 2432.

7. HUANG C Q, FENG J P, YANG X J, et al. Cytoreductive surgery plus hyperthermic intraperitoneal chemotherapy improves survival of patients with peritoneal carcinomatosis from colorectal cancer: a case – control study from a Chinese center. J Surg Oncol, 2014, 109 (7): 730 – 739.

8. NCCN Clinical Practice Guidelines in Colon cancer (2020 Version 3). http://www. nccn. org.

9. BUSHATI M, ROVERS K P, SOMMARIVA A, et al. The current practice of cytoreductive surgery and HIPEC for colorectal peritoneal metastases: results of a worldwide web – based survey of the Peritoneal Surface Oncology Group International (PSOGI). Eur J Surg Oncol, 2018, 44 (12): 1942 – 1948.

10. 中华人民共和国国家卫生健康委员会医政医管局, 中华医学会肿瘤学分会. 中国结直肠癌诊疗规范 (2020 年版). 中国实用外科杂志, 2020, 40 (6): 601 – 624.

病例3　阑尾来源腹膜假黏液瘤低级别病变

病历摘要

患者，男，44岁，主因"发现黏液性肿瘤1个月"入院。

患者2012年8月16日因左侧腹股沟疝于当地医院行"左侧精索鞘膜囊肿切除＋左侧腹股沟疝疝囊高位结扎＋无张力修补术"，术中发现囊性黏液性病变；同月于当地某三甲医院行病理会诊，考虑黏液性肿瘤，良恶性待定。为行进一步治疗，2012年9月12日就诊于我院，门诊以"腹膜恶性肿瘤"收入院。患者自发病以来精神尚好，睡眠良好，食欲正常，二便正常，体重无明显下降。

患者既往行左侧腹股沟疝修补手术。否认家族性、遗传性疾病史。

【体格检查】

生命体征正常；腹部平坦，左侧腹股沟可见手术瘢痕，甲级愈合，未见胃、肠型及蠕动波，未见腹壁静脉曲张，腹软，无压痛，未及包块，Murphy征（－），肝脾肋下未及，腹部无包块，肝浊音界存在，移动性浊音阴性，双侧肾区无叩痛，肠鸣音正常，4次/分，无气过水声。

【辅助检查】

实验室检查：肿瘤标志物CEA 6.74 ng/mL，CA125 37.8 U/mL，

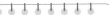

CA19 – 9 9.60 U/mL。

影像学检查： 腹部 CT 示左侧腹股沟疝术后改变；回盲部囊性病变，考虑来源于阑尾可能；脐部及右上腹系膜区病变。

【诊断】

回盲部肿物，左侧腹股沟疝（术后）。

【诊治经过】

1. 第 1 次 CRS + HIPEC

（1）术中探查

2012 年 9 月 18 日在全麻下行 CRS + HIPEC，术中探查：腹腔内大量黏液样腹水，膈肌腹膜、两侧壁腹膜、盆底腹膜可见黏液样结节，大网膜轻度瘤化，可见蚕豆样瘤结节种植，肿瘤原发灶位于阑尾，侵及脐部，回结肠动脉周围可触及肿大淋巴结。术中冰冻诊断腹膜假黏液瘤。PCI 评分 12 分（图 5 – 5A，图 5 – 5B）。

（2）手术经过

行大网膜切除、右半结肠切除、脐切除、膈肌病损切除、腹膜病损切除、肠系膜病损切除（图 5 – 5C，图 5 – 5D）；行术中 HIPEC，方案：多西他赛 120 mg + 顺铂 120 mg，43 ℃，60 min；HIPEC 结束后行消化道重建、负压引流植入、关腹；术后 CC 评分 0 分。手术难度极大，麻醉满意，手术时间 600 min，术中出血约 600 mL，输红细胞 4 U，血浆 800 mL，输液共计 6000 mL，尿量 1000 mL。

（3）术后病理结果

腹膜假黏液瘤，伴低级别病变。

（4）术后治疗

术后行 6 个周期 FOLFOX4 方案（奥沙利铂 + 亚叶酸钙 + 5 – Fu）静脉化疗，2013 年 3 月化疗结束，过程顺利，后定期复查。

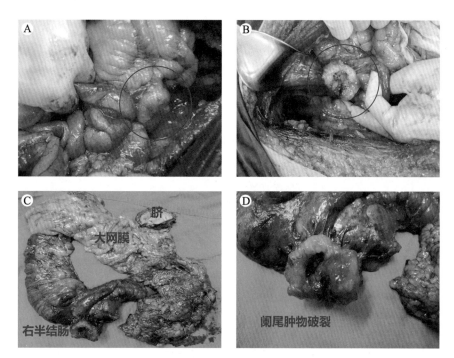

A：阑尾肿瘤破裂，大量黏液溢出（蓝色圈示）；B：阑尾肿物（蓝色圈示）；
C：手术标本（脐、大网膜、右半结肠）；D：阑尾肿瘤破裂呈火山口状。

图 5-5　术中照片

2. 第 2 次 CRS + HIPEC

（1）肿瘤复发

2015 年 3 月复查时发现肿瘤可疑复发，患者无明显症状，继续定期复查，未行特殊治疗。2017 年 3 月复查肿瘤标志物升高，腹部 CT 提示肝缘及上腹多发囊性病变，考虑肿瘤转移可能。2017 年 9 月于我院复查，肿瘤标志物：CEA 23.65 ng/mL，CA125 32.0 U/mL，CA19 - 9 16.88 U/mL；腹部 CT：肝周、脾周、胃周多发低密度影，结合病史考虑腹膜假黏液瘤转移可能性大。综合考虑疾病进展，给予口服希罗达（早 1000 mg 晚 1500 mg d1 ~ 21 q5w），标准桃金娘油（2 粒/次，1 日 2 次），过程顺利，后患者未行进一步治疗，于当地医院定期复查。2019 年 6 月为行进一步诊治再次就诊于我院。患者自发病以来精神尚好，睡眠良好，食欲正常，二便正常，体重无明显下降。①体格检查：腹部平坦，腹正中线、两侧腹股沟可见手术瘢痕，甲级愈合；②实验室检查：肿瘤标志物 CEA 54.08 ng/mL，CA125 35.8 U/mL，CA19 – 9 20.83 U/mL；③影像学检查（图 5 – 6）：腹部 CT 示吻合口周围、肝周、脾周、胃周及腹腔内可见多发低密度影，增强扫描可见线样轻度强化，范围较前明显增大，病变与肝脏、胃分界不清；肝被膜下可见多发低密度灶，范围较前增大；脾周亦见少许囊性低密度灶；盆腔可见新发少量积液，盆腔上部腹直肌内及周围新发多个类圆形低强化稍低密度影，肠管周围腹膜增厚较前明显。结论：考虑肿瘤复发并肝脏、胃及脾受累，较前进展，少量腹盆腔积液。

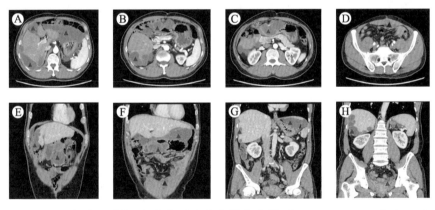

　　肝周、脾周、胃周及腹腔内可见多发低密度影（A ~ C、E ~ H：红色三角示），盆腔上部腹直肌内及周围新发多个类圆形低强化稍低密度影（D、F：蓝色三角示）。

图 5 – 6　第 2 次术前腹部 CT 扫描

（2）术中探查

　　于 2019 年 6 月 19 日在全麻下行 CRS + HIPEC，术中探查：腹盆腔未见明显积液；小肠、结肠与前腹壁、肝脏、胃弥漫性粘连，部分为肿瘤性致密粘连，粘连中心可触及质硬肿瘤结节；部分为条索状或片状膜性粘连，表面光滑，未触及肿瘤结节；左半肝与左侧

笔记

膈肌广泛粘连，胃体、胃窦前壁可见囊实性肿块，最大直径约 8.0 cm，部分侵及胃壁；脾门可见广泛肿瘤侵犯；右侧膈肌深部与肝脏之间可触及串珠样囊实性肿块，侵及肝实质，大小约 6.0 cm×3.0 cm×3.0 cm，于肝下向中线延伸，未触及深部边界；肝圆韧带根部可见大量肿瘤侵犯，部分浸润肝实质；胆囊上方可及肿瘤结节 1 枚，与肝脏、胆囊致密粘连，直径约 4.0 cm；小肠及结肠系膜表面可见少量条索样肿瘤结节，最大直径约 1.0 cm；双侧髂窝及盆底腹膜可见少量絮状黏液性肿瘤分布，面积约 5.0 cm×3.0 cm；左下腹侧腹壁可触及质硬肿瘤结节一枚，直径约 2.0 cm，侵及肌肉，与腹壁下血管关系密切；余腹腔脏器及腹膜未见肿瘤结节。PCI 评分 14 分。

（3）手术经过

依次行肠粘连松解、肝圆韧带切除、腹壁病损切除、脾切除、胃远端切除、膈肌病损切除、肝部分切除、胆囊切除、小肠病损切除、肠系膜病损切除、盆腔腹膜肿瘤切除（图 5-7）；行术中 HIPEC，方案：多西他赛 120 mg + 顺铂 120 mg，43 ℃，时间 60 min；HIPEC 完成后行消化道重建、负压引流植入、关腹；术后 CC 评分 1 分。手术难度极大，麻醉满意，手术时间 570 min，术中出血约 400 mL，输红细胞 0 U，血浆 800 mL，输液共计 6250 mL，尿量 1000 mL。

（4）术后病理诊断

组织病理学（图 5-8）：部分纤维结缔组织内见黏液池，未见细胞成分（无细胞性黏液）；部分纤维结缔组织内见黏液池，黏液内漂浮少许分化良好的黏液上皮，符合腹膜假黏液瘤，伴低级别组织学形态；肿瘤侵犯肝被膜、脾脏被膜、胃壁浆膜和固有肌层，胃周淋巴结未见癌转移（0/2）。

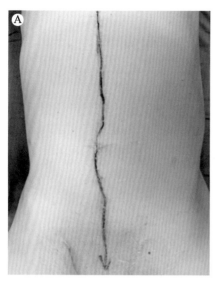
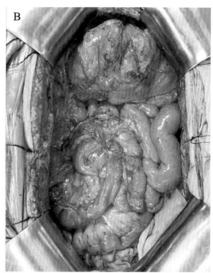
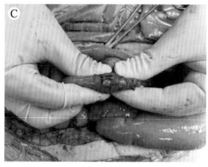
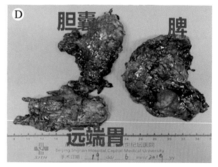

A：腹部正中切口；B：腹腔内肿瘤情况；C：黏液囊肿；D：大体标本（脾、胆囊、远端胃）。

图5-7　术中照片

免疫组织化学（图5-9）：CK（＋），CDX-2（＋），CDH17（＋），MUC-1（＋），MUC-6（-），P53（-），Ki-67（5%＋），MLH1（＋），MSH2（＋），MSH6（＋），PMS2（20%＋），CD3（T淋巴细胞＋），PD-1（UMAB199）（10%肿瘤间质淋巴细胞＋），PD-L1（SP142）（肿瘤细胞-，肿瘤间质免疫细胞-），CD31（血管＋），CD34（脉管＋），VEGF（弱＋）。

（5）术后治疗

于2019年8月16日起，行系统化疗联合靶向治疗：FOLFIRI方

笔记

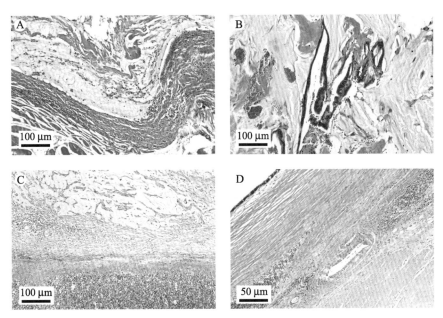

A：纤维结缔组织内见黏液池，未见细胞成分（×100）；B：黏液池内漂浮少许分化良好的黏液上皮，符合腹膜假黏液瘤伴低级别病变（×200）；C：肿瘤侵犯脾脏被膜（×100）；D：肿瘤侵犯胃壁浆膜（×100）（A～D：HE 染色）。

图 5 - 8　术后病理结果

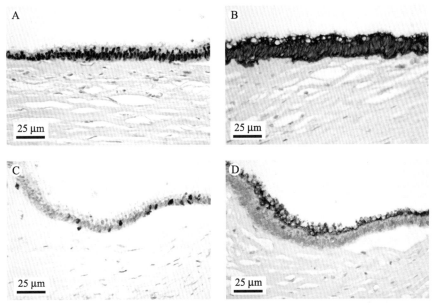

A：CDX - 2（+）；B：CK（+）；C：Ki - 67（5%+）；D：MUC - 1（+）（A～D，×400）。

图 5 - 9　术后免疫组化结果

案（伊立替康 320 mg d1 + 亚叶酸钙 400 mg d1 + 5 - 氟尿嘧啶 0.4 g d1 + 5 - 氟尿嘧啶 4.2 g 46h）+ 贝伐珠单抗（安维汀 300 mg d1）化疗 6 个周期，过程顺利。后定期随访复查。

3. 治疗过程小结

截至 2021 年 1 月 1 日，患者无肿瘤进展征象，术后无复发生存达 18 个月，总生存期 101 个月（图 5 – 10）。

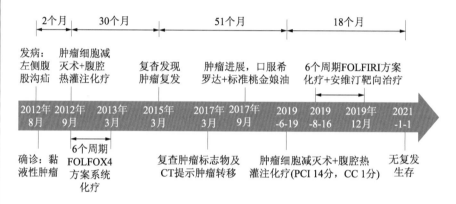

图 5 – 10 患者诊疗过程流程图

病例分析与讨论

【病例特点】

44 岁男性，主因"发现黏液性肿瘤 1 个月"入院。

体格检查： 左侧腹股沟可见手术瘢痕，甲级愈合，无其他阳性体征。

辅助检查： 腹部 CT 示左侧腹股沟疝术后改变；回盲部囊性病变，考虑来源于阑尾可能；脐部及右上腹系膜区病变。

【诊疗思路】

患者 44 岁男性，主因"发现黏液性肿瘤 1 个月"入院。患者于 2012 年 8 月行左侧腹股沟疝修补术时，发现腹腔黏液性肿瘤，遂接受 CRS + HIPEC 治疗，达到完全 CRS（CC 0 分）；术后行 6 个周期 FOLFOX4 方案静脉化疗，此后定期复查。2015 年 3 月复查可疑肿瘤复发，未予特殊治疗。2017 年 3 月复查时肿瘤标志物水平增高、腹部 CT 提示腹腔内多发囊性占位，肿瘤进展，但无临床症状，患者仍未接受肿瘤相关治疗。2017 年 9 月复查发现肿瘤持续进展，遂口服希罗达 + 标准桃金娘油辅助治疗。2019 年 6 月为行复查入院，复查肿瘤标志物持续增高，腹盆腔 CT 提示肿瘤范围较前明显扩大，提示肿瘤持续进展，上腹部尤为明显，且以胃周为著，如不采取积极治疗措施，有可能出现胃肠道梗阻，将严重影响生活质量、生存期。经腹膜癌诊疗团队反复讨论后，再次行 CRS + HIPEC，达到完全 CRS（CC 1 分）；术后行 FOLFIRI 系统化疗联合贝伐珠单抗靶向治疗，实现长期无复发生存，生活质量、生存期受益显著。

疾病介绍

　　腹膜假黏液瘤（pseudomyxoma peritonei，PMP）是一种罕见的临床肿瘤综合征，早期诊断困难，手术切除为主要治疗手段。在国际和国内 CRS + HIPEC 均已被推荐为 PMP 的标准治疗方案，术后患者 20 年生存率为 30% ~ 80%。但接受 CRS + HIPEC 治疗的 PMP 患者，即使实现完全肿瘤细胞减灭，26% ~ 44% 患者也会出现复发。研究表明，对于复发 PMP，再次进行 CRS + HIPEC，与第 1 次 CRS + HIPEC 在不良事件率和死亡率上没有差异，安全性可接受，仍然是实现长期生存可考虑的治疗选择之一。

　　PMP 行二次 CRS + HIPEC，必须筛选合适的患者。排除条件包括：①存在脑、肺、骨等远处转移；②具有不完全肿瘤细胞减灭征象，如小肠系膜挛缩、多节段小肠梗阻、胆道梗阻、短肠综合征等；③营养状态不佳；④机体重要脏器功能难以耐受大手术。同时，结合病史、辅助检查、首次 CRS + HIPEC 手术操作情况、辅助治疗疗效等进行综合分析，谨慎选择。

虽然大量研究数据已经阐明，二次或多次 CRS + HIPEC 的安全性可接受，但再次手术必将面对腹腔内广泛致密的粘连、被改变的解剖结构等问题。为保证围手术期安全，应注意几点：①术前行腹盆腔 CT 扫描 + 三维重建，从横断位、冠状位、矢状位仔细阅读 CT 片，预判术中可能遇到的情况；②如粘连严重，可从腹膜外间隙游离、进腹；③对于致密粘连，尤其是癌性粘连，不可强行分离，为预防可能出现的胃肠道梗阻，可整块切除；④必要时行预防性造瘘；⑤关腹前再次仔细全腹盆腔探查，胃肠道修补、手术创面彻底止血、血管断端结扎牢固等。

李雁教授点评

本病例是 PMP 伴低级别组织学形态、行两次 CRS + HIPEC + 辅助治疗后获得长期无复发生存的典型案例。多次 CRS + HIPEC 为低级别 PMP 患者实现长期生存提供一种可能，但具有较大的围手术期安全风险，要充分衡量"完全 CRS""不良事件发生风险""生存获益""生活质量"之间的关系。CRS + HIPEC 是涉及多学科的综合性复杂大手术，为保证临床疗效、围手术期安全性，最好到专业化腹膜癌中心接受标准化治疗，尤其是多次 CRS + HIPEC。

（李鑫宝　马　茹　李　雁）

参考文献

1. SARDI A, JIMENEZ W A, NIERODA C, et al. Repeated cytoreductive surgery and hyperthermic intraperitoneal chemotherapy in peritoneal carcinomatosis from appendiceal cancer：analysis of survival outcomes. Eur J Surg Oncol, 2013, 39（11）：1207 – 1213.

2. CARR N J, CECIL T D, MOHAMED F, et al. A consensus for classification and pathologic reporting of pseudomyxoma peritonei and associated appendiceal neoplasia：the results of the Peritoneal Surface Oncology Group International（PSOGI）modified Delphi process. Am J Surg Pathol, 2016, 40（1）：14 – 26.

3. 赵英杰, 张荷焕. 腹膜假黏液瘤的研究进展. 重庆医学, 2018, 47（5）：704 – 706.

4. 李雁, 许洪斌, 彭正, 等. 肿瘤细胞减灭术加腹腔热灌注化疗治疗腹膜假黏液瘤专家共识. 中华医学杂志, 2019, 99（20）：1527 – 1535.

5. POWER B D, FELDER S, VEERAPONG J, et al. Repeat cytoreductive surgery and hyperthermic intraperitoneal chemotherapy is not associated with prohibitive complications：results of a multiinstitutional retrospective study. Ann Surg Oncol, 2020, 27（13）：4883 – 4891.

6. GOVAERTS K, LURVINK R J, DE HINGH I H J T, et al. Appendiceal tumours and pseudomyxoma peritonei：literature review with PSOGI/EURACAN clinical practice guidelines for diagnosis and treatment. Eur J Surg Oncol, 2021, 47（1）：11 – 35.

笔记

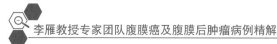

病例4 阑尾来源腹膜假黏液瘤高级别病变 1

病历摘要

患者，男，50 岁，主因"腹股沟疝手术发现腹膜假黏液瘤 11 个月，腹腔热疗 2 次"为进一步诊治入院。

患者于 2016 年 4 月初出现下腹部坠胀不适，腹股沟区可触及肿物，在当地医院诊断双侧腹股沟疝，行疝修补术，术中见大量黏液性液体从疝环引出，给予清理部分黏液，单纯结扎疝囊。病理切片经上级医院会诊，诊断为腹膜假黏液瘤。2016 年 5 月在北京某医院行腹腔内热疗（注射重组人 5 型腺病毒注射液）2 次。患者于 2017 年 2 月开始自觉腹部胀满不适，于 3 月 5 日转入我院。

既往手术史同上，无其他病史。否认家族史、遗传性疾病史。

【体格检查】

体温 36.2 ℃，脉搏 72 次/分，呼吸 18 次/分，血压 115/75 mmHg。腹部膨隆，未见胃肠型及蠕动波，下腹部可见两斜切口，愈合良好，腹软，无压痛，可触及数个大小不等包块，质硬，边界尚可，活动度可，Murphy 征（-），肝脾肋下未及，肝浊音界存在，移动性浊音阳性，双侧肾区无叩痛，肠鸣音正常，4 次/分，无气过水声，直肠指诊未触及盆腔肿物。右侧阴囊增大，直径约 6.0 cm，可触及肿物，质韧，无压痛，与睾丸分界不清，透光试验阴性，左侧阴囊未见异常。

【辅助检查】

实验室检查：肿瘤标志物 AFP 1.27 ng/mL，CEA 12.49 ng/mL，CA19-9 9.28 U/mL，CA125 11.0 U/mL；血红蛋白 114 g/L；肝肾功能、电解质、凝血功能、心肌酶未见明显异常。

影像学检查：腹部 CT 增强扫描 + 三维重建示腹腔及盆腔内可见巨大水样密度影，范围广，增强扫描未见明显强化，周围脏器及肠管受压移位。膀胱受压，显示不清。左侧腹股沟区可见部分病灶疝出，右侧阴囊区可见囊状密度影，其内密度不均，可见稍高密度影分隔及点状高密度影，增强扫描未见明显强化（图 5-11A，图 5-11B）。

【诊断】

腹膜继发恶性肿瘤，阑尾恶性肿瘤，睾丸继发恶性肿瘤？腹股沟疝术后，轻度贫血，低蛋白血症。

【诊治经过】

完善相关检查后，腹膜癌综合治疗团队讨论，患者确诊腹膜假黏液瘤，有手术适应证，无手术绝对禁忌证。患者肿瘤腹腔内播散，已经出现腹膜转移，右侧睾丸转移可能。因此，按照腹膜假黏液瘤治疗专家共识行 CRS + HIPEC，有助于延长生存期，降低腹腔种植风险，改善患者生活质量。于 2017 年 3 月 15 日在全麻下行 CRS + HIPEC，手术情况如下。

1. 术中探查

脐上腹膜切开小口，可见黄色稀薄黏液性腹水喷出，缓慢吸腹水减压，过程中患者循环稳定。腹压减小后，延长腹膜切口，可见腹腔内大量胶冻状黏液性腹水，总量约 20 000 mL（图 5-11G）。吸尽腹水后，探查可见壁腹膜及脏腹膜均增厚，色苍白。大肠被黏液性腹水推挤至右上腹并粘连于前腹壁，小肠及系膜表面形成厚层假膜，使小肠互相粘连失去正常形态。大网膜增厚瘤化，肝圆韧带

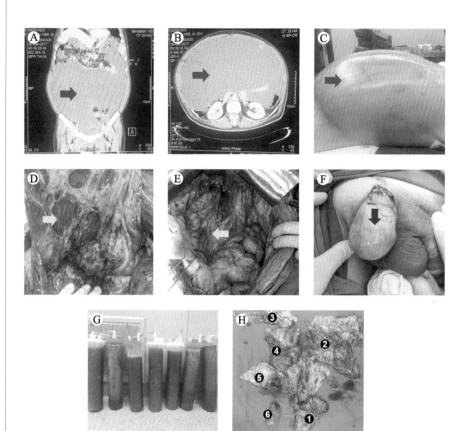

A、B：腹盆腔 CT 增强扫描 + 三维重建示腹腔内大量积液（红色箭头示）；C：术前患者平卧位，腹部明显膨隆（红色箭头示）；D：手术探查可见大网膜瘤化，肠管表面可见弥漫分布的黏液性肿瘤（黄色箭头示）；E：HIPEC 后消化道重建，降结肠直肠吻合（黄色箭头示）；F：右侧睾丸及肿瘤（蓝色箭头示）；G：腹腔内大量黏液性腹水，约 20 000 mL；H：手术标本：1. 盆腔腹膜及肿瘤 + 部分直肠 + 乙状结肠及系膜；2. 大网膜及肿瘤；3. 右侧膈肌腹膜及肿瘤；4. 右半结肠及肿瘤；5. 右侧壁腹膜及肿瘤；6. 右侧睾丸及肿瘤。

图 5－11　术前影像学检查及术中照片

瘤化。肝脏受压脏面向膈肌方向凹陷，体积减小。胃形态可，胃壁柔软。脾脏形态正常，脾门被瘤化大网膜包裹。结肠表面可见多发肿瘤结节，直径 <2.0 cm。阑尾形态结构消失，可见一菜花状肿瘤，直径约 6.0 cm。小肠及系膜表面多发肿瘤结节，直径 <2.0 cm，末端回肠表面肿瘤较多，并粘连成团。乙状结肠与直肠交界处可见另一菜花状肿瘤，直径约 8.0 cm。盆腔直肠膀胱陷凹内间隙消失，充满

笔记

肿瘤，并侵及乙状结肠及直肠，融合为一体。术中 PCI 评分 36 分（图 5 - 11C，图 5 - 11D）。

2. 手术经过

依次切除肝圆韧带、大网膜、盆底腹膜及部分直肠、右半结肠及右侧壁腹膜、左侧壁层腹膜、肠系膜表面肿瘤，切除后 CC 评分为 1 分（图 5 - 11H）。同时给予术中 HIPEC，顺铂 120 mg、多西他赛 120 mg 分别加入 3000 mL 生理盐水中，连接热灌注化疗仪，温度：43 ℃，分别灌注 30 min。灌注完毕后行回结肠端侧吻合、降结肠与直肠端端吻合，横结肠双腔造口术，左侧膈下、右肝下及盆腔各放置一根引流管（图 5 - 11E）。关腹后重新消毒铺巾，行右侧睾丸切除术（图 5 - 11F）。

手术过程顺利，耗时 830 min，术中出血 1000 mL，输红细胞 6 U，血浆 1500 mL。

3. 术后病理结果

（1）大体病理学：①回盲部：送检部分肠管，肠管膨胀，长9.0 cm，周径 12.0 cm，肠管外浆膜脂肪组织内见肿物 1 枚，大小5.0 cm×5.5 cm×4.8 cm，切面多房囊性，局部实性，囊内含胶冻样组织，肿物内疑似残存阑尾结构，肠管外附部分腹膜，大小10.0 cm×12.0 cm×0.3 cm，肉眼含胶冻状物。②双侧下腹壁腹膜＋盆腔肿物＋乙状结肠＋直肠：送检肠管一段，长 18.0 cm，周径 3.0～5.0 cm，浆膜外脂肪组织内可见大量肿瘤组织，总体积14.0 cm×6.0 cm×3.0 cm，肿物切面灰粉囊实性，多房囊性，囊内含胶冻样物，肉眼见肿物侵及肠壁，未侵及黏膜，肿物与部分腹壁腹膜粘连，腹膜大小 20.0 cm×15.0 cm×0.2 cm，灰粉，质韧。③右侧睾丸及肿瘤：送检肿物一枚，大小 9.5 cm×6.0 cm×3.0 cm，表面有完整包膜，切面囊实性，多房囊，囊内含胶冻样液体，内见睾丸，大小 3.5 cm×2.0 cm×1.5 cm，肉眼见肿瘤侵犯睾丸。

（2）组织病理学（图 5 - 12A）：①肿瘤内见残存阑尾，阑尾腔扩张，衬覆肿瘤性上皮，肿瘤细胞单行排列，局灶复层，细胞轻度异型，胞核小而规则，位于细胞基底，阑尾肌壁内见多灶黏液池，符合腹膜假黏液瘤，低级别，部分高级别，并侵犯回盲部肠壁全层。②（双侧下腹壁腹膜 + 盆腔肿物 + 乙状结肠 + 直肠）（右侧膈肌及腹膜 + 大网膜、降结肠系膜 + 左侧腹膜）（小肠系膜肿瘤）纤维脂肪组织内见大量黏液池，黏液中可见肿瘤细胞呈条带状分布，部分呈乳头状，单行排列，局灶复层，细胞轻度异型，胞核小而规则，位于细胞基底，符合腹膜假黏液瘤（低级别），并侵犯直肠、结肠肠壁全层至黏膜层。③（右侧睾丸及肿瘤）纤维脂肪组织内见大量黏液池，黏液中可见肿瘤细胞呈条带状分布，部分呈乳头状，单行排列，局灶复层，细胞轻度异型，胞核小而规则，位于细胞基底，符合腹膜假黏液瘤（低级别），并侵犯睾丸。

（3）免疫组织化学结果（图 5 - 12B ~ 图 5 - 12J）：CK（+），CK7（个别阳性），CK20（+），CEA（+），Villin（+），CDX2（+），P53（±），Ki-67（10% +），CD34（血管 +），NSE（个别阳性），CgA（-），CD56（-），Syn（灶 +），MUC - 1（肠型）（-），MUC - 6（胃型）（-），S100（+），MLH1（+），MSH2（+），MSH6（+），PMS2（+），PD - 1（淋巴细胞 -），PD - L1（肿瘤细胞 <1% +）。

4. 术后治疗

于 2017 年 5 月 5 日、5 月 27 日、6 月 22 日、7 月 15 日分别行 4 个周期辅助化疗：贝伐珠单抗 400 mg d1 + 伊立替康 280 mg d1 + 亚叶酸钙 600 mg d1 + 5 - 氟尿嘧啶 650 mg + 5 - 氟尿嘧啶 4000 mg

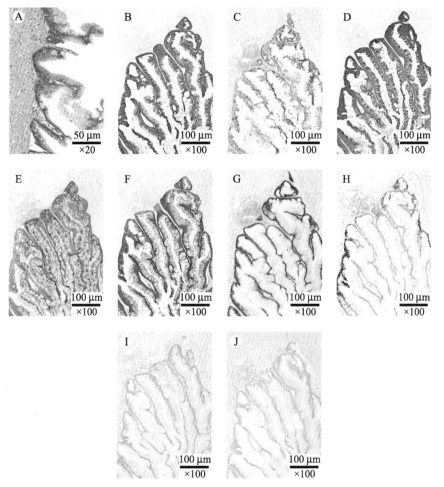

A：组织病理学诊断为腹膜低级别黏液癌，癌组织呈乳头状，癌细胞排列极性较好，异型性较低，细胞核位于近基底膜处，核分裂少见（HE 染色，×200）；B：CK 阳性；C：CK7 个别阳性；D：CK20 阳性；E：CEA 阳性；F：Villin 阳性；G：CDX2 阳性；H：Ki-67 10% 阳性；I：MUC－1 阴性；J：MUC－6 阴性（B～J：IHC，×100）。

图 5 －12   患者组织病理学和免疫组织化学诊断

d1 ~ 2，静脉滴注，化疗过程顺利，出现轻度消化道反应，对症处理后缓解。因不能耐受化疗，放弃第 5、第 6 个周期化疗。于 2017 年 9 月 15 日行结肠造口还纳术，过程顺利，术后恢复良好。

5. 治疗过程小结

该患者从腹股沟疝手术发现腹膜假黏液瘤到接受 CRS + HIPEC

术历时 11 个月，术后行辅助化疗及结肠造口还纳术，治疗历时总共 18 个月，CRS + HIPEC 及后续治疗过程顺利，未出现围手术期不良事件，未出现化疗相关严重不良事件。随后从 2017 年 10 月至 2020 年 6 月行定期复查，无进展生存 35 个月（图 5 - 13，图 5 - 14）。

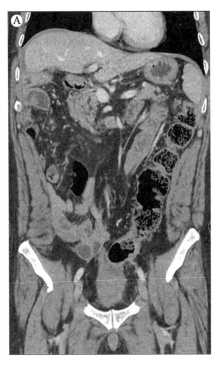
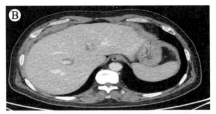
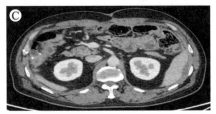
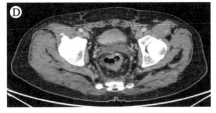

图 5 - 13　2020 年 6 月 10 日腹盆腔 CT 增强 + 三维重建

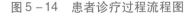

图 5 - 14　患者诊疗过程流程图

病例分析与讨论

【病例特点】

50 岁男性，腹股沟疝手术发现腹膜假黏液瘤 11 个月，腹腔热疗 2 次入院。无家族性遗传病史。

体格检查： 下腹部可见两斜型切口，腹软，无压痛，可触及数个大小不等包块，质硬，边界尚可，活动度可，移动性浊音阳性。右侧阴囊增大，直径约 6.0 cm，可触及肿物，质韧，无压痛，与睾丸分界不清，透光试验阴性，左侧阴囊未见异常。

辅助检查： 腹盆腔增强 + 三维重建（图 5 - 11A，图 5 - 11B）示腹腔及盆腔内可见巨大水样密度影，范围广，增强扫描未见明显强化，周围脏器及肠管受压移位。膀胱受压，显示不清。左侧腹股沟区可见部分病灶疝出，右侧阴囊区可见囊状密度影，其内密度不均，可见稍高密度影分隔及点状高密度影，增强扫描未见明显强化。

【诊疗思路】

50 岁男性，主因"腹股沟疝手术发现腹膜假黏液瘤 11 个月，腹腔热疗 2 次"收入院。当地医院诊断双侧腹股沟疝，行疝修补术，术中见大量黏液性液体从疝孔引出，给予清理部分黏液，单纯结扎疝囊。病理切片请上级医院会诊诊断：腹膜假黏液瘤。北京某医院行腹腔内热疗（注射重组人 5 型腺病毒注射液）2 次。该患者首次手术前评估不够全面，对 PMP 认识不足，肿瘤极易复发。2017 年 2 月患者出现腹胀不适，腹盆腔 CT 提示肿瘤复发。经腹膜癌综合治疗团队讨论，于 2017 年 3 月 15 日在全麻下行 CRS + HIPEC，术后 CC 评分 1 分。术中、术后注意液体管理，恢复顺利。术后规律行 4 个周期辅助化疗，并定期随访。目前疗效评价稳定，

笔记

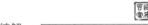

患者生活质量明显改善，临床获益明显。截至随访日期，患者无复发生存超 35 个月。

疾病介绍

　　PMP 是由 Rokiansky 于 1842 年最先报道，是以黏液性肿瘤细胞产生的黏液在腹腔内集聚再分布为特征的恶性临床综合征，临床表现为黏液性腹水、腹膜种植、网膜饼和卵巢受累。从 PMP 肿瘤生物学行为来看，其来源广泛，大部分来源于破裂的阑尾黏液性肿瘤，少数来源于卵巢、结肠、脐尿管等脏器的原发性黏液性肿瘤。PMP 发病率约为（2～4）/100 万，有增高的趋势，但仍属于罕见病范畴；男、女比例约为 1∶1.2～3.4，中位年龄 43～63 岁。据文献报道，接受完全 CRS 治疗后的患者 10 年生存率高达 54%～70%，而不完全切除者 5 年生存率为 20%～39%。

　　PMP 发病率低，早期无特异性临床表现。目前国内对 PMP 认识不足，临床中常被误诊或漏诊，与肝硬化腹水、卵巢肿瘤、结核性腹膜炎及腹腔转移癌等相混淆，导致治疗延误，错过最佳治疗时机。患者的术前评估和术后随访，主要采用腹盆腔增强 CT 扫描 + 三维重建进行系统性影像学检查，可评估患者腹膜转移播散程度。因此，CT 检查结果对腹膜转移的甄别尤其重要，其灵敏度和特异度分别为 11%～96% 和 49%～100%。腹膜转移的典型 CT 表现包括：腹膜呈条状增厚强化；大网膜结节状、条状、云絮状增强并强化，严重者形成大网膜饼；肠管不对称增厚或不规则狭窄并强化；小肠系膜呈结节状、"椒盐征"增厚并强化；腹腔及肠间隙积液。组织病理活检是诊断金标准，根据 PSOGI 专家共识，将 PMP 分为以下 4 种类型：无细胞性黏液、腹膜低级别黏液瘤、腹膜高级别黏液癌、腹膜高级别黏液癌伴印戒细胞。

早期，有文献报道 PMP 采取姑息性手术、黏液溶解药物、光疗、系统化疗、放疗等措施，临床疗效均较差。随着国际肿瘤学界逐渐开展 CRS + HIPEC 治疗 PMP 的临床研究，已积累的循证医学证据表明 CRS + HIPEC 可显著延长 PMP 患者生存、改善患者症状及生活质量，中位总生存期及中位无进展生存期均有显著延长，临床疗效显著，又可减少患者反复手术次数、减轻患者经济压力，临床疗效显著，因此推荐规范性 CRS + HIPEC 作为 PMP 的标准治疗。术后达到满意细胞减灭者，其中无细胞性黏液、低级别 PMP 患者可定期观察，高级别 PMP、高级别 PMP 伴印戒细胞患者需常规化疗，推荐 5 - 氟尿嘧啶为基础的化疗方案；未达到满意减瘤患者，均需全身联合腹腔化疗、分子靶向治疗（如贝伐珠单抗）。

李雁教授点评

PMP 应属于罕见病范畴，国内同行及患者对 PMP 认识不足，相关临床研究匮乏，临床中常被误诊或漏诊，与肝硬化腹水、卵巢肿瘤、结核性腹膜炎及腹腔转移癌等相混淆，导致治疗延误或未规范化治疗，错过最佳治疗时机，临床疗效差。目前国内只有少数肿瘤中心开展规范化治疗，亟须临床推广，改善目前国内 PMP 治疗现状。

本例 PMP 患者虽然腹膜广泛转移，但因为低侵袭性及缺乏远处转移能力，不同于其他种类的恶性肿瘤，疾病早期误诊率高，即使对于 PCI ＞20 分或高级别肿瘤的患者，外科干预后仍能获得良好的远期生存，不应该将其与其他恶性肿瘤腹膜转移一概而论。本例患者首诊为双侧腹股沟疝，术中发现疝内容物为腹腔内黏液，经我科评估后明确该患者处于肿瘤发展的终末阶段，但尚未出现严重的消化道受限情况，经 CRS + HIPEC 治疗后好转，目前临床获益明显。因此，对于 PMP 患者来说，手术充分探查腹腔、对瘤体负荷充分评价并进行记录尤为必要，而腹膜切除为达到根治切除提供了更高的可行性。

（李 兵 马 茹 李 雁）

参考文献

1. 李雁，许洪斌，彭正，等. 肿瘤细胞减灭术加腹腔热灌注化疗治疗腹膜假黏液瘤专家共识. 中华医学杂志，2019，99（20）：1527 - 1535.

2. 李雁，周云峰，梁寒，等. 细胞减灭术加腹腔热灌注化疗治疗腹膜表面肿瘤的专家共识. 中国肿瘤临床，2015，42（4）：198 - 206.

3. MITTAL R, CHANDRAMOHAN A, MORAN B. Pseudomyxoma peritonei：natural history and treatment. Int J Hyperther, 2017, 33（5）：511 - 519.

4. YAN T D, BLACK D, SAVADY R, et al. A systematic review on the efficacy of cytoreductive surgery and perioperative intraperitoneal chemotherapy for pseudomyxoma peritonei. Ann Surg Oncol, 2007, 14（2）：484 - 492.

5. 李鑫宝，林育林，姬忠贺，等. 肿瘤细胞减灭术加腹腔热灌注化疗治疗腹膜假黏液瘤 182 例分析. 中国肿瘤临床，2018，45（18）：943 - 949.

6. 李鑫宝，马茹，姬忠贺，等. 肿瘤细胞减灭术联合腹腔热灌注化疗治疗腹膜假黏液瘤的围手术期安全性研究. 中华肿瘤杂志，2020，42（5）：419 - 424.

7. LI Y, ZHOU Y F, LIANG H, et al. Chinese expert consensus on cytoreductive surgery and hyperthermic intraperitoneal chemotherapy for peritoneal malignancies. World J Gastroenterol, 2016, 22（30）：6906 - 6916.

8. KUSAMURA S, MORAN B J, SUGARBAKER P H, et al. Multicentre study of the learning curve and surgical performance of cytoreductive surgery with intraperitoneal chemotherapy for pseudomyxoma peritonei. Br J Surg, 2014, 101（13）：1758 - 1765.

9. CARR N J, CECIL T D, MOHAMED F, et al. A consensus for classification and pathologic reporting of pseudomyxoma peritonei and associated appendiceal neoplasia: the results of the Peritoneal Surface Oncology Group International (PSOGI) modified Delphi process. Am J Surg Pathol, 2016, 40 (1): 14 – 26.

10. SAXENA A, YAN T D, CHUA T C, et al. Critical assessment of risk factors for complications after cytoreductive surgery and perioperative intraperitoneal chemotherapy for pseudomyxoma peritonei. Ann Surg Oncol, 2010, 17 (5): 1291 – 1301.

病例 5　阑尾来源腹膜假黏液瘤高级别病变 2

病历摘要

　　患者，女，37 岁，主因"阵发性右下腹痛 18 个月，腹腔镜探查术后 4 月余"入院。

　　2015 年 8 月，患者无明显诱因出现阵发性右下腹痛，可自行缓解，无放射痛，无腹胀，无恶心、呕吐，无排便习惯改变，无发热，就诊于当地医院，妇科超声检查提示少量盆腔积液，未予治疗。之后右下腹痛发作逐渐频繁，程度加重。2016 年 10 月 20 日再次就诊于当地医院，诊断为"慢性阑尾炎"，行腹腔镜手术，术中见腹水约 70 mL，伴大量胶冻样物，腹壁散在粟粒结节，大网膜远端下移，右下腹可见一直径约 10.0 cm 肿物，与周围组织及肠管粘连，内含胶冻样物质，肿瘤内组织呈鱼肉样，取活检，术后病理：

黏液腺癌。2016 年 11 月 19 日至 2017 年 1 月 3 日于外院行 SOX 方案（奥沙利铂 200 mg IV d1，替加氟 50 mg PO bid d1～14，q3w）化疗 3 个周期，主要不良反应为Ⅰ级消化道反应和Ⅰ级皮肤反应，无明显血液学毒性和肝肾毒性；复查 CT 提示疾病稳定。患者为进一步诊治于 2017 年 2 月 23 日就诊于我院。

既往体健，2009 年行剖宫产，2014 年行左小指"血管球瘤"切除术。否认恶性肿瘤家族史。

【体格检查】

体温 36.5 ℃，脉搏 70 次/分，呼吸 18 次/分，血压 138/78 mmHg，KPS 评分 90 分，腹围 72.0 cm。腹平坦，未见胃、肠型及蠕动波；腹软，右下腹压痛，无反跳痛及肌紧张，可触及约 10.0 cm × 8.0 cm 肿物，质韧、边界不清、活动欠佳，Murphy 征（-），肝脾肋下未触及；腹部叩诊呈鼓音，肝浊音界存在，移动性浊音阴性，双侧肾区无叩痛；肠鸣音正常，4 次/分，无气过水声。直肠指诊：进指 7.0 cm，无触痛、未触及肿物，指套未染血。

【辅助检查】

实验室检查：CEA 5.85 ng/mL，AFP 1.82 ng/mL，CA19 - 9 29.14 U/mL，CA125 23.6 U/mL；血红蛋白 122 g/L；肝肾功能、电解质、凝血功能、心肌酶未见明显异常。

影像学检查：胸部 CT（2017 年 2 月 27 日）示右肺中叶胸膜下类结节磨玻璃影。腹部、盆腔增强 CT（2017 年 3 月 2 日，图 5 - 15）：网膜增厚，右下腹可见一囊性肿块影，大小约 6.9 cm × 4.9 cm；CT 值约 20 HU，其内可见分隔及点状钙化；盆腔可见液体密度影。全身骨显像（2017 年 3 月 6 日）：未见明显异常。

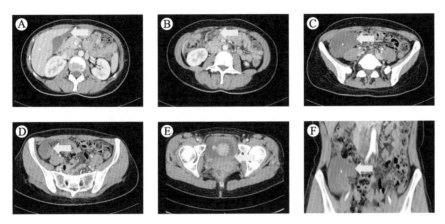

A：左肝下黏液；B：增厚的网膜；C、D：右下腹肿物；E：盆腔黏液；
F：矢状面右下腹肿物。

图 5－15　腹盆腔增强 CT 扫描

【诊断】

腹膜继发恶性肿瘤（阑尾来源腹膜假黏液瘤伴高级别病变），
腹水。

【诊疗经过】

完善相关检查后，腹膜癌综合治疗团队讨论，患者 37 岁女性，
根据既往病史，腹腔镜探查及活检病理结果，结合影像学检查和化
验结果，考虑阑尾来源腹膜假黏液瘤，病变广泛但局限于腹盆腔，
心、肺、肝、肾等重要脏器功能正常，根据腹膜假黏液瘤专家共
识，具备 CRS + HIPEC 的适应证。无小肠系膜挛缩、腹膜后淋巴结
转移、远处器官转移等手术禁忌证。完成术前准备后，于 2017 年 3
月 8 日在全麻下行 CRS + HIPEC。

1. 术中探查

黄褐色浑浊胶冻样腹水约 300 mL；大网膜表面散在大小不等的
肿瘤结节，最大直径约 0.6 cm；小网膜表面胶冻样肿瘤结节，部分
融合成团，最大直径约 5.0 cm；右侧膈肌腹膜可见大小不等肿瘤结

节，最大直径约0.7 cm；左侧膈肌腹膜可见大小不等的肿瘤结节，最大直径约0.3 cm；肝脏膈面可见大小不等的肿瘤结节，最大直径约0.6 cm；肝圆韧带表面光滑，胆囊、脾脏表面光滑，大小、色泽正常；胃窦前后壁表面可见粟粒样结节，最大直径约0.3 cm；结肠脾曲、降结肠、乙状结肠表面及系膜表面少许大小不等的肿瘤结节，最大直径约0.5 cm；左侧结肠旁沟表面光滑；回盲部肿瘤，大小约10.0 cm×8.0 cm，质韧，粘连于右腹壁，阑尾未见；结肠肝曲、小肠表面及系膜两侧密布大小不等肿瘤结节，最大直径约0.5 cm；两侧盆壁腹膜、盆底腹膜可见散在肿瘤结节，最大直径约0.6 cm；子宫表面光滑，前壁见一肌瘤，直径约1.5 cm；双侧卵巢可见肿瘤种植结节，最大直径约1.5 cm。术中PCI评分25分。

2. 手术经过

切除肝圆韧带、大网膜、小网膜、膈肌腹膜、肠系膜病损、右半结肠、双附件及盆底腹膜，剔除子宫肌瘤。CC评分0分。术中行HIPEC，多西他赛120 mg、顺铂120 mg分别加入3000 mL生理盐水，连接热灌注化疗仪，43 ℃，持续灌注60 min。灌注完毕后行消化道重建，腹腔化疗泵植入，肝下、脾窝、盆腔各放置一根引流管，逐层关腹。手术过程顺利，手术时间760 min，术中出血800 mL，输红细胞2 U，血浆800 mL，术中输液共计6800 mL，尿量1600 mL。

3. 术后病理结果

（1）组织病理学（图5-16）：肝圆韧带、小网膜、左侧膈肌腹膜、盆底腹膜、双侧输卵管及卵巢表面见少量黏液池，未见上皮细胞；右侧膈肌腹膜见黏液池，内衬少量黏液柱状上皮，异型性明显，间质少量淋巴细胞浸润，符合高级别腹膜假黏液瘤（黏液腺癌）；右半结肠系膜可见较多黏液池，内见少量黏液柱状上皮，异型性明显，符合高级别腹膜假黏液瘤（黏液腺癌），未侵及肠壁肌层，回肠及结肠断端未见肿瘤，肠周淋巴结未见转移癌（0/2）。

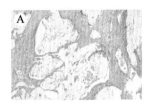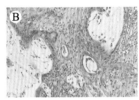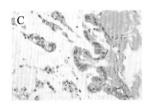

较多黏液池，内见黏液柱状上皮细胞，呈条索状、筛状或岛状，异型性明显。A：HE 染色，×100；B：HE 染色，×200；C：HE 染色，×400。

图 5-16　组织病理学特征

（2）免疫组织化学：CK（+），CK7（-），CK20（-），CEA（-），Villin（-），CDX2（-），P53（-），Ki-67（50%+），CD34（血管+），MLH1（+），MSH2（+），MSH6（+），PMS2（+）。

4. 术后治疗

2017 年 4 月 11 日行术后第 1 个周期辅助化疗，TP 方案如下：多西他赛 40 mg + 卡铂 200 mg ip d1~2、q3w，化疗后出现 I 级骨髓抑制。5 月 8 日行术后第 2 个周期辅助化疗，TP 方案如下：多西他赛 60 mg + 卡铂 200 mg ip d1~2、q3w，化疗后出现 I 级骨髓抑制，II 级消化道反应，消瘦，营养不良，患者未接受后续化疗。2017 年 12 月 27 日取出腹腔化疗泵。

5. 术后随访

截至 2020 年 5 月 1 日，患者无复发生存，总生存期达 57 个月，CRS + HIPEC 后无复发生存期达 38 个月（图 5-17）。

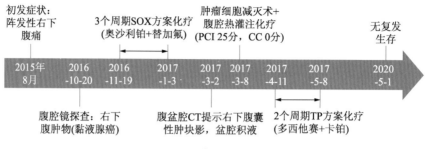

图 5-17　患者诊疗过程流程图

病例分析与讨论

【病例特点】

37 岁女性，首发症状为右下腹痛，当地医院诊断为"慢性阑尾炎"，腹腔镜探查发现腹盆腔内大量胶冻样物、右下腹直径约 13.0 cm 肿物，取活检，术后病理为黏液腺癌。SOX 方案化疗 3 个周期后，疗效稳定。个人史无特殊，无恶性肿瘤家族史。

体格检查：右下腹压痛，无反跳痛及肌紧张，可触及约 10.0 cm×8.0 cm 肿物，质韧、边界不清、活动欠佳。

辅助检查：腹部、盆腔增强 CT（图 5-15）示网膜增厚；右下腹可见一囊性肿块影，大小约 6.9 cm×4.9 cm，其内可见分隔及点状钙化；盆腔可见液体密度影。

【诊疗思路】

患者 37 岁女性，主因"阵发性右下腹痛 18 个月，腹腔镜探查术后 4 月余"入院。首发症状为右下腹痛，当地医院诊断为"慢性阑尾炎"，腹腔镜探查发现腹盆腔内大量胶冻样物，术后病理为黏液腺癌。SOX 方案化疗 3 个周期后，评效稳定。患者入院诊断阑尾来源腹膜假黏液瘤，病变广泛但局限于腹盆腔，小肠系膜无挛缩，无肝、肺、骨等远处器官转移，适合接受 CRS + HIPEC 综合诊疗策略。遂行 CRS + HIPEC，术中肿瘤完全切除，病理结果提示腹膜假黏液瘤伴高级别病变。术后 TP 方案辅助化疗 2 个周期，因不能耐受化疗不良反应，未接受后续化疗。截至 2020 年 5 月 1 日，患者无复发生存 38 个月，总生存期达 57 个月。

李雁教授点评

　　PMP 较罕见，发病隐匿，临床医师认识不足，存在误诊误治现象，需加强继续教育，提高对此病的认识。规范性 CRS + HIPEC 综合诊疗技术作为 PMP 的有效治疗措施，国内只有少数肿瘤中心开展，且规范性较差，因此亟须临床推广，并在肿瘤学界形成治疗指南，以改善目前国内 PMP 治疗现状。我院长期致力于以 CRS + HIPEC 为主的腹膜癌综合诊疗技术，进行了大量的基础、转化、临床研究，并形成了术后高肌红蛋白血症、胃肠道瘘、静脉血栓栓塞症（VTE）等严重不良事件（SAE）预防与治疗技术体系；牵头制订了我国首个治疗腹膜表面肿瘤的专家共识及 PMP 专家共识，被评为北京市目前唯一的肿瘤深部热疗培训基地和国际合作中心，将在 CRS + HIPEC 治疗 PMP 方面开展更多全方位技术培训，以整体提高我国治疗 PMP 的疗效。

（安松林　马　茹　李　雁）

参考文献

1. CHUA T C, YAN T D, SMIGIELSKI M E, et al. Long – term survival in patients with pseudomyxoma peritonei treated with cytoreductive surgery and perioperative intraperitoneal chemotherapy：10 years of experience from a single institution. Ann

Surg Oncol, 2009, 16（7）：1903 – 1911.

2. 刘刚, 姬忠贺, 于洋, 等. 腹膜癌行肿瘤细胞减灭加腹腔热灌注化疗术后高肌红蛋白血症的治疗. 中国肿瘤临床, 2017, 44（17）：867 – 872.

3. 张彦斌, 姬忠贺, 刘刚, 等. 双套管持续冲洗负压引流治疗腹膜癌术后胃肠瘘. 中华普通外科杂志, 2017, 6（32）：505 – 508.

4. 彭开文, 张倩, 刘九洋, 等. 肿瘤细胞减灭加腹腔热灌注化疗术后静脉血栓栓塞症的预防. 中国肿瘤临床, 2017, 44（8）：384 – 389.

5. 李雁, 许洪斌, 彭正, 等. 肿瘤细胞减灭术加腹腔热灌注化疗治疗腹膜假黏液瘤专家共识. 中华医学杂志, 2019, 99（20）：1527 – 1535.

病例6　阑尾来源腹膜假黏液瘤高级别病变3

📋 病历摘要

患者, 女, 55 岁, 主因"脐周及下腹部胀痛 3 个月, 发现盆腔囊实性包块 2 个月"收入院。

患者于 2015 年 9 月出现脐周及下腹部胀痛, 无诱因, 呈间断发作, 伴游走性刺痛, 无腹泻、排黏液脓血便, 无恶心、呕吐, 无呕血、黑便, 无发热、黄疸。10 月外院盆腔超声发现盆腔囊实性包块。11 月外院妇科超声发现左侧附件区实性占位, 盆腔少量积液; 腹盆腔 CT 示盆腹腔积液, 腹膜广泛增厚, 大网膜多发结节。为进一步治疗于 12 月 23 日收入我科。患者自发病以来下腹胀痛, 食欲缺乏, 伴失眠, 大小便尚可, 体重及体力无明显下降。

患者既往乳腺增生病史 10 余年；高脂血症病史 1 年；无不良嗜好；无手术外伤史；无家族性、遗传性疾病史。

【体格检查】

体温 36.2 ℃，脉搏 72 次/分，呼吸 16 次/分，血压 124/75 mmHg，身高 165 cm，体重 71 kg，KPS 评分 90 分，BMI 26.08 kg/m²，发育正常，营养良好，神志清楚，自主体位，表情自然，步态正常，查体合作。巩膜、口唇无苍白，心肺未见明显异常。腹软，平坦，脐周及左下腹压痛（＋），左下腹可触及不规则肿物，大小约 7.5 cm × 5.5 cm，质硬，活动度欠佳，Murphy 征（－），移动性浊音阴性，肠鸣音 4 次/分，双侧肾区无叩痛。

【辅助检查】

实验室检查：CA125 44.5 U/mL，CEA 1.92 ng/mL，CA19 - 9 13.37 U/mL；总胆汁酸 11.3 μmol/L，总蛋白 74.9 g/L，白蛋白 41 g/L，球蛋白 33.9 g/L，丙氨酸氨基转移酶 17 U/L，天冬氨酸氨基转移酶 17 U/L，凝血酶原时间 11.2 s，部分凝血活酶时间 35.6 s，D - 二聚体 248 ng/mL；血常规、胆红素、病毒指标、BNP 及心肌损伤标志物未见明显异常。

影像学检查：腹盆腔增强 CT 示（图 5 - 18）示肝周、脾周、网膜、腹膜多发占位，转移可能性大；前腹壁后多发结节，考虑转移；盆腔小肠管壁增厚；可疑左侧附件区占位，大小 8.4 cm × 5.8 cm × 6.4 cm；盆腔上部脂肪间隙模糊，盆腔积液。

【诊断】

腹膜恶性肿瘤，乳腺增生，高脂血症。

【诊治经过】

完善相关检查后，腹膜癌综合治疗团队讨论，患者临床诊断腹膜假黏液瘤，而 CRS + HIPEC 是目前治疗 PMP 的标准治疗策略，

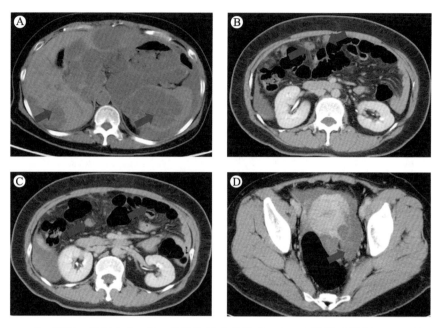

A：肝周、脾周占位；B：前腹壁后多发结节；C：小肠管壁增厚；D：可疑左侧附件区占位。

图 5-18　腹盆腔增强 CT（2015 年 12 月 23 日）

可延长生存期，改善患者生活质量，故有 CRS + HIPEC 适应证；患者 KPS 评分 90 分，术前评估心肺等重要功能，无手术禁忌证，于 2015 年 12 月 29 日在全麻下行 CRS + HIPEC 术。

1. 术中探查

术中腹盆腔内可见淡红色腹水，量约 300 mL。双侧膈肌腹膜可见胶冻样肿瘤组织，粘连成片；大网膜、肝圆韧带、肝门区、胆管、肝肾隐窝均可见胶冻样肿瘤结节，呈散片状分布；小肠形态良好，肠系膜未见明显挛缩，其表面可见散在结节，最大者位于左侧结肠旁沟，大小 5.0 cm × 3.0 cm；阑尾灰白色，质地硬，大小约 5.0 cm × 1.0 cm × 1.0 cm，与周围组织粘连；盆腔大量胶冻样肿瘤组织，与子宫紧密粘连，侵及直肠、膀胱壁。术中 PCI 评分 30 分。

2. 手术经过

按照 CRS 手术原则，切除肝圆韧带、大网膜、小网膜、右侧膈肌腹膜、胆囊、阑尾、回盲部及右半结肠、盆底腹膜、子宫附件、直肠（图5－19），小肠、结肠系膜表面无法切除的肿瘤结节以电刀烧灼剥除，术后 CC 评分为 3 分。CRS 完成后，行开放式术中 HIPEC，化疗药物为丝裂霉素 C 30 mg，溶解于 3000 mL 生理盐水中，加热至 43 ℃，以 400 mL/min 流量，行持续 HIPEC 30 min。HIPEC 结束，于左上腹壁皮下植入腹腔化疗泵，于盆腔、肝下、小肠吻合口分别放置引流管各一根，核查关腹。手术过程顺利，耗时870 min，术中出血约 1000 mL，输自体红细胞 4 U，异体血浆500 mL。

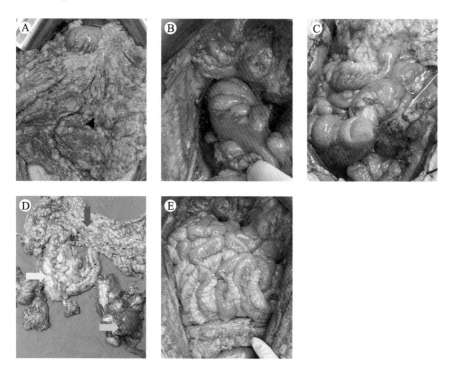

A：瘤化大网膜；B：肠系膜结节；C：胶冻样阑尾；D：切除的大网膜（蓝色箭头示）＋右半结肠（黄色箭头示）＋子宫附件（绿色箭头示）；E：CRS ＋ HIPEC 术后腹腔肠管及肠系膜。

图 5－19 术中照片

笔记

术后予患者抗感染、抑酸、肠外营养、抑制肠液分泌、补充胶体液等对症支持及康复治疗，先后成功纠正低蛋白血症、失血性贫血、肝功能不全、术后高肌红蛋白血症、凝血功能障碍等，于术后第 13 天顺利出院。

3. 术后病理

（1）大体病理学：（肝十二指肠韧带）灰粉胶冻样物一堆，大小 4.0 cm×1.8 cm×0.8 cm；（肝圆韧带）灰粉淡黄不整形组织一块，见胶冻物，大小 4.0 cm×3.0 cm×2.0 cm；（胆囊）胆囊表面尚光滑，颈部可见 2 处灰白色黏液状结节，分别为 3.0 cm×2.0 cm×1.5 cm、2.0 cm×1.5 cm×1.0 cm；（肝肾隐窝肿瘤、右膈肌腹膜）灰粉黏液样不整形组织，切面胶冻样；（小网膜、大网膜）小网膜表面可见黏液状结节，大网膜组织内见多处灰白灰粉胶冻样结节；（右半结肠 + 回盲部 + 阑尾）结肠系膜可触及质硬结节 1 枚，大小 2.0 cm×1.5 cm×0.4 cm，阑尾形态无异常；（子宫 + 双附件 + 直肠）子宫后壁与直肠间可见一大小 5.5 cm×5.0 cm×3.5 cm 的黏液样肿物，宫颈外口黏膜可见两处灰白结节，直径 0.5 cm，子宫后壁肌层内可见出血点；左输卵管系膜可见一胶冻样肿物，大小 3.5 cm×2.0 cm×1.5 cm，伞端可见囊泡 2 枚，直径 0.6 cm，壁菲薄，内含清亮液；左侧卵巢切面囊性，内含灰白胶冻状物，质软；右侧输卵管系膜区见一胶冻样肿物，大小 1.8 cm×0.8 cm×0.5 cm。

（2）组织病理学（图 5 - 20）：（肝十二指肠韧带、小网膜肿瘤、肝肾隐窝肿瘤、右膈肌腹膜、大网膜、肝圆韧带）黏液性肿瘤，部分为低级别，部分为高级别（黏液腺癌）；（直肠吻合口近端）肠壁组织，浆膜外附少量肿瘤组织；（胆囊）胆囊浆膜层可见肿瘤侵及，慢性胆囊炎；（回盲部 + 右半结肠 + 阑尾）结肠系膜可见黏液性肿瘤，部分为低级别，部分为高级别（黏液腺癌），肠壁组织未见肿瘤侵及，肠周淋巴结未见转移癌（0/1）；慢性阑尾炎，局灶肌层内可见少量肿瘤组织；（子宫＋双附件＋直肠）子宫后壁与直肠间黏液性肿瘤，部分为低级别，部分为高级别（黏液腺癌）；肿瘤侵及子宫浆膜层，局灶侵及肌层，侵及双侧卵巢实质及双侧输卵管系膜，双侧宫旁血管未见肿瘤。增殖期子宫内膜，局灶腺体不典型增生；慢性宫颈炎及宫颈内膜炎，伴鳞化。

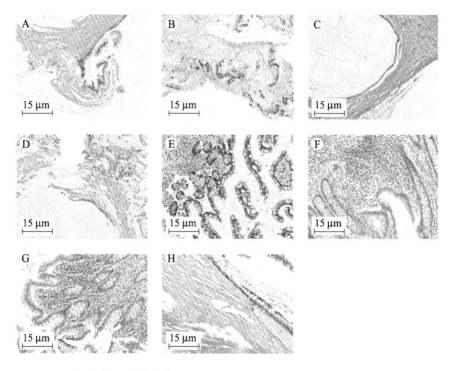

低级别腹膜假黏液瘤侵袭组织结构：A：肝十二指肠韧带；B：直肠浆膜；C：肝圆韧带；D：胆囊浆膜面；E：回盲部；F：右半结肠肠系膜；G：阑尾；H：子宫浆膜（A～H：HE 染色，×200）。

图 5-20   术后组织病理结果

（3）免疫组化结果：CK（＋），CK7（－），CK20（＋），CEA（＋），Villin（＋），CDX2（＋），P53（－），Ki-67（index 10%），CD34

（血管＋），NSE（－），CgA（－），CD56（－），Syn（－），MUC－1（肠型）（＋），MUC－6（胃型）（－），S100（－），PD－1（－），PD－L1（－），CD31（血管＋），CD34（血管＋），VEGF（＋），VEGFR2（＋）（图5－21）。

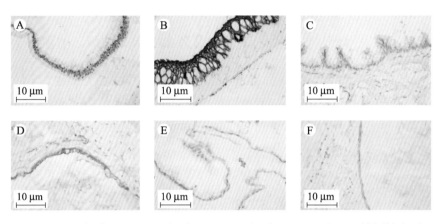

A：CDX2（＋）；B：CK20（＋）；C：CK7（－）；D：MUC－1（肠型）（＋）；E：MUC－6（胃型）（－）；F：Ki－67（index 10%）（A～F：IHC，×400）。

图5－21　免疫组化结果

4. 术后治疗

患者分别于2016年1月27日、2月26日、3月24日、4月22日、5月17日、6月18日，经腹腔化疗泵行常温腹腔灌注化疗6次，药物方案为紫杉醇120 mg d1＋卡铂200 mg d1～2。规律复查肿瘤标志物及腹盆腔CT（图5－22，图5－23）。腹盆腔CT：（术后6个月）肝门、脾周病变较术前明显缓解，腹盆腔积液吸收（图5－22A1～图5－22E1）；（术后30个月，2018年6月）肝门、脾周病变缓慢增大、进展，腹水再次出现，盆腔病变开始增大（图5－22A2～图5－22E2）；（术后50个月，2020年2月）肝门、脾周病变明显增大、进展，腹水明显增多，盆腔病变明显增大，突出盆腔壁层（图5－22A3～图5－22E3）。

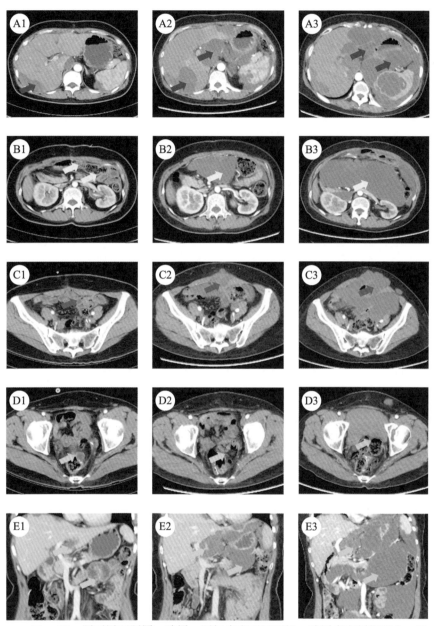

A1~A3：膈下层面肝周、脾周、肝门病变可见肝门、脾周病变缓慢增大、进展（红色箭头示）；B1~B3：肾脏层面腹腔肠管及腹膜可见腹水逐渐增多（黄色箭头示）；C1~C3：髂前上棘层面盆腔病变可见盆腔病变逐渐增大，突出盆腔壁层（蓝色箭头示）；D1~D3：直肠下缘病变：直肠病变缓慢进展（橙色箭头示）；E1~E3：腹腔冠状位可见肝门、脾周病变逐渐增大，腹水逐渐增多（绿色箭头示）；A1、B1、C1、D1、E1：术后6个月；A2、B2、C2、D2、E2：术后30个月；A3、B3、C3、D3、E3：术后50个月。

图5-22 腹盆腔CT检查

笔记

李雁教授专家团队腹膜癌及腹膜后肿瘤病例精解

中国医学临床百家

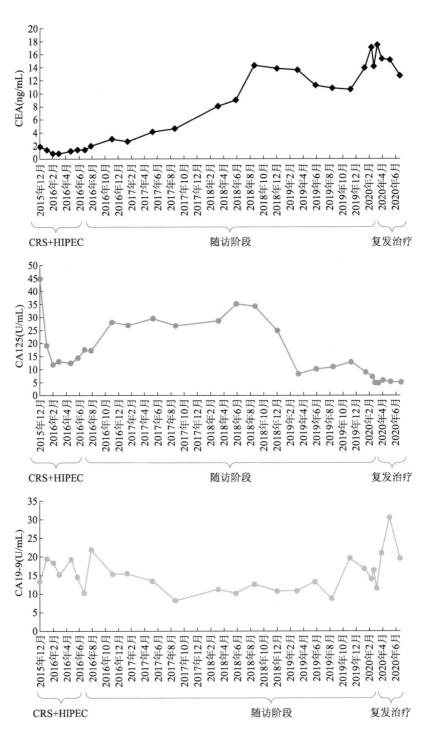

图 5 -23　患者治疗过程中肿瘤标志物变化趋势图

220

患者术后第 50 个月随访时，发现腹盆腔脏器、腹膜受累进展明显伴大量腹水，考虑 PMP 复发进展，故开始行术后复发进展的二线治疗。选择的治疗策略为全身化疗，方案为环磷酰胺 0.8 g d1 + 奥沙利铂 200 mg d1 + 贝伐珠单抗 400 mg d1，分别于 2020 年 3 月 5 日、3 月 28 日、4 月 21 日、5 月 28 日、7 月 14 日行 5 个周期化疗，化疗期间出现 Ⅱ ~ Ⅲ°骨髓抑制，予对症升白、升血小板治疗后缓解。8 月 21 日予贝伐珠单抗 400 mg 静滴，化疗过程顺利。9 月 8 日行静脉化疗：环磷酰胺 0.6 g d1 + 奥沙利铂 200 mg d1，化疗过程顺利。11 月 18 日行静脉化疗：环磷酰胺 0.6 g d1 + 奥沙利铂 200 mg d1 + 贝伐珠单抗 400 mg d1，化疗过程顺利。

5. 治疗过程小结

截至 2020 年 12 月 18 日，患者一般情况良好，活动耐力可，KPS 90 分，总生存期超过 63 个月（图 5 – 24）。

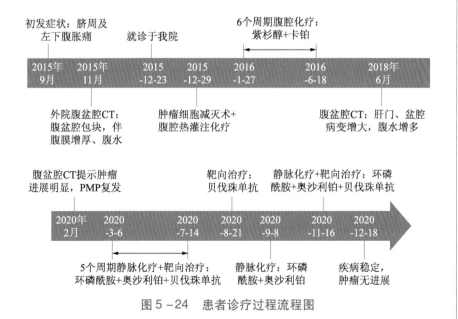

图 5 –24　患者诊疗过程流程图

笔记

病例分析与讨论

【病例特点】

55 岁女性，主诉"脐周及下腹部胀痛 3 个月，发现盆腔囊实性包块 2 个月"入院。无家族性遗传病史。

体格检查：脐周及左下腹压痛（+），左下腹可触及不规则肿物，大小约 7.5 cm×5.5 cm，质硬，活动度欠佳。

辅助检查：腹盆腔增强 CT 示肝周、脾周、网膜、腹膜多发占位，转移可能性大；前腹壁多发结节，考虑转移；盆腔小肠管壁增厚；左侧附件区占位，大小 8.4 cm×5.8 cm×6.4 cm；盆腔上部脂肪间隙模糊，盆腔积液。

【诊断思路】

患者 55 岁女性，因"脐周及下腹部疼痛 3 月余"就诊于我院。患者于 2015 年 9 月出现脐周及下腹部胀痛，无诱因，呈间断发作，伴游走性刺痛。10 月于外院完善盆腔超声发现盆腔囊实性包块。11 月完善血清标志物、妇科超声及腹盆腔增强 CT 等检查提示腹膜假黏液瘤。按照 PSOGI 的腹膜假黏液瘤治疗指南，于 2015 年 12 月 29 日行 CRS＋HIPEC。术后行 6 个周期紫杉醇＋铂类药物腹腔灌注化疗。之后规律复查肿瘤标志物及腹盆腔 CT。2018 年 6 月复查腹盆腔 CT 提示肝门、脾周病变增大，出现腹盆腔积液，未行特殊治疗，继续观察。2020 年 2 月腹盆腔 CT 提示腹盆腔脏器、腹膜受累进展明显，考虑 PMP 复发进展。于 2020 年 3 月至 11 月行二线静脉化疗＋靶向治疗控制肿瘤进程。截至随访时间，患者一般状态良好，肿瘤无进展，总生存期超 63 个月。

李雁教授点评

　　CRS + HIPEC 术是治疗 PMP 的标准治疗策略，有助于延长患者生存期和改善患者生活质量。该病例自 2015 年 12 月 29 日行 CRS + HIPEC 术后，总生存期超过了 63 个月，显著改善患者的生活质量。PMP 术后复发进展是临床中常见的问题，影响 PMP 复发的因素包括 CRS 技术因素（未接受规范的 CRS + HIPEC 手术、CRS 不完全）、PMP 肿瘤细胞自身生物学特性等。随访期监测复发的主要指标是血清肿瘤标志物（尤其是 CA19 - 9）和腹盆腔 CT。

　　在复发治疗策略上目前尚无统一规范性指南，部分专家推荐重复 CRS + HIPEC 的治疗策略，但需详尽评估手术风险与获益情况。全身化疗可以作为一种辅助性治疗，有如下作用：①有助于降低肿瘤负荷；②为再次 CRS + HIPEC 判断相对敏感的灌注药物。在全身化疗的方案中，氟尿嘧啶、卡培他滨、奥沙利铂、贝伐珠单抗在内的方案都有一定疗效。另外，研究显示阿帕替尼为代表的抗血管生成药物也可作为 PMP 复发患者的一种治疗选择。

　　本例患者采用了含铂两药联合抗血管生成药物来控制肿瘤进展，效果良好。PMP 术后复发评估除需依赖血清肿瘤标志物和腹盆腔 CT 静态影像学检查外，需考虑评价胃肠道功能的指标，在临床中经常观察到患者腹盆腔 CT 检查结果与患者胃肠道功能受累情况并不完全相符。对于缓慢进展的 PMP 患者，全身化疗伴或不伴抗血管生成药物可能是一种有益选择，需高级别循证医学研究结果来进一步验证。

（徐大钊　马　茹　李　雁）

223

参考文献

1. SUGARBAKER P H. Peritoneal tunnels: A site at risk for treatment failure when performing treatments for peritoneal metastases. A case series of 2 patients. Int J Surg Case Rep, 2019, 61: 309 – 312.

2. SOLOMON D, BEKHOR E, LEIGH N, et al. Surveillance of low – grade appendiceal mucinous neoplasms with peritoneal metastases after cytoreductive surgery and hyperthermic intraperitoneal chemotherapy: are 5 years enough? A multisite experience. Ann Surg Oncol, 2020, 27 (1): 147 – 153.

3. MARCOTTE E, DUBé P, DROLET P, et al. Hyperthermic intraperitoneal chemotherapy with oxaliplatin as treatment for peritoneal carcinomatosis arising from the appendix and pseudomyxoma peritonei: a survival analysis. World J Surg Oncol, 2014, 12: 332.

4. MERCIER F, DAGBERT F, POCARD M, et al. Recurrence of pseudomyxoma peritonei after cytoreductive surgery and hyperthermic intraperitoneal chemotherapy. BJS Open, 2019, 3 (2): 195 – 202.

5. LORD A C, SHIHAB O, CHANDRAKUMARAN K, et al. Recurrence and outcome after complete tumour removal and hyperthermic intraperitoneal chemotherapy in 512 patients with pseudomyxoma peritonei from perforated appendiceal mucinous tumours. Eur J Surg Oncol, 2015, 41 (3): 396 – 399.

6. HOTTA M, MINAMIMOTO R, GOHDA Y, et al. Pseudomyxoma peritonei: Visceral scalloping on CT is a predictor of recurrence after complete cytoreductive surgery. Eur Radiol, 2020, 30 (8): 4193 – 4200.

7. VASSOS N, FORTSCH T, ALADASHVILI A, et al. Repeated cytoreductive surgery (crs) with hyperthermic intraperitoneal chemotherapy (hipec) in patients with recurrent peritoneal carcinomatosis. World J Surg Oncol, 2016, 14 (1): 42.

8. HUANG R, SHI X L, WANG Y F, et al. Apatinib for treatment of a pseudomyxoma peritonei patient after surgical treatment and hyperthermic intraperitoneal chemotherapy: a case report. World J Clin Cases, 2019, 7 (22): 3881 – 3886.

笔记

病例 7　阑尾来源腹膜假黏液瘤高级别病变伴印戒细胞癌

病历摘要

患者，男，73 岁，2019 年 4 月 4 日下腹部刺痛，定位不清，排便及排气时明显，伴腹胀，于 4 月 27 日就诊于当地医院，行腹盆腔 CT 提示盆腔积液、腹膜癌。2019 年 5 月 6 日转入我院。既往有"高血压、冠心病、脑梗死、前列腺增生、便秘"病史，药物控制可。

【体格检查】

KPS 评分 90 分，腹围 90 cm；心肺未见明显异常。腹部平坦，未见胃肠型及蠕动波，腹部平坦，无明显压痛及反跳痛，肝脾肋下未触及，Murphy（-），移动性浊音阴性，双肾区无叩击痛，肠鸣音 6 次/分，无气过水声。

【辅助检查】

实验室检查：肿瘤标志物 CEA 32.22 ng/mL、CA19 - 9 159.34 U/mL、CA125 344.8 U/mL。腹部 CT（2019 年 5 月 5 日，图 5 - 25）：阑尾恶性病变，伴腹膜转移；肠系膜脂肪间隙浑浊，网膜不均匀增厚，增强扫描呈轻度强化；腹腔少量积液。

【诊断】

腹膜恶性肿瘤，腹水，高血压 1 级，冠心病，脑梗死，前列腺增生，便秘。

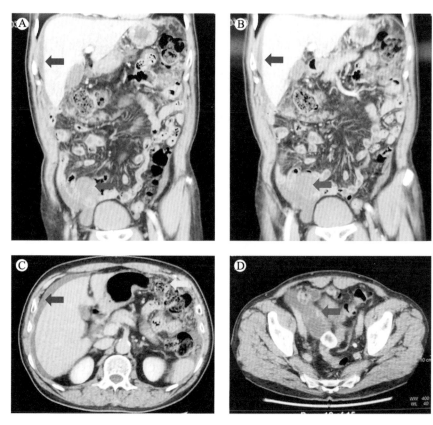

A、B、C：腹水（蓝色箭头）；A、B、D：阑尾肿瘤（红色箭头）；C：网膜饼（黄色箭头）。

图 5 -25　腹部增强 CT

【诊治经过】

1. 术中探查

腹腔内可见约 600 mL 果冻样腹水，大网膜挛缩，大网膜表面、肝圆韧带、壁腹膜、小肠及结肠表面、小肠及结肠系膜表面、盆腔腹膜等均可见多发散在白色点状结节，直径为 0.2 ~ 1.0 cm，部分融合；阑尾大小约 10.0 cm × 3.0 cm，呈瓷白色，根部可触及钙化灶，尖端呈火山口样，可见黏液样液体溢出，表面光滑，与周边组织分界清（图 5 -26）。术中 PCI 评分为 21 分。

2. 手术经过

依次切除肝圆韧带、大小网膜及脾脏、壁腹膜、右半结肠，电

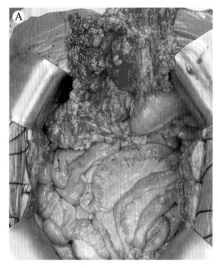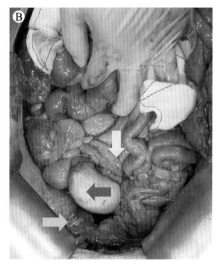

A：网膜饼（蓝色箭头示）；B：阑尾肿瘤（红色箭头示），肠系膜转移瘤
（黄色箭头示），腹膜转移瘤（绿色箭头示）。

图 5－26　术中照片

灼碳化处理肠系膜肿瘤。术后 CC 评分为 0 分。同时给予术中
HIPEC，将多西他赛 120 mg 溶于 3000 mL 生理盐水中，加热至
43 ℃，以 400 mL/min 的流速，持续循环灌注 60 min；在第
30 min 时，将顺铂 120 mg 溶于 3000 mL 生理盐水中，迅速加入循
环，继续持续循环灌注 30 min。HIPEC 后消化道重建（行回肠－
横结肠端侧吻合）。手术过程顺利，标本见图 5－27；术中出血
1500 mL，输红细胞 4 U，血浆 800 mL，输液共计 5970 mL。

3. 术后病理结果

（1）大体病理学：阑尾长约 10.0 cm，直径约 4.5 cm，浆膜光
滑，阑尾腔内可见胶冻状物伴坏死，阑尾壁厚 0.1～0.2 cm，内壁
光滑，阑尾头部可见大量钙化。

（2）组织病理学：（横结肠肠脂垂）纤维脂肪组织，可见小灶
黏液腺癌；（小网膜）脂肪组织内见黏液腺癌浸润，黏液池中见印
戒细胞；（直肠吻合口近端）脂肪组织内见小灶黏液腺癌；（阑尾）

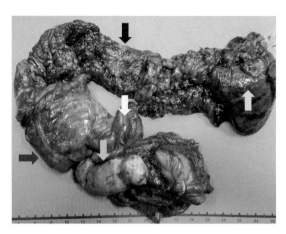

图 5 – 27　手术标本

注：阑尾黏液性肿瘤（绿色箭头所示）；脾脏（黄色箭头所示）；大网膜（黑色箭头所示）；升结肠（蓝色箭头所示）；回肠末段（白色箭头所示）。

局部衬覆黏液池，内见肿瘤细胞，符合黏液腺癌，浸润阑尾全层（图 5 – 28A）；（脾脏被膜、网膜组织、腹膜组织）可见黏液腺癌浸润（图 5 – 28B ~ 图 5 – 28D）；（脾脏实质、直肠）未见癌；未见脉管癌栓和神经侵犯。

（3）免疫组织化学：CK7（ – ），CK20（ + ），CDX – 2（ + ），Villin（ + ），MLH1（ + ），MSH2（ + ），MSH6（ + ），PMS2（ + ），Ki – 67（20% + ），P53 （ ++ ）（图 5 – 28E ~ 图 5 – 28H）。

4. 术后治疗

于 2019 年 6 月 14 日行第 1 个周期 FOLFIRI 方案化疗（5 – 氟尿嘧啶 0.7 g d1 静脉注射 + 5 – 氟尿嘧啶 4.3 g 48 h 静脉滴注 + 伊利替康 300 mg d1 静脉滴注 + 亚叶酸钙 0.7 g d1 静脉滴注）。2019 年 7 月 5 日行第 2 个周期化疗：FOLFIRI 方案 + 安维汀 300 mg d1 静脉滴注。2019 年 11 月 29 日、2020 年 1 月 5 日调整剂量后行 2 个周期 FOLFIRI 方案化疗（5 – 氟尿嘧啶 0.6 g d1 静脉注射 + 5 – 氟尿嘧啶 2 g d1 ~ 2 静脉滴注 23 h + 伊利替康 300 mg d1 静脉滴注 + 亚叶酸钙

笔记

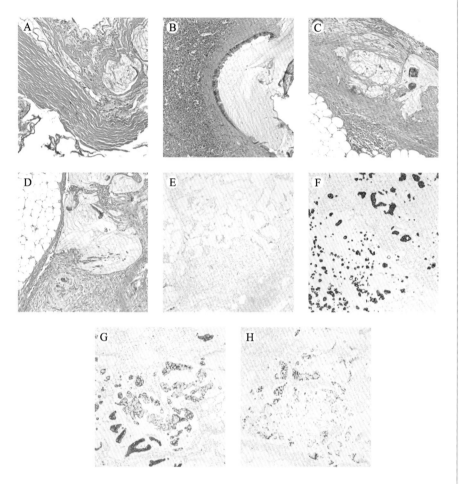

A：阑尾壁层肿瘤细胞浸润，形成黏液池；B：脾脏被膜黏液腺癌浸润；C：腹膜组织黏液腺癌浸润；D：网膜组织黏液腺癌浸润（A～D：HE 染色，×100）；E：CK7（－）；F：CK20（＋）；G：Villin（＋）；H：CDX－2（＋）（E～H：IHC，×100）。

图 5 –28   术后病理结果

0.6 g d1 静脉滴注）＋安维汀 300 mg d1 静脉滴注。此后按该方案于当地医院行 4 个周期化疗联合靶向治疗。2020 年 7 月 9 日复查肿瘤标志物：CEA 6.58 ng/mL，CA19 –9 278.2 U/mL，CA724 17.64 U/mL，CA242 95.5 U/mL，先后服用卡培他滨、消癌平治疗。2020 年 9 月 25 日复查肿瘤标志物 CEA 24.8 ng/mL，CA19 –9 737.0 U/mL，CA724 24.8 U/mL，CA242 ＞200 U/mL。2020 年 10 月 13 日复查肿

瘤标志物 CEA 16.14 ng/mL，CA125 46.5 U/mL；腹部 CT 提示：腹部系膜、网膜转移较前略进展，腹水较前略增多，提示病情进展。于 2020 年 10 月 14 日行静脉化疗联合靶向治疗：环磷酰胺 800 mg 静脉注射 + 奥沙利铂 150 mg 静脉滴注 + 安维汀 400 mg 静脉滴注。

5. 治疗过程小结

截至 2020 年 10 月 16 日，患者带瘤生存，无进展生存期为 14 个月，总生存期超过 18 个月（图 5 - 29）。

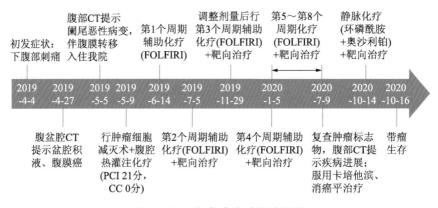

图 5 - 29　患者诊疗过程流程图

病例分析与讨论

【病例特点】

患者 73 岁男性，以"腹痛 1 月余"入院。2019 年 4 月 4 日患者下腹部刺痛，定位不清，排便及排气时明显，伴腹胀。既往有高血压病史 5 年，冠心病病史 5 年，脑梗死病史 1 年。无家族性遗传病史。

体格检查：KPS 评分 90 分，腹围 90 cm；心肺未见明显异常。腹部平坦，未见胃肠型及蠕动波，腹软，无明显压痛及反跳痛，肝脾肋下未触及，Murphy（－），移动性浊音阴性，双肾区无叩击痛，肠鸣音6次/分，无气过水声。

辅助检查： 肿瘤标志物CEA 32.22 ng/mL、CA19－9 159.34 U/mL、CA125 344.8 U/mL。腹部CT（图5－25）：阑尾恶性病变，伴腹膜转移；肠系膜脂肪间隙浑浊，网膜不均匀增厚，增强扫描呈轻度强化；腹腔少量积液。

【诊疗思路】

患者73岁，男性，以"腹痛1月余"入院。2019年4月4日患者下腹部刺痛，定位不清，排便及排气时明显，伴腹胀，当地医院腹盆腔CT提示盆腔积液、腹膜癌，5月6日入我院进一步治疗。入院后肿瘤标志物及腹部CT提示阑尾恶性肿瘤伴腹膜转移。经过科室全体医师术前讨论，认为患者手术指征明确，检查无手术绝对禁忌证，应行CRS＋HIPEC为核心的综合治疗。考虑患者年龄较大、肿瘤病情晚、腹水重，手术风险较大、心肺并发症发生率高，术中及术后注意患者管理。行CRS＋HIPEC后，嘱患者配合医生做康复运动，减少血栓形成。术后病理诊断为腹膜假黏液瘤高级别瘤变伴印戒细胞，恶性程度极高。予行1个周期FOLFIRI方案化疗，以及7个周期FOLFIRI方案化疗联合靶向治疗。无进展生存14个月后，患者复查血清肿瘤标志物及腹部CT提示病情进展，更换药物后行静脉化疗联合靶向治疗。截至随访日期，患者总生存期超过18个月。

李雁教授点评

根据2016年PSOGI发布的共识，将PMP的组织学类型分为无细胞性黏液、低级别、高级别和高级别伴印戒细胞癌。国内外多项

笔记

研究表明，组织学类型是 PMP 的独立预后因素之一，其中高级别
PMP 伴印戒细胞癌的发病率低，但恶性程度最高、预后最差，患者
中位生存期不足 10 个月。因此，针对该类患者的治疗更强调以
CRS + HIPEC 为核心，静脉化疗、腹腔化疗及分子靶向治疗为辅的
综合诊疗。本例患者术后病理诊断为高级别 PMP 伴印戒细胞癌，
行 CRS + HIPEC，术后 CC 为 0 分。同时，术后行 8 个周期的静脉化
疗联合靶向治疗，患者无进展生存期超过 14 个月，总生存期超过
18 个月，目前仍带瘤生存，显著延长患者的生存期。

（刘玉翔　马　茹　李　雁）

参考文献

1. 李雁，许洪斌，彭正，等. 肿瘤细胞减灭术加腹腔热灌注化疗治疗腹膜假黏液瘤
专家共识. 中华医学杂志，2019，99（20）：1527 – 1535.

2. CHUA T C, MORAN B J, SUGARBAKER P H, et al. Early and long – term outcome
data of patients with pseudomyxoma peritonei from appendiceal origin treated by a
strategy of cytoreductive surgery and hyperthermic intraperitoneal chemotherapy. J
Clin Oncol, 2012, 30（20）：2449 – 2456.

3. CARR N J, CECIL T D, MOHAMED F, et al. A consensus for classification and
pathologic reporting of pseudomyxoma peritonei and associated appendiceal neoplasia：
the results of the Peritoneal Surface Oncology Group International（PSOGI）modified
Delphi process. Am J Surg Pathol, 2016, 40（1）：14 – 26.

4. BARATTI D, KUSAMURA S, MILIONE M, et al. Validation of the recent PSOGI
pathological classification of pseudomyxoma peritonei in a single – center series of 265
patients treated by cytoreductive surgery and hyperthermic intraperitoneal
chemotherapy. Ann Surg Oncol, 2018, 25（2）：404 – 413.

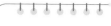

病例 8　Krukenberg 瘤

病历摘要

患者，女，59 岁，因"胃癌根治术后 8 年，发现双侧卵巢肿物 10 余天"入院。2010 年 3 月中旬因"胃癌"于某三甲医院行胃癌根治术（远端胃大部切除术＋大网膜切除术），术后病理提示溃疡型低分化腺癌，胃周淋巴结可见癌转移（11/12），并完成首期化疗（具体不详）。2010 年 5 月 7 日至 9 月 16 日患者于某医院行 6 个周期化疗（奥沙利铂＋替加氟＋亚叶酸钙）。2018 年 3 月患者出现间断性腰部夜间痛，未予重视，1 周后自觉好转；10 天后患者出现阵发性左下腹隐痛，可排便排气，就诊于当地医院泌尿外科，查腹部 CT 考虑下腹部占位性病变，遂转诊于妇科，妇科超声检查示：左附件区探及大小约 6.6 cm×9.8 cm×5.1 cm 的偏实性包块，边界清晰，形态不规则，内可见数个囊性回声区，较大者范围 3.3 cm×3.0 cm×2.4 cm，内见丰富血流信号；右附件区可探及大小约 2.6 cm×2.4 cm×2.4 cm 的实性包块，边界清晰。后患者为进一步诊治就诊于我院。

既往 2015 年因胆囊结石行腹腔镜下行保胆取石术。家族史无特殊。

【体格检查】

体温 36.5 ℃，脉搏 80 次/分，呼吸 20 次/分，血压 120/80 mmHg。发育正常，神志清楚，自主体位，查体合作，全身皮肤黏膜色泽正常。双侧锁骨上未触及肿大淋巴结，心肺查体未及明显异常。腹部平坦，上腹部正中可见一纵向陈旧性手术瘢痕，未见胃肠型及蠕动波，腹软，无压痛，未及包块，Murphy 征（－），肝脾肋下未及，肝浊音界存在，移动性浊音阴性，双侧肾区无叩痛，肠鸣音正常，3 次/分，无气过水声。直肠指诊盆腔未触及肿物。

妇科检查：子宫前位，正常大小，质中，子宫下段可触及散在分布质硬结节，活动受限，无压痛；左附件区及子宫上方可及大小约 10.0 cm 囊实性包块，活动受限，无压痛；右附件区增厚；三合诊可触及左侧附件区一大小约 10.0 cm 囊实性包块，活动受限，无明显压痛。

【辅助检查】

实验室检查： AFP 11.84 ng/mL，CEA 67.03 ng/mL，CA19 – 9 40.52 U/mL，CA125 73.5 U/mL。血常规、肝肾功能、电解质、凝血功能、心肌酶未见明显异常。

影像学检查： 妇科三维超声示双卵巢区未探及正常卵巢组织，左附件区可见一囊实性包块，大小 10.9 cm × 7.9 cm × 6.0 cm，右附件区可见一实性等回声，大小约 2.7 cm × 2.6 cm，盆腔可见液性暗区，最大液深 3.2 cm。盆腔 MR：盆腔内恶性病变，附件上皮来源可能性，子宫浆膜面受侵不除外，盆腔积液。腹部增强 CT：胃术后改变，腹水（图 5 – 30A），胆囊结节状强化影（图 5 – 30C），盆腔占位（图 5 – 30B，图 5 – 30D）致双侧肾盂输尿管扩张积水（图 5 – 30D），右侧输尿管管壁增厚，左侧肾上腺增粗，双肾多发小囊肿。

【诊断】

盆腔肿物 – 卵巢原发恶性肿瘤？Krukenberg 瘤？腹水，胃癌根

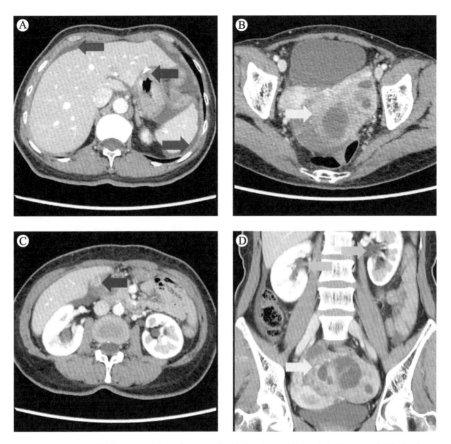

A：肝周、脾周可见积液征象（红色箭头示），胃术后改变（蓝色箭头示）；B：盆腔可见巨大占位性病变，卵巢来源可能性大（黄色箭头示）；C：胆囊结节（蓝色箭头示）；D：盆腔巨大占位性病变，内可见囊状结构，囊内水样密度，可见囊壁钙化（红色箭头示），双侧肾盂扩张积水（蓝色箭头示）（A～C：轴状位；D：冠状位）。

图 5-30　术前增强 CT 扫描

治术后化疗后，腹腔镜下保胆取石术后，胆囊结石。

【诊治经过】

完善相关检查后，经腹膜癌综合诊疗专家团队讨论，患者盆腔肿物考虑来源于双侧卵巢，结合患者既往胃癌病史，主要考虑为胃癌转移至双侧卵巢导致的 Krukenberg 瘤，也可能伴有腹腔其他部位的种植转移，各项检查未见明确腹腔外远处脏器转移征象，无手术绝对禁忌证。宜行 CRS + HIPEC，切除肉眼可见肿瘤，降低肿瘤负荷，延缓肿瘤进展，争取达到细胞学水平根治，改善生存。

1. 术中探查

2018 年 4 月 10 日在全麻下行 CRS + HIPEC 术，开腹后可见腹腔内淡黄色腹水约 200 mL，留取腹水灌洗液，盆底腹膜、直肠前壁表面、道格拉斯窝内可见散在粟粒样病灶；盆腔内可见一大小约 10.0 cm 囊性肿物，局部可见淡黄色胶冻样液体，探查此包块来源于左卵巢，术中 PCI 评分 7 分。

2. 手术经过

切除全子宫、双附件、部分直肠、全部盆底腹膜，缝合阴道残端，切除肝区表面病灶及腹腔所见所有种植转移结节，术后 CC 评分 0 分。同时给予术中 HIPEC，多西他赛 120 mg + 顺铂 120 mg 分别加入 3 000 mL 生理盐水，连接热灌注化疗仪，43.0 ℃，热灌注化疗 60 min。灌注完毕后行乙状结肠直肠端侧吻合，关闭腹腔。手术过程顺利，耗时 480 min，术中出血 600 mL，输红细胞 2 U，血浆 400 mL。

3. 术后病理结果

（1）大体病理（图 5-31A）：（左侧附件）灰粉结节样组织一枚，大小 12.5 cm×9.0 cm×5.5 cm，表面似有包膜，原切面灰黄色、质中，未见明确输卵管，书页式切开，部分囊性变，内含略淡黄液体，囊内侧壁光滑，囊为多囊，直径 2.5～5.0 cm，肿物表面附少许系膜样组织。（全子宫 + 右附件 + 部分直肠）子宫大小 6.5 cm×4.5 cm×2.5 cm，宫深 3.0 cm，后壁肌层内似见散在出血点，颈管长 2.0 cm，宫颈外口直径 3.0 cm，部分宫颈黏膜局灶暗红，似见部分阴道残端，长 1.0 cm，切开可见灰白色质硬区，大小 1.3 cm×0.8 cm×0.7 cm，右卵巢大小 3.3 cm×2.2 cm×1.6 cm，切面可见一黄结节，大小2.2 cm×1.5 cm×1.3 cm，灰黄、暗黄、实性、质软，肠管一段，长5.0 cm，周径4.0 cm，直肠子宫陷凹内腹膜表面可见多个灰白结节样物，直径0.2~0.4 cm，肠周脂肪组织可及淋巴结样物数枚，直径0.2~0.5 cm。（胆囊底结节）灰粉不整形组织一块，大小1.5 cm×0.6 cm×0.5 cm。

（2）组织病理学：（左侧附件）中－低分化腺癌，见印戒细胞，符合消化道转移性腺癌（Krukenberg瘤）；（全子宫＋右附件＋部分直肠）右卵巢内可见广泛低分化腺癌，部分印戒细胞癌表现，符合消化道转移性腺癌（Krukenberg瘤）；右侧输卵管未见癌侵犯，子宫壁肌层可见低分化腺癌浸润，老年性子宫内膜，慢性宫颈及宫颈内膜炎，宫颈壁、阴道壁黏膜下层及肌层可见低分化腺癌浸润，双侧宫旁未见癌；直肠外膜、肌层及黏膜下层可见低分化腺癌浸润，肠周淋巴结可见癌转移（3/5）；（胆囊底结节）纤维、脂肪组织中散在可见异型细胞，部分呈印戒样，符合低分化腺癌转移（图5－31B~图5－31D）。

（3）免疫组化结果（图5－31E，图5－31F）：CK7（＋），CK20（散在＋），Villin（＋），Vimentin（－），CDX－2（＋），CDH17（＋），SMA（－），P53（－），Ki－67（10%~30%＋），Pax8（－），ER（－），PR（－），Inhibin－α（－），CD68（－），AFP（弱＋），CD34（血管＋）。CK（灶＋），PD－1（淋巴细胞－），PD－L1（IC，TC，均－），MSH2（＋），MSH6（＋），MLH1（＋），PMS2（＋），WT－1（－），EMA（＋）。

4. 术后治疗

2018年5月17日至9月20日行6个周期SOX方案化疗：奥沙利铂100 mg d1静脉滴注，替吉奥40 mg bid d1~14口服。2018年6月13日至26日行第2个周期化疗时因胸闷、气短及皮疹考虑奥沙

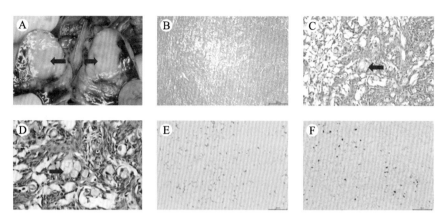

A：大体病理标本示卵巢可见肿物，部分囊性变，内侧光滑（蓝色箭头示）；B、C：镜下可见大量肿瘤细胞，含印戒细胞成分，偶可见肿瘤细胞呈巢状排列（蓝色箭头示，HE 染色，×50，×200）；D：印戒细胞呈巢状排列（蓝色箭头示，HE 染色，×400）；E：CDX - 2（＋），提示肿瘤细胞为消化道来源（IHC，×200）；F：Ki - 67（＋），提示肿瘤细胞增生活跃（IHC，×200）。

图 5 - 31　术后病理及免疫组化

利铂过敏而未全剂量用药，后续用药未再出现类似表现。后定期随访复查。

5. 治疗过程小结

至 2021 年 1 月 13 日，患者带瘤生存。自确诊胃癌至今，患者已生存 10 年 10 月余，自确诊胃癌腹膜转移，行 CRS + HIPEC 后，患者已生存 33 月余（图 5 - 32）。

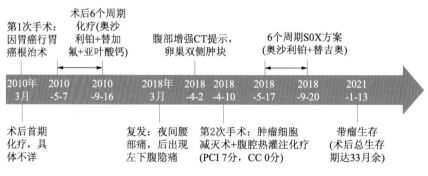

图 5 - 32　患者诊疗过程流程图

病例分析与讨论

【病例特点】

59 岁女性，胃癌根治术后化疗后 8 年，发现双卵巢肿物 10 余天入院。既往 2015 年于某医院行腹腔镜下胆囊取石术。无家族性遗传病史。

体格检查：腹部平坦，上腹部正中可见一纵向陈旧性手术瘢痕，余腹部查体未及明显异常。妇科专科检查：子宫下段可触及散在分布质硬结节，活动受限，无压痛；左附件区及子宫上方可及大小约 10.0 cm 囊实性包块，活动受限，无压痛；右附件区增厚；三合诊可触及左侧附件区一大小约 10.0 cm 囊实性包块，活动受限，无明显压痛。

辅助检查：AFP 11.84 ng/mL，CEA 67.03 ng/mL，CA19 - 9 40.52 U/mL，CA125 73.5 U/mL。妇科三维超声提示，双卵巢区未探及正常卵巢组织，左附件区可见一囊实性包块，大小 10.9 cm × 7.9 cm × 6.0 cm，右附件区可见一实性等回声，大小约 2.7 cm × 2.6 cm，盆腔可见液性暗区，最大液深 3.2 cm。盆腔 MR 示：盆腔内恶性病变，附件上皮来源可能性，子宫浆膜面受侵不除外，盆腔积液。腹部增强 CT 示：胆囊结节状强化影，胃术后改变，腹水，盆腔占位致双侧肾盂输尿管扩张积水，右侧输尿管管壁增厚，左侧肾上腺增粗，双肾多发小囊肿。

【诊疗思路】

59 岁女性，主因"胃癌根治术后 8 年，发现双卵巢肿物 10 余天"入院。患者既往胃癌病史明确，病理提示胃周多发肿大淋巴结（11/12），因此出现腹膜转移及卵巢转移的风险均较高，胃癌根治术后行辅助化疗一定程度上延缓了肿瘤进展。但卵巢作为胃癌转移的好发部位，初次手术及术后均未行特殊处理。故该患者发现左侧卵巢肿物后，结合病史、体征及各项辅助检查，首要考虑为 Krukenberg 瘤可能性大。结合患者年龄，制定 CRS + HIPEC 联合术后辅助化疗的治疗方案。术中探查发现盆底腹膜存在多发转移灶及卵巢巨大肿物，按照标准化 CRS + HIPEC 治疗后，切除腹腔肉眼可见肿瘤，同时 HIPEC 最大程度杀灭腹腔内游离癌细胞，配合术后 6 个周期辅助化疗，即全身治疗。患者明显获益，获得长期生存。

疾病介绍

Krukenberg 瘤是一种特殊的卵巢转移性肿瘤，占所有卵巢癌的 1%~2% 。平均发病年龄多集中在 40~45 岁。主要来源于胃肠道转移，其中胃为最常见的原发部位（71.7%），其次为结直肠（21.1%）、阑尾（2.0%）、胆囊/胆管（2.0%）、小肠（1.3%）、胰腺（1.1%）。尽管有报道认为可能存在卵巢原发性 Krukenberg 瘤，但由于其原发灶常较为隐匿或可长时间内处于静止期，且某些原发性卵巢肿瘤可能含有印戒细胞成分等原因，诊断原发性 Krukenberg 瘤须特别慎重。

Krukenberg 瘤的具体发病机制不明，目前认为，胃肠道癌可能通过以下 4 种转移途径形成 Krukenberg 瘤：①逆行淋巴道转移，被认为是最可能的转移途径，胃黏膜及黏膜下层含有丰富的淋巴丛，即使是早期胃癌也可侵及淋巴管，形成癌栓，导致管腔受阻，进一步逆流至卵巢的大量淋巴组织及丰富血管丛中，最终形成 Krukenberg 瘤；②血行转移，Krukenberg 瘤双侧多见，绝经前女性卵巢血液供应丰富且激素水平高，为癌细胞的定植和生长提供良好环境，且肿瘤常侵及卵巢间质，提示血行转移可能为其重要转移途径之一；③腹腔种植性转移，晚期胃肠道癌破坏胃壁及浆膜后，癌细胞可脱落种植于卵巢，形成 Krukenberg 瘤，此类患者常合并腹水，且腹水中可见癌细胞，这为该转移途径提供了支持性证据；④直接蔓延，邻近卵巢的肠段如回盲部、乙状结肠和上段直肠，当恶性肿瘤穿透浆膜层后，可直接侵犯卵巢形成 Krukenberg 瘤，有术中见转移瘤与原发瘤形成粘连的报道，为此转移途径提供了证据。

Krukenberg 瘤患者最常见症状为迅速增长的下腹部及盆腔包块，多为双侧，其次为腹胀、腹痛，部分患者也可因卵巢间质黄素化、分泌雌激素，而表现出各种类型的月经不调或绝经后阴道出血等症状。患者体检多为盆腔包块，往往体积较大且合并腹水，部分患者无自觉症状，而在随访中发现。实验室检查常提示不同程度的贫血、血沉增快、肿瘤标志物 CEA 及 CA125 升高（较卵巢原发性恶性肿瘤升高不明显），腹水检查可发现癌细胞。常用影像学检查为 CT 扫描，相比于腹部或妇科 B 超，其优势在于可发现卵巢转移以外的肿大淋巴结及其他脏器的转移。Krukenberg 瘤的主要 CT 表现：①卵巢肿块多为双侧，大小不等，小者 CT 无法发现，大者可达 15.0 cm；②肿块以囊实性、实性为主，纯囊性肿块罕见；③肿块边缘大部分光滑，有包膜，形态圆形或椭圆形，实性密度大部分均匀，囊性部分壁不厚，但多有壁结节，囊内密度接近水密度；④实性肿块、囊实性肿块实性部分以及囊性肿块的囊壁增强后均见明显强化。此外，还可见腹水，网膜、肠系膜、淋巴结、肝转移等征象。Krukenberg 瘤的最终诊断标准为病理诊断，WHO 的诊断标准为：①存在卵巢间质浸润；②存在产生黏蛋白的印戒细胞；③卵

笔记

巢间质肉瘤样增生。存在印戒细胞是 Krukenberg 瘤的主要诊断依据。

目前尚无 Krukenberg 瘤治疗指南，普遍认为手术是主要的治疗手段，但疗效不佳，预后很差，中位生存期仅 6 ~ 17 个月。大部分患者于确诊后 1 年内死亡，1 年、3 年、5 年生存率分别为 22.4% ~ 57.8%、1.9% ~ 6.8%、0 ~ 2.7%。因此，急需探索新的治疗模式，改善生存。

李雁教授点评

女性进展期胃癌患者常发生卵巢转移形成 Krukenberg 瘤，含有印戒细胞成分为独立危险因素。此例患者行胃癌根治术 8 年后发生卵巢转移形成 Krukenberg 瘤，术后病理证实可见印戒细胞。Krukenberg 瘤尚无标准治疗方案，单纯手术治疗或化疗等保守治疗疗效不佳，患者中位生存期仅 6 ~ 17 个月。

我中心为腹膜癌综合诊疗中心，有丰富的腹膜癌诊疗经验。初始即考虑此患者卵巢肿物来源于胃癌转移可能性大，且可能已发生其他腹膜转移。完善相关检查后，未见腹腔外远处脏器转移，无手术绝对禁忌，故按腹膜表面肿瘤原则行规范 CRS + HIPEC 治疗，联合术后辅助化疗，使患者获得明显生存获益。自确诊胃癌腹膜转移行 CRS + HIPEC 后，患者已生存 33 月余。该治疗策略值得进一步研究及推广，以使更多患者生存获益。

（苏延冬　闫国军　马　茹　李　雁）

参考文献

1. 山雪华, 杨婷, 陈亮, 等. Krukenberg 瘤的临床研究进展. 武汉大学学报（医学

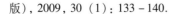

版），2009，30（1）：133 - 140.

2. 李梅，彭素蓉，陈小祥，等. 库肯勃氏瘤预后相关因素分析. 实用癌症杂志，2013，28（1）：80 - 83.

3. 许建军，洪鸿图，粘朝晖，等. 卵巢 Krukenberg 瘤的螺旋 CT 诊断（附 14 例报告）. 中国临床医学影像杂志，2007，18（7）：516 - 517.

4. QIU L, YANG T, SHAN X H, et al. Metastatic factors for Krukenberg tumor：a clinical study on 102 cases. Med Oncol, 2011, 28（4）：1514 - 1519.

5. LI S Q, ZHANG K C, LI J Y, et al. Establishment and validation of a nomogram to predict the risk of ovarian metastasis in gastric cancer：based on a large cohort. World J Clin Cases, 2020, 8（19）：4331 - 4341.

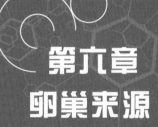

第六章
卵巢来源

病例1　卵巢癌腹膜转移（浆液性癌）

📋 病历摘要

患者，女，50岁，因"下腹坠胀1个月"，于2008年11月18日就诊。患者无腹泻，无阴道流血、流液，无尿频、尿急。既往无遗传病史、特殊疾病史等。

【体格检查】

生命体征平稳，双侧颈部未触及淋巴结。心肺未见明显异常。腹软，未见胃肠型及蠕动波，未见腹部静脉曲张，腹部无压痛，未及包块，Murphy 征（－），肝脾肋下未及，肝浊音界存在，移动性浊音阴性，双侧肾区无叩痛，肠鸣音正常，3 次/分，无气过水声。余无异常。妇检：外阴已婚式，阴道通畅，子宫前位，正常大小，盆腔可及一大小约8.0 cm×7.0 cm 肿块，质硬，位置固定，与周围组织边界不清。双侧腹股沟未及淋巴结。

【辅助检查】

实验室检查：血清肿瘤标志物 CA125 773.7 U/mL，CEA、CA19－9、AFP 正常；余无明显异常。

影像学检查：B 超及 CT 均示盆腔实质性包块、腹水（图 6－1A）。

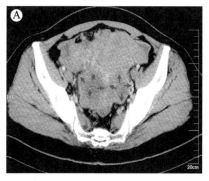
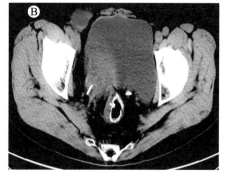
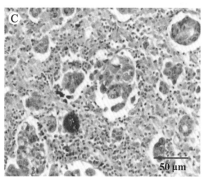
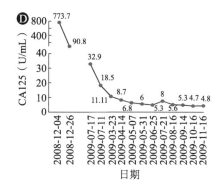

A：术前增强 CT 检查示盆腔巨大肿瘤，肿瘤与直肠分界不清，少量腹水（红色箭头示）；B：术后盆腔增强 CT 检查示降结肠与直肠吻合处（红色箭头示）；C：术后病理结果示（双侧）卵巢浆液性乳头状腺癌（Ⅱ～Ⅲ级）（HE 染色，×400）；D：整体治疗过程及术后化疗后，患者血清 CA125 水平变化趋势。

图 6-1　患者治疗过程的相关检查结果

【诊断】

卵巢癌ⅢC 期。

【诊疗过程】

1. 首次减瘤术

2008 年 11 月 25 日于我院行卵巢肿瘤细胞减灭术（全子宫 + 双附件 + 种植肿瘤切除术），发现少量血性腹水，右侧附件区见 8.0 cm × 8.0 cm 的实性包块，左侧附件区见 10.0 cm × 8.0 cm 大小的实性包块，子宫、膀胱浆膜、直肠及乙状结肠等处多发转移结节；因患者家属拒绝行肠造瘘术，无法进行完全肿瘤细胞减灭术，术后直肠前及乙状结肠残余瘤直径达 8.0 cm。病理诊断为（双侧）卵巢浆液性乳头状腺癌（Ⅱ ~ Ⅲ级）（图 6 - 1C）。术中 PCI 评分为 19 分，术后 CC 评分为 3 分。

2. 间歇期化疗

患者于 2008 年 12 月至 2009 年 1 月，行 3 个周期 TP 方案系统化疗：紫杉醇脂质体 270 mg + 卡铂 500 mg，化疗过程顺利。复查 CT 及 B 超示直肠上段前方软组织肿块，血清 CA125 18.5 U/mL。

3. CRS + HIPEC

腹膜癌综合治疗团队讨论，患者确诊卵巢癌腹膜转移，有 CRS + HIPEC 适应证，无远处内脏转移，故无手术绝对禁忌证；CRS + HIPEC 有助于延长生存期，改善患者生活质量。于 2009 年 2 月 25 日在全麻下行肿瘤细胞减灭术。术中探查无腹水，乙状结肠、直肠及盆底肿块粘连，回肠粘连于盆底，小肠及系膜有 0.5 cm 肿瘤结节，布满腹膜，结肠肝区、脾区处大网膜表面仍有瘢痕化小结节，术中 PCI 为 11 分。手术切除乙状结肠及盆底肿瘤，降结肠与直肠行低位吻合，切除肝区、脾区处网膜。术后残余瘤直径

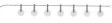

<0.5 cm，术后 CC 为 1 分。CRS 完成后，行开放式术中 HIPEC，化疗药物为丝裂霉素 C 30 mg + 顺铂 120 mg，加热至 43 ℃，持续灌注 90 min。术后病理检查诊断为乙状结肠浆膜及肌层见癌转移（浆液性乳头状癌并钙化）。

4. 巩固化疗

术后 2009 年 2 月 28 日至 8 月 18 日给予 8 个周期 TP 方案系统化疗：紫杉醇脂质体 270 mg + 卡铂 500 mg。化疗期间及化疗后，CA125 水平呈持续下降趋势（图 6 - 1D）。

5. 治疗过程小结

患者规范性治疗后定期随访，截止 2019 年 12 月 1 日，患者术后总生存期达到 133 个月，一般状态良好，无瘤生存。整体治疗经过见图 6 - 2。

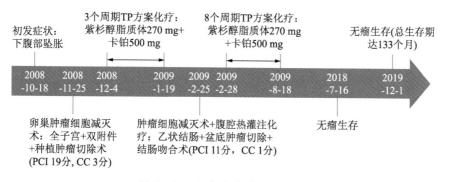

图 6 - 2　患者诊疗过程流程图

病例分析与讨论

【病例特点】

50 岁女性，下腹坠胀 1 个月收入院，既往无遗传病史、疾病史等。

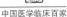

体格检查无明显阳性体征。

辅助检查： 实验室检查：血清肿瘤标志物 CA125 773.7 U/mL，CEA、CA19-9、AFP 正常；余无明显异常。影像学检查：B 超及 CT 均示盆腔实质性包块、腹水（图 6-1A）。

【诊疗思路】

50 岁女性，主因"下腹坠胀 1 个月"收入院。于 2008 年 11 月 25 日行 CRS + HIPEC。术后 CC 评分为 3 分。术后病理诊断为高级别卵巢浆液性乳头状腺癌。复查 CA125 较前降低。行 3 个周期紫杉醇加卡铂系统化疗后，血清 CA125 恢复正常，影像学复查肿块未见明显缩小。腹膜癌诊疗团队讨论，若想达到 CC0 需切除部分直肠，有可能行临时性造瘘，与患者及家属商议治疗方案并取得同意后，于 2009 年 2 月 25 日行第 2 次 CRS + HIPEC，术后达到 CC1 分，给予丝裂霉素加顺铂方案进行 HIPEC，遂行降结肠和直肠低位吻合。术后给予 8 个周期 TP 方案静脉化疗以巩固疗效。截至随访时间，患者无复发迹象，总生存期达 133 个月。

疾病介绍

上皮性卵巢癌（epithelial ovarian cancer, EOC）占卵巢恶性肿瘤的 75% 以上。由于卵巢在女性盆腔中位置较深，早期缺乏特异性临床表现，85% EOC 患者确诊时已处于晚期（FIGO Ⅲ~Ⅳ 期），肿瘤常累及腹膜或出现远处转移，典型转移方式以腹腔内局部扩散为主，腹膜癌为 EOC 自然病程的必然表现，> 70% 的 EOC 以 PM 为主要形式复发。晚期 EOC 是女性生殖系统系统肿瘤的主要杀手之一，5 年生存率不足 20%。减瘤术联合紫杉烷类加铂类药物系统化疗为一线治疗方案，诊断为 EOC 的患者 5 年生存率仅为 29%，

笔记

中位总生存期仅有50个月，无进展生存期仅3~4个月，70%患者1~2年内复发。

术前对晚期EOC患者的综合评估对手术方案和辅助治疗方案指导意义显著。临床上针对EOC PM主要通过以下几方面综合评估：①常规评估患者KPS评分；②血清肿瘤标志物CEA + CA125 + CA19 - 9联合检测，判断肿瘤标志物水平变化；③静态影像学如胸腹盆腔CT增强扫描 + 三维重建明确肿瘤分布情况，胃肠道造影明确小肠运动及肠系膜受累情况，研究显示CT腹膜癌指数与术中PCI的吻合度为0.384~0.640；④腹水或腹腔冲洗液脱落细胞学检查，判断腹水性质；⑤术中细胞病理学检查、组织病理学检查作为诊断及鉴别诊断的金标准，判断原发肿瘤来源，尤其需要排除Krukenberg瘤。

自20世纪80年代以来，最大程度的细胞减灭术辅以铂类加紫杉烷类为主的系统化疗是EOC的标准治疗模式，包括满意减瘤术、新辅助化疗、系统和（或）腹腔化疗、靶向治疗等。减瘤程度是最重要的预后影响因素，与患者生存期呈正相关。CRS + HIPEC是腹膜癌的标准治疗策略，该疗法综合利用热疗和化疗协同效应清除微癌灶和游离癌细胞，可显著延长患者生存期。近年来越来越多的研究者也将CRS + HIPEC应用于卵巢癌腹膜转移的治疗，美国妇科肿瘤组织（GOG）的3项前瞻性随机对照临床试验已经显示出腹腔化疗在某些经选择的EOC患者中的生存优势。美国国立癌症研究所也建议对Ⅲ期EOC患者采用静脉加腹腔内联合化疗。2019年，NCCN将HIPEC作为FIGO Ⅲ期EOC的推荐治疗。对于复发性EOC的前瞻性Ⅲ期随机对照临床试验也显示，CRS + HIPEC可以提高复发性EOC患者的总生存。

李雁教授点评

近30年，晚期和复发性EOC的治疗以传统手术联合一线化疗方案为主，5年生存率不足30%。2015年我课题组在《细胞减灭术加腹腔热灌注化疗治疗腹膜表面肿瘤的专家共识》中指出，CRS + HIPEC适应证为腹、盆腔来源的腹膜癌，包括胃癌、结直肠癌、阑尾癌、卵巢癌、原发性腹膜癌和腹膜间皮瘤等，并详述了HIPEC治疗PM的作用机制、患者筛选、操作规范及不良事件。随着近几年对HIPEC应用于妇科恶性肿瘤治疗的循证证据进行了一系列更新，如2017年李晶等发表的《妇科恶性肿瘤腹腔热灌注化疗临床应用的专家共识》，综述了术后HIPEC在妇科肿瘤中的应用。与开放式术中HIPEC不同的是，术后HIPEC治疗时机为CRS术中放置化疗泵，于术后1周内进行HIPEC治疗，但与化疗泵相关的不良事件也一直成为妇科肿瘤医师亟待解决的主要问题，且目前开放式术中HIPEC在国内妇科肿瘤领域开展较少。

本例患者手术实施距今已十余年，处于CRS + HIPEC综合治疗临床起步阶段，故该例EOC PM患者HIPEC用药选择丝裂霉素联合顺铂方案，经过多年临床研究和探索，在全面评估患者情况后，我们形成了HIPEC用药以铂类联合紫杉醇类双药治疗、用药时长为每种药物30 min、共计60 min的经典方案。临床研究结果提示，该方案疗效明显优于HIPEC铂类或紫杉醇类30~60 min的单药治疗，但仍需要大量多中心随机对照Ⅲ期临床试验进一步深入研究。

在接诊EOC PM患者的过程中，医生应在患者入院时明确其基础健康状况（即 KPS 评分），通过影像学检查结果与患者症状相结合的综合评估，制订个体化综合治疗策略。术中应全面探查腹盆腔情况，严格 PCI 评分，准确定位肿瘤侵袭范围，并在此基础上尽可能切除肉眼可见病灶。CC 为判断 EOC PM 预后的独立预后指标。而多数情况下，达到 CC0 ~ 1 分需行多脏器和腹膜联合切除，因 HIPEC 是术中在充分肿瘤细胞减灭后同时进行，手术难度较大、时间较长，增加一定程度麻醉风险和围手术期风险，故对患者围手术期管理、手术医师和麻醉医师的临床经验、手术技巧及团队合作力均有较高要求。再者，建立完整的 EOC PM 患者诊疗体系和随访体系，有助于全面把握疾病进程，及时调整患者治疗方案。

（张　珏　马　茹　李　雁）

参考文献

1. SIEGEL R L, MILLER K D, JEMAL A. Cancer statistics, 2015. CA Cancer J Clin, 2015, 65（1）: 5 – 29.

2. ARMSTRONG D K, ALVAREZ R D, BAKKUM – GAMEZ J N, et al. NCCN Guidelines Insights: Ovarian Cancer, Version 1. 2019. J Natl Compr Canc Netw, 2019, 17（8）: 896 – 909.

3. VERGOTE I, COENS C, NANKIVELL M, et al. Neoadjuvant chemotherapy versus debulking surgery in advanced tubo – ovarian cancers: pooled analysis of individual patient data from the EORTC 55971 and chorus trials. Lancet Oncol, 2018, 19（12）: 1680 – 1687.

4. HENNESSY B T, COLEMAN R L, MARKMAN M. Ovarian cancer. Lancet, 2009, 374（9698）: 1371 – 1382.

5. OZOLS R F, BUNDY B N, GREER B E, et al. Phase Ⅲ trial of carboplatin and

笔记

paclitaxel compared with cisplatin and paclitaxel in patients with optimally resected stage Ⅲ ovarian cancer：a Gynecologic Oncology Group study. J Clin Oncol, 2003, 21（17）：3194 – 3200.

6. BRISTOW R E, TOMACRUZ R S, ARMSTRONG D K, et al. Survival effect of maximal cytoreductive surgery for advanced ovarian carcinoma during the platinum era：a meta – analysis. J Clin Oncol, 2002, 20（5）：1248 – 1259.

7. BAKRIN N, CLASSE J M, POMEL C, et al. Hyperthermic intraperitoneal chemotherapy（HIPEC）in ovarian cancer. J Visc Surg, 2014, 151（5）：347 – 353.

8. ARMSTRONG D K, BUNDY B, WENZEL L, et al. Intraperitoneal cisplatin and paclitaxel in ovarian cancer. N Engl J Med, 2006, 354（1）：34 – 43.

9. PROVENCHER D M, GALLAGHER C J, PARULEKAR W R, et al. OV21/ PETROC：a randomized Gynecologic Cancer Intergroup phase Ⅱ study of intraperitoneal versus intravenous chemotherapy following neoadjuvant chemotherapy and optimal debulking surgery in epithelial ovarian cancer. Ann Oncol, 2018, 29（2）：431 – 438.

10. MARKMAN M, BUNDY B N, ALBERTS D S, et al. Phase Ⅲ trial of standard – dose intravenous cisplatin plus paclitaxel versus moderately high – dose carboplatin followed by intravenous paclitaxel and intraperitoneal cisplatin in small – volume stage Ⅲ ovarian carcinoma：an intergroup study of the Gynecologic Oncology Group, Southwestern Oncology Group, and Eastern Cooperative Oncology Group. J Clin Oncol, 2001, 19（4）：1001 – 1007.

11. SPILIOTIS J, HALKIA E, LIANOS E, et al. Cytoreductive surgery and HIPEC in recurrent epithelial ovarian cancer：a prospective randomized phase Ⅲ Study. Ann Surg Oncol, 2015, 22（5）：1570 – 1575.

12. PARSON E N, LENTZ S, RUSSELL G, et al. Outcomes after cytoreductive surgery and hyperthermic intraperitoneal chemotherapy for peritoneal surface dissemination from ovarian neoplasms. Am J Surg, 2011, 202（4）：481 – 486.

13. LI Y, ZHOU Y F, LIANG H, et al. Chinese expert consensus on cytoreductive surgery and hyperthermic intraperitoneal chemotherapy for peritoneal malignancies. World J Gastroenterol, 2016, 22 (30)：6906 - 6916.

14. BAKRIN N, COTTE E, GOLFIER F, et al. Cytoreductive surgery and hyperthermic intraperitoneal chemotherapy (HIPEC) for persistent and recurrent advanced ovarian carcinoma：a multicenter, prospective study of 246 patients. Ann Surg Oncol, 2012, 19 (13)：4052 - 4058.

15. SPILIOTIS J, HALKIA E, LIANOS E, et al. Cytoreductive surgery and HIPEC in recurrent epithelial ovarian cancer：a prospective randomized phase Ⅲ study. Ann Surg Oncol, 2015, 22 (5)：1570 - 1575.

16. SUN J H, JI Z H, YU Y, et al. Cytoreductive surgery plus hyperthermic intraperitoneal chemotherapy to treat advanced/recurrent epithelial ovarian cancer：results from a retrospective study on prospectively established database. Transl Oncol, 2016, 9 (2)：130 - 138.

17. SPILIOTIS J, HALKIA E, LIANOS E, et al. Cytoreductive surgery and hipec in recurrent epithelial ovarian cancer：a prospective randomized phase III study. Ann Surg Oncol, 2015, 22 (5)：1570 - 1575.

18. MUELLER J J, KELLY A, ZHOU Q, et al. Intraperitoneal chemotherapy after interval debulking surgery for advanced - stage ovarian cancer：feasibility and outcomes at a comprehensive cancer center. Gynecol Oncol, 2016, 143 (3)：496 - 503.

笔记

病例 2　卵巢癌腹膜转移（浆液—黏液性癌）

病历摘要

患者，女，44 岁，主因"腹痛 4 个月，腹胀、腹部膨隆半月"入院。

患者于 2008 年 12 月 30 日无明显诱因出现间断性、进行性上腹部疼痛，无恶心、呕吐、腹泻等不适，二便正常，中药治疗后疼痛缓解。2009 年 4 月 11 日出现腹胀、腹部膨隆，并呈进行性加重，伴恶心、食欲下降，无呕吐。平卧后心慌、呼吸困难。

既往多囊肾病史 40 年，脊髓灰质炎后遗症病史 40 年，家族多囊肾病史，孕产史：G3P3，月经史：3～5 天/28～30 天，末次月经：2009 年 4 月 4 日。

【体格检查】

体温 36.5 ℃，脉搏 80 次/分，呼吸 20 次/分，血压 118/66 mmHg，神志清楚，被动体位，蹒跚步态，慢性病面容，中度贫血貌。腹部膨隆，腹肌紧张，上腹部脐下可触及片状质硬包块，不可移动，叩诊呈实音，肝脾肋下未及，移动性浊音阳性，双下肢凹陷性水肿，呈对称性，双侧肾区无叩痛，肠鸣音减弱，2～3 次/分，无气过水声，双侧锁骨上未触及肿大淋巴结。三合诊检查：子宫后位，位置固定，与周围组织边界不清，偏右侧盆腔巨大肿块，质硬固定，触

 笔记

痛阳性，左侧附件可触及，无触痛。

【辅助检查】

实验室检查：腹水肿瘤标志物 CA19 - 9 ＞12 000 U/mL，CEA 3930.41 ng/mL；血清肿瘤标志物 CA125 147.2 U/mL，CA19 - 9 1060.9 U/mL，CEA 7.1 ng/mL。大便潜血阳性。血常规示血红蛋白 99.2 g/L，其余指标如肝肾功能、电解质、凝血功能、心肌酶等均未见明显异常。

影像学检查：腹盆部增强 CT（图 6 - 3）：腹腔偏右侧可见 18.2 cm×18.9 cm×4.2 cm 囊实性肿块，与右侧阔韧带分界不清，可见粗大血管与右侧阔韧带血管相连，考虑卵巢来源；腹腔肠管移位，双侧肾脏呈多囊性改变，并可见小结石影；腹腔内见水样密度影；肝脏内见多个囊性低密度灶；下腔静脉受压变形，腹膜后未见肿大淋巴结。

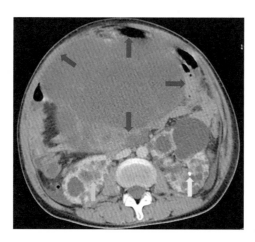

图 6 - 3　术前腹盆腔增强 CT

注：腹腔可见巨大囊实性肿块，与右侧阔韧带分界不清，考虑卵巢来源（红色箭头示）。双肾呈多囊性改变（绿色箭头示），左侧小结石影（黄色色箭头示）。

病理学检查：抽取腹水，2009 年 4 月 27 日行病理学检查，结果提示找到癌细胞。

【诊断】

右侧卵巢巨大肿瘤伴恶性腹水，卵巢癌腹膜转移，多囊肝，双肾结石，多囊肾，脊髓灰质炎后遗症，轻度贫血。

【诊治经过】

完善相关检查后，腹膜癌综合治疗团队讨论，根据患者影像学检查和体格检查均提示盆腔内巨大肿瘤，考虑来源于右侧卵巢；肿瘤组织与周围组织边界不清，质地硬、不可移动，具有腹膜转移高风险或已经出现了隐匿性周围组织播散，临床诊断为右侧卵巢巨大肿瘤伴恶性腹水（FIGO ⅢC 期），具备手术适应证；无远处及内脏转移，故无手术绝对禁忌证。因此，按照腹膜转移癌的原则于 2009 年 4 月 30 日进行 CRS + HIPEC 手术，可有助于延长生存期，降低腹腔种植风险，改善患者生活质量。

1. 术中探查

开腹探查见深黄色浑浊腹水，抽出约 1500 mL。中上腹见巨大、球形囊实性肿块，直径 15.0 cm，包膜完整，来源于右侧附件，左侧卵巢未见肿块，左侧输卵管韧带处囊肿（图 6 – 4）。大网膜、肠系膜及小肠、结肠表面、腹壁可见散在和融合的粟粒样种植结节（直径为 0.2 ~ 2.0 cm），PCI 评分为 12 分。

2. 手术经过

完整切除右侧附件及巨大肿瘤、子宫及左侧附件、全部大网膜及左前下腹壁结节，CC 评分 0 分。同时，给予术中 HIPEC，于 42 ℃生理盐水 12 000 mL 中加入丝裂霉素 C 40 mg，持续灌注化疗 120 min。手术过程顺利，耗时 330 min，出血 400 mL，输红细胞 4 U。术毕止血、放置腹腔输液港备术后腹腔化疗。

3. 术后病理诊断

右侧卵巢浆液 – 黏液性囊腺癌（中等分化）伴有广泛坏死形

笔记

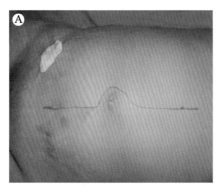 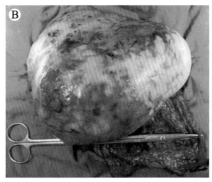

A：取下腹部正中切口，上自脐上 10.0 cm，下至脐下 6.0 cm；B：中上腹可见一球形囊实性巨大肿瘤，直径约 15.0 cm，包膜完整。

图 6 - 4　术前及术中照片

成；大网膜、腹壁结节未见癌。

4. 术后辅助治疗

2009 年 5 月 22 日至 10 月 23 日行 6 个周期腹腔化疗：多西他赛 80 mg d1 + 卡铂 300 mg d1、q3w。化疗过程顺利，化疗期间肿瘤标志物（CEA、CA125、CA19 - 9）均未见明显异常。

5. 治疗过程小结

截至 2020 年 8 月 6 日，患者无肿瘤复发征象，无复发生存期超过 135 个月（＞11 年），总生存期超过 139 个月（图 6 -5）。

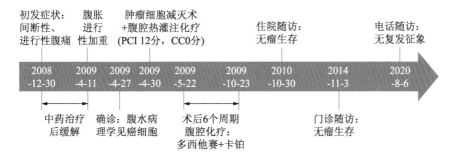

图 6 -5　患者诊疗过程流程图

病例分析与讨论

【病例特点】

44 岁女性，因"腹痛 4 个月，腹胀、腹部膨隆半月"入院。既往多囊肾病史 40 年，脊髓灰质炎后遗症病史 40 年，家族多囊肾病史。

体格检查： 患者身材矮小，蹒跚步态，慢性病面容，呈中度贫血貌，移动性浊音阳性，双下肢对称性水肿。三合诊检查提示偏右侧盆腔巨大肿块，质硬固定，触痛阳性。

辅助检查： ①实验室检查：腹水 CA19 - 9 > 12 000 U/mL，CEA 3930.41 ng/mL。血清 CA125 147.2 U/mL，CA19 - 9 1060.9 U/mL，CEA 7.1 ng/mL。大便潜血阳性。血常规示血红蛋白 99.2 g/L。②腹盆部增强 CT：腹腔偏右侧可见 18.2 cm × 18.9 cm × 4.2 cm 囊实性肿块，与右侧阔韧带分界不清，可见粗大血管与右侧阔韧带血管相连，考虑卵巢来源；腹腔肠管移位，双侧肾脏呈多囊性改变，并可见小结石影；腹腔内见水样密度影；肝脏内见多个囊性低密度灶；下腔静脉受压变形，腹膜后未见肿大淋巴结。③腹水病理学检查见癌细胞。

【诊疗思路】

44 岁女性，主因"腹痛 4 个月，腹胀、腹部膨隆半月"入院。患者自 2008 年 12 月 30 日无明显诱因出现间断性、进行性上腹部疼痛症状，中药治疗后疼痛缓解。随后出现腹胀、腹部膨隆，并呈进行性加重，伴恶心、食欲下降，无呕吐，平卧后心慌、呼吸困难。入院后给予身体基础功能评估、完善相关检查，根据体格检查及影像学检查，初步诊断为右侧卵巢巨大肿瘤伴恶性腹水（FIGO ⅢC

 笔记

期）。患者具有腹膜高转移风险或已出现隐匿性腹膜转移，具有手术适应证；无远处及内脏转移，故无手术绝对禁忌证。行 CRS + HIPEC 综合治疗后达到 CC0 分，术后给予 6 个周期多西他赛加卡铂腹腔化疗。定期随访至 2020 年 8 月 6 日无复发征象。患者无复发生存超过 135 个月。

李雁教授点评

晚期 EOC 通常发展为巨大肿瘤，压迫腹盆腔组织和脏器，常伴有恶性腹水。手术过程中肿瘤细胞脱落、局部种植，恶性腹水中的残留肿瘤细胞，腹膜表面附着的肉眼不可见的微小残余灶，可能是肿瘤复发的主要原因。尽管腹腔内化疗可有效提高晚期 EOC 患者生存期，较系统性化疗患者延长 10 ~ 15 个月，但化疗泵相关不良反应严重影响患者生活质量，导致无法实施完整的化疗方案，达到预期临床疗效。本研究中，我们采用 CRS + HIPEC，避免了腹腔化疗常见失败原因，以及药物分布不均、渗透性差等不足，同时具有以下优势：①大容量液体灌洗作用、机械性冲刷作用、热效应及细胞毒效应，达到清除微转移灶和游离癌细胞的效果。②维持灌注温度 43 ℃，是正常组织细胞和恶性肿瘤细胞不可逆损伤的临界温度，充分发挥热效应对肿瘤的杀伤作用。③热疗和化疗联合应用具有显著协同作用。高温状态下，癌细胞膜流动性增强，细胞膜及肿瘤血管通透性增高，有利于化疗药物的渗透和吸收。④热化疗后癌细胞内化疗药物排泄减少，蓄积浓度增加，同时抑制肿瘤细胞对化疗药物损伤的修复等。因此，术中 HIPEC 可能达到与术后辅助腹腔化疗相似或更佳的疗效，且操作简单、成功率高、依从性好。

（张 珏 马 茹 李 雁）

参考文献

1. THIGPEN T, DUBOIS A, MCALPINE J, et al. First – line therapy in ovarian cancer trials. Int J Gynecol Cancer, 2011, 21（4）：756 – 762.

2. COLERIDGE S L, BRYANT A, LYONS T J, et al. Chemotherapy versus surgery for initial treatment in advanced ovarian epithelial cancer. Cochrane Database Syst Rev, 2019, 2019（10）：CD005343.

3. MALGRAS B, GAYAT E, AOUN O, et al. Impact of combination chemotherapy in peritoneal mesothelioma hyperthermic intraperitoneal chemotherapy（HIPEC）：the renape study. Ann Surg Oncol, 2018, 25（11）：3271 – 3279.

4. BIGNELL M B, MEHTA A M, ALVES S, et al. Impact of ovarian metastases on survival in patients treated with cytoreductive surgery and hyperthermic intraperitoneal chemotherapy for peritoneal malignancy originating from appendiceal and colorectal cancer. Colorectal Dis, 2018, 20（8）：704 – 710.

5. VAN DRIEL W J, KOOLE S N, SIKORSKA K, et al. Hyperthermic intraperitoneal chemotherapy in ovarian cancer. N Engl J Med, 2018, 378（3）：230 – 240.

6. LHEUREUX S, GOURLEY C, VERGOTE I, et al. Epithelial ovarian cancer. Lancet, 2019, 393（10177）：1240 – 1253.

病例 3　卵巢癌腹膜转移（黏液性癌）

病历摘要

患者，女，26 岁，主因"卵巢癌术后 15 个月"收入院。

患者于 2010 年 8 月无明显诱因出现腹胀、腹痛，无黄疸、发热、黑便等不适，9 月 21 日外院行腹腔镜下右侧附件切除术 + 左侧卵巢活检术，术后病理：右侧卵巢交界性黏液性腺纤维瘤，左侧卵巢白体囊肿合并出血，右输卵管淤血，诊断为右卵巢交界性黏液性腺纤维瘤ⅠA期。2012年8月1日例行复查，腹部MRI显示左侧附件区囊实性肿块，于11月16日行腹腔镜下左卵巢肿瘤切除＋右盆腔结节活检术，术后病理：（左卵巢）卵巢高－中分化黏液性乳头状囊腺癌，（右侧盆壁组织）纤维结缔组织中可见癌组织浸润。于12月14日在全麻下行剖腹探查术＋盆腔腹膜粘连松解术＋全子宫及左侧附件切除术＋大网膜切除术＋盆腔及腹主动脉旁淋巴结切除术＋阑尾切除术，术后病理：卵巢癌病变符合黏液腺癌，累及乙状结肠系膜、直肠前壁；大网膜未见癌转移，淋巴结未见癌转移。2012年12月22日开始行3个周期TP方案系统化疗（紫杉醇270 mg＋卡铂450 mg）。2014年4月3日收入我院。

否认既往病史、家族病史等。

【体格检查】

体温36.5 ℃，脉搏70次/分，呼吸20次/分，血压125/80 mmHg，发育正常，神志清楚，自主体位，查体合作。腹部微膨隆，腹软，液波震颤阳性，右上腹部轻微压痛，无反跳痛，Murphy征（－），肝脾肋下未及，肝浊音界存在，移动性浊音阳性，双侧肾区无叩痛，肠鸣音正常，4次/分，无气过水声，双侧锁骨上未触及肿大淋巴结。三合诊检查：阴道通畅，密闭缝合，盆腔空虚，未触及明显肿物。

【辅助检查】

实验室检查：血清肿瘤标志物 CEA 0.78 ng/mL，CA19 - 9 17.68 U/mL，CA125 0.52 U/mL；血常规、肝肾功能、凝血功能等未见异常。

影像学检查：胸部CT未见明显异常，右侧腹膜肿块（结合临床提示转移），腹腔及盆腔大量积液。腹部 MRI：①卵巢癌、子宫及双侧附件切除术后改变；②右膈下占位，腹水；③双侧髂血管淋巴结囊肿，盆腔积液。胃肠碘水造影未见明显异常。

【诊断】

复发性卵巢癌，卵巢癌腹膜转移，卵巢癌伴腹水。

【诊治经过】

完善相关检查后，腹膜癌综合治疗团队讨论，患者确诊复发性卵巢癌（FIGO ⅢC 期），有手术适应证；无远处内脏转移，无绝对手术禁忌证。影像学检查结果提示卵巢癌术后再次出现明显病灶，考虑肿瘤复发合并腹膜转移。因此，应当按照腹膜转移癌的原则进行 CRS + HIPEC，有助于延长生存期，改善患者生活质量。2014 年 4 月 12 日在全麻下行大小网膜切除术 + 右膈下腹膜切除术 + 直肠前切除术 + 腹腔热灌注化疗术 + 腹腔化疗泵植入术。

1. 术中探查

腹腔大量淡黄色清亮腹水，约 3000 mL，呈子宫、双附件切除 + 部分大网膜切除 + 阑尾切除术后改变，见横结肠系膜、大小网膜、盆底腹膜、直肠及乙状结肠、右侧膈下播散性粟粒状至米粒大小转移灶（0.2~0.5 cm），右侧膈下腹膜见 4.0 cm × 3.0 cm 大小肿块，质脆，术中 PCI 评分为 9 分。

2. 手术经过

完整切除大、小网膜，离断肝圆韧带，沿膈底完整剥离膈肌腹膜和膈下肿块、侧壁腹膜、左右髂窝腹膜、盆腔腹膜、膀胱表面腹膜。剥离部分乙状结肠，离断直肠，行乙状结肠 - 直肠端侧吻合。同时术中给予 HIPEC，洛铂 100 mg + 紫杉醇 90 mg 分别加入 3000 mL 生理盐水，温度：43 ℃，分别灌注 30 min。术后 CC 评分为0分。彻底止血后放置腹腔引流管和腹腔化疗泵,备术后腹腔化疗。手术过程顺利,手术耗时560 min,失血600 mL,输注冷沉淀6 U,血浆800 mL,输注悬浮红细胞2 U。患者术后行对症支持及康复治疗。

3. 术后病理诊断

①直肠浆膜层、右侧膈肌腹膜结节、右侧膈肌肿瘤、右侧膈肌腹膜、大网膜肝区组织内均可见腺癌浸润。结合原病史,考虑来自卵巢。②直肠两手术断端肠壁组织未见癌浸润。③(脾结肠结节、结肠韧带结节、横结肠中段大网膜、大网膜、肝圆韧带、胰腺被膜、小网膜、右髂窝腹膜、乙状结肠表面结节)组织内均可见纤维脂肪增生、慢性炎细胞浸润、灶性间皮细胞增生。④(大网膜)纤维脂肪组织内可见异位副脾及缝线异物巨细胞反应。⑤(幽门上)淋巴结(1枚)未见癌转移。

4. 术后治疗

于2014年5月16日行第1个周期腹腔内化疗,化疗方案为环磷酰胺200 mg d1 + 卡铂300 mg d1、q3w,化疗过程顺利,化疗后出现恶心、呕吐黄色液体、症状较重,查血常规、血生化等均未见明显异常。考虑环磷酰胺药物不良反应影响较大,给予止吐、抑酸、补液等对症治疗。于6月19日至9月25日行第2~4个周期腹腔内化疗,化疗方案更换为紫杉醇60 mg + 洛铂100 mg,化疗过程顺利,复查肿瘤标志物(CEA、CA19 – 9、CA125)均未见明显异常。后定期随访。

5. 术后随访

截至2020年8月10日,患者无肿瘤复发征象,无瘤生存期达77个月(图6 – 6)。

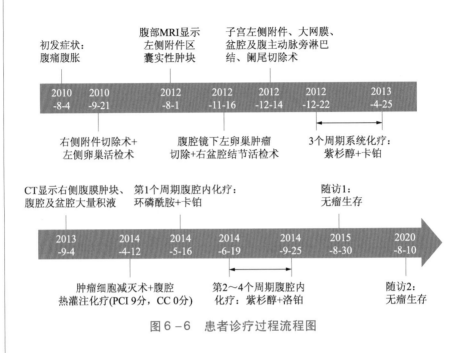

图 6-6　患者诊疗过程流程图

病例分析与讨论

【病例特点】

26 岁女性，卵巢癌术后 15 个月入院，无家族遗传病史。

体格检查提示移动性浊音阳性。

辅助检查： 胸部 CT 未见明显异常，右侧腹膜肿块（结合临床提示转移），腹腔及盆腔大量积液。腹部 MRI 显示：①卵巢、子宫及双侧附件切除术后改变；②右膈下占位，腹水；③双侧髂血管淋巴结囊肿，盆腔积液。胃肠碘水造影未见明显异常。

【诊疗思路】

26 岁女性，主因"卵巢癌术后 15 个月"收入院。患者于 2010 年 8 月无明显诱因出现腹胀、腹痛，于外院行腹腔镜下右侧附件切除术 + 左侧卵巢活检术，首次术后病检诊断为右卵巢交界性黏液性腺纤维瘤ⅠA期，术后未予辅助治疗。2012年8月1日复查腹部MRI显示左侧附件区囊实性肿块，行腹腔镜下左卵巢肿瘤切除+右盆腔结节活检术。二次手术后病检示：（左卵巢）卵巢高–中分化黏液性乳头状囊腺癌，（右侧盆壁组织）纤维结缔组织中可见癌组织浸润，遂行减瘤术治疗。第3次术后病检示：卵巢癌病变符合黏液腺癌。术后给予3个周期TP方案系统化疗（紫杉醇270 mg+卡铂450 mg）。定期复查，5个月后影像学检查提示出现腹盆腔积液及右侧膈下可疑肿瘤病灶，考虑腹膜转移。入院后给予CRS+HIPEC，术后行4个周期铂类药物为主的腹腔化疗。定期随访至2020年8月10日，肿瘤标志物未见明显异常，患者无瘤生存达77个月。

🏥 李雁教授点评

85%的晚期EOC患者经减瘤术联合紫杉烷类加铂类治疗后于3年内复发，中位生存期为12～24个月。大多数复发性EOC患者会接受以减瘤术联合紫杉烷加铂类系统化疗为主的多种方案治疗，但复发间隔缩短、患者生活质量差，且未见明显生存获益，尤其难以突破铂类抵抗型EOC的治疗壁垒。对于复发性EOC，临床通常将"无治疗间隔"作为预测化疗反应、疾病预后和分层的依据，初始治疗6个月后复发为铂敏感型，6个月内复发为铂耐药型。

本例患者为26岁年轻女性，发病时诊断为交界性黏液性腺纤维瘤，后发展为卵巢黏液腺癌伴腹膜转移。4年中经历2次复发、共行3次手术、3个周期系统化疗，影像学检查均可见明显病灶，经减瘤术联合铂类加紫杉烷类系统化疗后，复发间隔时间明显缩短，为典型铂类抵抗型EOC伴腹膜广泛播散。分析其疾病进展主要原因是：①年轻的交界性卵巢肿瘤患者手术程度具有其不确定性，需要考虑保留患者生育功能和卵巢功能，尽管交界性肿瘤恶性程度较低，但仍有肿瘤进展和复发的可能；②在标准手术范围要求下，本例患者行盆腹腔淋巴结清扫术，但并未完整切除大网膜和小网膜，临床手术过程中无法达到真正意义的 R0 切除；③手术创伤导致肿瘤细胞从切断的淋巴管和血管中释放出来引起腹腔播散；④腹膜转移是卵巢癌自然病程的必然结局，手术切除肉眼可见肿瘤病灶后，无法排除腹腔内游离肿瘤细胞播散的高风险性；⑤系统化疗药物毒性无法穿过腹膜屏障，导致药物作用大幅度降低。

我课题组采用 CRS + HIPEC 综合治疗，完整切除肿瘤、转移灶、全腹膜切除等肉眼可见一切病灶，达到 CC0 分。术中 HIPEC 充分发挥紫杉醇和洛铂的药物与热疗的联合作用，可根除微病灶和游离肿瘤细胞。

（张 珏 马 茹 李 雁）

参考文献

1. WILSON M K, PUJADE – LAURAINE E, AOKI D, et al. Fifth ovarian cancer consensus conference of the gynecologic cancer intergroup：recurrent disease. Ann Oncol, 2017, 28（4）：727 – 732.

2. BHATT A, GLEHEN O. The role of cytoreductive surgery and hyperthermic intraperitoneal chemotherapy（HIPEC）in ovarian cancer：a review. Indian J Surg Oncol, 2016, 7（2）：188 – 197.

3. SEHOULI J, GRABOWSKI J P. Surgery in recurrent ovarian cancer. Cancer, 2019, 125（Suppl 24）：4598 – 4601.

4. CANAZ E, GRABOWSKI J P, RICHTER R, et al. Survival and prognostic factors in patients with recurrent low – grade epithelial ovarian cancer：an analysis of five prospective phase Ⅱ/Ⅲ trials of noggo metadata base. Gynecol Oncol, 2019, 154（3）：539 – 546.

笔记

5. MIRZA M R, MONK B J, HERRSTEDT J, et al. Niraparib maintenance therapy in platinum – sensitive, recurrent ovarian cancer. N Engl J Med, 2016, 375（22）: 2154 – 2164.

6. FELSINGER M, MINAR L, WEINBERGER V, et al. Secondary cytoreductive surgery – viable treatment option in the management of platinum – sensitive recurrent ovarian cancer. Eur J Obstet Gynecol Reprod Biol, 2018（228）: 154 – 160.

7. PETRILLO M, DE IACO P, CIANCI S, et al. Long – term survival for platinum – sensitive recurrent ovarian cancer patients treated with secondary cytoreductive surgery plus hyperthermic intraperitoneal chemotherapy（HIPEC）. Ann Surg Oncol, 2016, 23（5）: 1660 – 1665.

8. HUO Y R, RICHARDS A, LIAUW W, et al. Hyperthermic intraperitoneal chemotherapy（HIPEC）and cytoreductive surgery（CRS）in ovarian cancer: a systematic review and meta – analysis. Eur J Surg Oncol, 2015, 41（12）: 1578 – 1589.

病例 4　卵巢来源腹膜假黏液瘤低级别病变

📋 病历摘要

患者，女，60岁，主因"下腹隐痛10余年，加重半个月"入院。

患者1994年无明显诱因出现下腹部间断性隐痛，无放射性、转移性，无恶心、呕吐，无腹胀、腹泻、便秘、血便，无尿频、尿急、尿痛、血尿，月经规律、量正常，未行特殊治疗。2004年11月23日无明显诱因出现下腹部疼痛加重，为行诊治于2004年12月

笔记

267

8 日就诊于我院。

既往史、家族史无特殊。

【体格检查】

生命体征正常，全身皮肤黏膜正常，全身浅表淋巴结未及肿大。腹部平坦，未见胃肠型及蠕动波，腹软，下腹部可及约 20.0 cm×20.0 cm 大小肿物，边界不清，移动度差，轻压痛，无反跳痛、肌紧张，未及包块，Murphy 征（－），肝脾肋下未及，肝浊音界存在，移动性浊音阴性，双侧肾区无叩痛，肠鸣音正常，4 次/分，无气过水声。妇科检查：外阴正常，阴道光滑，前壁膨出，宫颈光滑，宫体萎缩，盆腔可及一约孕 5 月大小肿块，囊实性，活动度可，肛诊直肠黏膜光滑。

【辅助检查】

腹部超声提示右侧盆腔混合性包块（畸胎瘤？囊腺瘤？囊肿并感染？）。

【诊断】

盆腔肿物。

【诊治经过】

1. 第 1 次手术：剖腹探查术

完善相关检查，排除绝对手术禁忌，于 2004 年 12 月 9 日在全麻下行剖腹探查术，探查见左侧卵巢肿块约 18.0 cm×18.0 cm 大小，囊壁已破，囊内为黄色胶冻状物，子宫及右侧卵巢萎缩，遂决定切除子宫双附件。病理诊断：（左）卵巢黏液性囊腺瘤；（左）慢性输卵管炎；老年性萎缩性子宫内膜；慢性宫颈炎伴部分腺体囊状扩张；（右）慢性输卵管炎，卵巢白体形成。

2. 第 2 次手术：CRS + HIPEC

2007 年 10 月无明显诱因出现持续性腹痛，伴腹胀，无放射性、转移性，无恶心、呕吐，无腹泻、便秘、血便，无发热。为行诊治，2008年1月2日再次就诊于我院。既往左卵巢黏液性囊腺瘤手术史，家族史无特殊。体格检查：腹部略膨隆，未见胃肠型及蠕动波，腹软，下腹部压痛，无反跳痛、肌紧张。余无特殊。实验室检查：CA125 21.43 U/mL。腹部CT：盆腔囊实性病灶，考虑肿瘤复发。

（1）手术经过

完善相关检查，排除绝对手术禁忌证，于2008年1月3日全麻下行CRS + HIPEC，探查见肠管及大网膜表面满布粟粒大小黏液组织，阑尾增粗，约3.0 cm×4.0 cm，子宫附件缺如，盆底见胶冻样组织300 mL，其中散在灰白色质地稍硬组织，最大约3.0 cm×3.0 cm。术中PCI评分15分。遂切除大网膜、阑尾、黏液组织，术后CC评分2分。行术中HIPEC，方案：顺铂 + 丝裂霉素，43 ℃，时间90 min。

（2）术后病理结果

（盆腔腹膜种植病灶）腹膜假黏液瘤低级别病变；（大网膜）纤维脂肪组织内见慢性炎细胞浸润伴间皮细胞及血管增生，未见肿瘤；慢性阑尾炎。

3. 第3次手术：CRS + HIPEC

2013年7月1日无明显诱因出现持续性腹痛，伴腹胀，无放射性、转移性，无恶心、呕吐，无腹泻、便秘、血便，无发热。为行诊治，2013年7月8日再次就诊于我院。既往腹膜假黏液瘤手术史，家族史无特殊。体格检查未见明显异常。复查肿瘤标志物CA125 51.5 U/mL，CEA 89.39 ng/mL，CA19 – 9 542 U/mL。腹部CT：肝右叶包膜下囊实性肿块，黏液瘤复发？回盲部软组织影。肠镜示：回盲部肿物性质待查。活检病理诊断：管状腺瘤（低级别上皮内瘤变）。

（1）手术经过

完善相关检查，排除绝对手术禁忌，于 2013 年 7 月 12 日全麻下行 CRS + HIPEC；术中探查：回盲部可见 5.0 cm × 6.0 cm 肿块，质硬，侵出浆膜层，未与周围组织粘连，肝右叶与膈肌间一巨大囊实性伴黏液样肿瘤，约 10.0 cm × 6.0 cm，未侵犯肝脏及膈肌（图 6 - 7）。术中 PCI 评分 8 分。行右半结肠切除术、肝区肿瘤切除术，CC 评分 0 分。行术中 HIPEC，方案：洛铂 100 mg + 紫杉醇 90 mg，43 ℃，60 min。

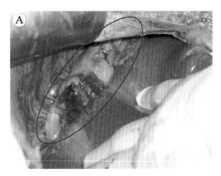
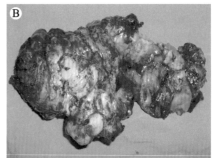
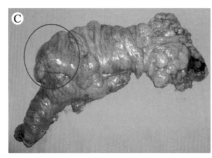
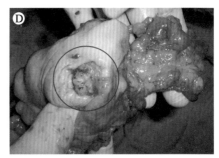

A：肝右叶与膈肌间肿瘤（蓝色圈示）；B：肝右叶与膈肌间肿瘤；C：右半结肠肿瘤（蓝色圈示）；D：回盲部肿瘤侵出浆膜层（蓝色圈示）。

图 6 - 7　术中照片

（2）术后病理诊断

（右半结肠）腺癌，部分呈黏液腺癌分化，肿瘤侵及浆膜，两断端未见癌浸润；（膈肌肿块）纤维结缔组织内可见癌转移；（肠旁 0/1，肠系膜 0/4）淋巴结未见癌转移。

（3）术后治疗

患者第 3 次术后 1 个月，完善相关检查，未见明显化疗禁忌，于 2013 年 8 月 7 日、8 月 21 日、9 月 4 日、9 月 23 日、10 月 10 日、10 月 22 日、11 月 5 日、11 月 26 日分别行 FOLFOX6（奥沙利铂 150 mg + 四氢叶酸 600 mg + 5 - 氟尿嘧啶 600 mg + 5 - 氟尿嘧啶 4 000 mg 46h）方案化疗 8 个周期，后定期随访复查。

4. 治疗过程小结

截至 2020 年 7 月 20 日，患者无肿瘤复发征象，无复发生存期达 188 个月（图 6 - 8）。

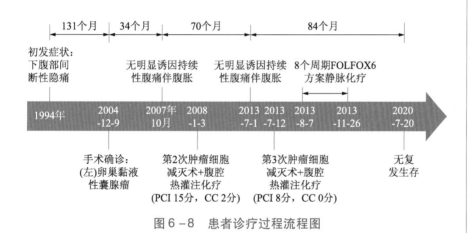

图 6 - 8 患者诊疗过程流程图

病例分析与讨论

【病例特点】

60 岁女性，下腹部隐痛 10 余年、加重半个月入院，既往史、家族史无特殊。

体格检查：下腹部可及约 20.0 cm × 20.0 cm 大小肿物，边界不清，移动度差，轻压痛；妇科检查：盆腔可及一约孕 5 个月大小肿块，囊实性，活动度可，肛诊直肠黏膜光滑。

辅助检查：腹部超声提示右侧盆腔混合性包块（畸胎瘤？囊腺瘤？囊肿并感染？）。

【诊疗思路】

60 岁女性，主因"下腹隐痛 10 余年，加重半个月"入院。入院体格检查及腹部超声提示右侧盆腔混合性包块。为明确诊断、预防可能出现的肠梗阻，遂行第 1 次剖腹探查术，发现肿块起源于左侧卵巢，有恶性可能。患者为绝经后女性，遂切除子宫双附件，术后病理提示（左）卵巢黏液性囊腺瘤，考虑为良性，术后定期随访。回顾病史发现，忽略了一个关键点：术中发现肿物囊壁已破裂，腹膜种植转移风险极大。第 1 次术后 37 个月，再次因"腹痛、腹胀"入院，体格检查发现腹部膨隆，腹部 CT 提示肿瘤复发。遂行第 2 次剖腹探查术，术后病理提示腹膜假黏液瘤低级别病变。术后未行辅助治疗。

第 2 次术后 67 个月，再次因"腹痛、腹胀"入院，复查肿瘤标志物明显增高，腹部 CT 及肠镜活检病理考虑腹膜假黏液瘤复发，同时合并结肠癌，遂行第 3 次剖腹探查术，行标准化 CRS + HIPEC，达到完全肿瘤细胞减灭，术后病理提示腹膜假黏液瘤合并右半结肠 T4a 结肠癌，故参考转移性结直肠癌推荐方案，术后给予 FOLFOX6 方案化疗 8 个周期。截止 2020 年 7 月 20 日随访，患者无复发生存达 84 个月。

疾病介绍

PMP 是一种以黏液性肿瘤细胞产生的黏液在腹腔内集聚、再分布为特征的恶性肿瘤临床综合征，典型临床表现为黏液性腹水、持续性腹胀、进行性肠梗阻、腹膜种植、腹腔脏器粘连、网膜及卵巢受累。该病整体发病率为（2～4）/100万，且有增高趋势，但仍属于罕见病范畴。男女比例为1：1.2～3.4，中位年龄43～63岁。PMP主要源于阑尾黏液性肿瘤，少部分源于卵巢、结肠、脐尿管等脏器的原发性黏液性肿瘤。1/3～1/2女性PMP患者的阑尾和卵巢同时受累。虽卵巢来源PMP罕见，仍需仔细鉴别，以免误诊误治，尤其是临床表现主要为卵巢肿瘤明显而阑尾未见显著异常的患者。

原发性阑尾黏液性肿瘤、继发性卵巢黏液性肿瘤患者，卵巢肿物常常是双侧的，如果是单侧发生，常于右侧卵巢。病理标本检查，若镜下见阑尾从黏膜上皮至低级别阑尾黏液性肿瘤/高级别阑尾黏液性肿瘤或黏液腺癌的过渡并有肿瘤破裂，则是PMP原发于阑尾的直接组织学证据。原发性卵巢黏液性肿瘤、继发性阑尾黏液性肿瘤患者，鉴别难度较大，主要依靠病理组织学检查和免疫组化检查，①组织学检查：镜下见急性/慢性阑尾炎，浆膜层见少量无细胞性黏液或黏液性肿瘤细胞，或黏液性肿瘤细胞由浆膜层向黏膜层浸润；②免疫组化检查：CK7是卵巢原发上皮性肿瘤的相对特异性标志物；SATB2是下消化道黏膜高度特异性核表达蛋白质，在结直肠黏膜的正常上皮和超过81%的原发性结直肠癌及转移性结直肠癌中SATB2阳性，在卵巢黏液性肿瘤（畸胎瘤除外）中SATB2阴性；两者与CK20、CDX20等下消化道肿瘤标志相结合，可综合判断肿瘤来源。在手术治疗时，应常规切除阑尾，并全部取材、连续切片，进行病理学检查。

综上所述，卵巢来源PMP较罕见，女性PMP患者应常规切除阑尾、双侧卵巢，通过阑尾全部取材制片、组织学检查，CK7、CK20、CDX2、SATB2等免疫组化检查，并结合病史、术中探查情况等综合分析，可判断PMP来源。在手术治疗时，无论卵巢病变是否显著，对于无生育需求或绝经后的女性患者，应常规切除双侧卵巢，以免将来肿瘤复发、种植于双侧卵巢。

李雁教授点评

目前，部分临床医师对 PMP 仍认识不足、治疗不规范。在本例中，第 1 次手术时发现左卵巢肿物破裂，病理提示为黏液性囊腺瘤，该情况下仅切除子宫双附件，充分说明临床医师仅考虑到卵巢黏液性囊腺瘤是良性肿瘤，未考虑到肿物破裂、肿瘤细胞在腹腔内播散、表现出恶性生物学行为、形成 PMP 的风险极大，延误了治疗时机。第 1 次手术时，仅切除子宫双附件，未常规切除阑尾。虽第 2 次手术时切除阑尾，病理学证实为慢性阑尾炎、卵巢来源 PMP，但第 1 次手术仍有原发灶残留的巨大风险。

综上所述，第一，我们不能仅仅站在一个时间节点的角度，而应该站在持续发展的角度上看待卵巢黏液性囊腺瘤，肿瘤破裂有可能发展成为 PMP，应该采取积极的治疗措施，防患未然；第二，对于无生育需求或绝经后的女性 PMP 患者，应常规切除阑尾、双侧卵巢，目的在于明确 PMP 来源、预防卵巢种植转移。

（李鑫宝　马　茹　李　雁）

参考文献

1. LI Y, YU Y, LIU Y. Report on the 9th International Congress on Peritoneal Surface Malignancies. Cancer Biol Med, 2014, 11 (4): 281 - 284.

2. CARR N J, CECIL T D, MOHAMED F, et al. A consensus for classification and pathologic reporting of pseudomyxoma peritonei and associated appendiceal neoplasia: the results of the Peritoneal Surface Oncology Group International (PSOGI) modified

Delphi process. Am J Surg Pathol, 2016, 40（1）：14 – 26.

3. LI Y, ZHOU Y F, LIANG H, et al. Chinese expert consensus on cytoreductive surgery and hyperthermic intraperitoneal chemotherapy for peritoneal malignancies. World J Gastroenterol, 2016, 22（30）：6906 – 6916.

4. CHUA T C, MORAN B J, SUGARBAKER P H, et al. Early – and long – term outcome data of patients with pseudomyxoma peritonei from appendiceal origin treated by a strategy of cytoreductive surgery and hyperthermic intraperitoneal chemotherapy. J Clin Oncol, 2012, 30（20）：2449 – 2456.

5. 李鑫宝, 林育林, 姬忠贺, 等. 肿瘤细胞减灭术加腹腔热灌注化疗治疗腹膜假黏液瘤 182 例分析. 中国肿瘤临床, 2018, 45（18）：943 – 949.

6. 闫风彩, 李鑫宝, 林育林, 等. 卵巢来源腹膜假黏液瘤临床病理分析. 中国肿瘤临床, 2019, 46（17）：887 – 890.

笔记

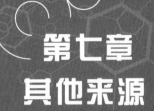

第七章
其他来源

病例 1　乳腺癌腹膜转移

病历摘要

　　患者，女，60 岁，因"左乳癌术后 3 年，下腹部不适 1 个月"入院。

　　患者于 2004 年 6 月 20 日因左乳腺肿块于我院行左乳保乳手术（乳腺区段切除 + 腋窝淋巴结清扫术），术后病理诊断为左乳腺浸润性导管癌，伴淋巴结转移（4/12），ER（ − ）、PR（ − ）、CerbB − 2（ − ）。术后按 CEF 方案（环磷酰胺 + 表柔比星 + 5-氟尿嘧啶）化

笔记

疗 6 个周期，术后血 CA125 检查无异常，其后未复查肿瘤标志物。2007 年 8 月无明显诱因自觉下腹部不适，无明显腹痛、腹胀感，无恶心、呕吐，无发热。2007 年 9 月 24 日转诊于我院。

既往因结核性腹膜炎于 1982 年行剖腹探查术。入院前近 3 年经常服用紫苏油、灵芝孢子油、螺旋藻、角鲨烯胶囊等保健药品。家族史无特殊。

【体格检查】

体温 36.2 ℃，脉搏 80 次/分，呼吸 20 次/分，血压 150/90 mmHg，发育正常，神志清楚，自主体位，查体合作，皮肤、巩膜无黄染，浅表淋巴结未触及肿大。左乳外上象限及腋窝见 8.0 cm 手术瘢痕，局部未及肿块，右乳正常。腹部平坦，下腹正中可见一长约 10.0 cm 手术瘢痕，未见胃肠型及蠕动波，腹软，无压痛、反跳痛，未及肿块，Murphy 征（-），肝脾肋下未及，肝浊音界存在，移动性浊音阴性，双侧肾区无叩痛，肠鸣音正常，4 次/分，无气过水声。阴道检查发现宫颈后有直径约 2.0 cm 的结节，质硬。余无异常。

【辅助检查】

实验室检查：2007 年 9 月 7 日 CA125 528.66 U/mL，9 月 17 日 CA125 734.49 U/mL，9 月 25 日 CA125 608.69 U/mL。总胆固醇 5.9 mmol/L，低密度脂蛋白 3.17 mmol/L，C - 反应蛋白 6.05 mg/L。肝肾功能、电解质、凝血功能等检查未见明显异常。2007 年 9 月 24 日盆腔积液脱落细胞学检查发现少量核异质细胞，诊断为转移性腺癌。

影像学检查：双侧钼靶照相提示左乳钙化，未见明显肿瘤征象。妇科 B 超提示子宫后方可见 7.6 cm×3.2 cm 液性暗区，外形欠规则，并布满光点。腹部 B 超示左肾下级腹侧实质区可见 3.0 cm×2.7 cm 无回声区，右肾窦区边界可见 0.4 cm×0.3 cm 的强回声光点。腹盆腔 CT（2007 年 9 月 11 日，图 7 - 1A）提示肝内数枚小点状钙化，双肾内见小点状致密影，左肾包膜下见较大囊性低密度灶，直肠子宫陷凹可见水样低密度影。PET - CT 提示双侧腹部肠管及邻近腹膜，多发局限代谢增高，左肾低密度影，代谢无增高，盆腔积液。胸部 CT 未见异常。

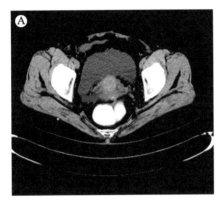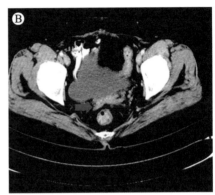

A：术前腹盆腔 CT（2007 年 9 月 11 日）示直肠子宫陷凹水样低密度影（红色箭头示）；B：术后腹盆腔 CT（2008 年 2 月 16 日）示直肠子宫陷凹积液基本消失（红色箭头示）。

图 7 - 1　腹盆腔 CT 检查

【诊断】

左乳癌术后，血 CA125 进行性升高原因待诊？结核性腹膜炎，剖腹探查术后。

【诊治经过】

完善相关检查后，腹膜癌综合诊疗团队讨论：患者阴道有结节，CA125 进行性大幅度升高，PET - CT 可见多发局限性代谢增高，盆腔积液细胞脱落细胞学检查为转移性腺癌，有剖腹探查指征。患者胸片、双乳钼靶照相、腹部 B 超、妇科 B 超、腹盆腔 CT、全身 PET 均未发现全身转移征象，无绝对手术禁忌证。因此，应当按照腹膜转移癌的原则进行 CRS + HIPEC，以延长患者生存期，改善生活质量。

1. 第 1 次 CRS + HIPEC

（1）术中探查

2007 年 10 月 2 日在全麻下行腹盆腔 CRS + HIPEC，术中探查：腹盆腔内有血性腹水，整个盆腔、升结肠旁沟、大网膜、肝区、脾区腹膜、乙状结肠及系膜、回肠系膜、阑尾均有大小不等肿瘤结节，部分系膜挛缩，部分回肠粘连成团，盆腔子宫、卵巢等均广泛粘连，无界限，PCI 评分 21 分。

（2）手术经过

游离大网膜、横结肠系膜，切除整个大网膜、脾区肿块、整个横结肠系膜根部肿瘤、升结肠旁沟肿瘤、部分小肠系膜；游离盆腔腹膜，在腹膜外间隙从前向后整块游离盆腔子宫、卵巢、部分膀胱后壁、回盲部被肿瘤粘连区域，沿壁腹膜分离并将上述器官整块切除。术后 CC 评分 2 分。同时给予术中 HIPEC，顺铂 120 mg、丝裂霉素 C 24 mg 分别加入 12 000 mL 生理盐水，连接热灌注化疗仪，42 ℃，持续灌注 90 min。放置腹腔内化疗泵，在左下腹放置引流管一条。手术过程顺利，耗时 630 min，术中出血较多，术后患者送 ICU 监护。

（3）术后病理结果

组织病理学（图 7 - 2）：①送检大网膜纤维脂肪组织、阑尾壁浆膜面及阑尾壁外肌层、脾区腹膜、肠系膜根部腹膜、肝区腹膜及乙状结肠系膜组织内均见腺癌浸润；②送检左、右卵巢及输卵管组织未见癌；③送检（肝圆韧带）纤维脂肪组织未见癌；④子宫内膜呈腺囊性萎缩；⑤慢性子宫炎。

免疫组化结果：CK7（ + ）、ER（ + + + ）、PR（ + ）、CK20（ - ）、CD15（ - ）、CEA（ - ）、Calretinin（ + / - ）、C - erbB2（ + + ）表达。

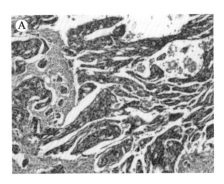 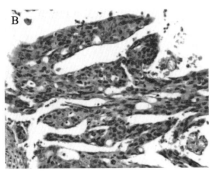

转移性腺癌浸润腹膜（A：HE 染色，×100；B：HE 染色，×200）。

图 7 - 2　术后病理结果

（4）术后治疗

2007 年 10 月 24 日、11 月 15 日、12 月 6 日、12 月 25 日、2008 年 1 月 14 日分别行 5 个周期 XT 方案的辅助化疗：多西他赛 120 mg d1 静脉滴注，卡培他滨 3 000 mg d1 ~ 14 口服。化疗过程顺利，化疗反应轻微，复查血象、肝肾功能未见异常，第 5 个化疗周期后出现Ⅳ级手足综合征。2008 年 1 月 31 日行第 6 个周期化疗，改为多西他赛单药治疗，期间出现Ⅳ度骨髓抑制，予对症治疗。化疗结束后患者复查肿瘤标志物、ECT 骨扫描、乳腺钼靶摄片、头颅 CT 均无异常，CA125 10.63 U/mL。2008 年 2 月 15 日胸部 CT 示双肺胸膜下小斑片、结节状密度增高影，边缘稍模糊，转移瘤可能。2 月 16 日复查腹盆腔 CT 显示直肠子宫陷凹积液基本吸收（图 7 - 1B）。

2. 第 2 次 CRS + HIPEC

患者复查 CA125 持续性升高，外院 PET - CT 示左侧腹膜结节，考虑肿瘤复发。于 2008 年 7 月 29 日在全麻下行 CRS + HIPEC。

（1）手术经过

左上腹、右上腹、盆腔均有肿瘤侵及，予切除部分胃、脾床肿瘤、结肠系膜肿瘤，分离小肠及盆腔粘连，切除盆底腹膜肿瘤，并用 42 ℃的生理盐水 12 000 mL 加入顺铂 120 mg、丝裂霉素 C 24 mg，持续 HIPEC 60 min。手术过程顺利，耗时 580 min。

（2）术后病理诊断

组织病理学：（胃壁肿瘤）送检胃壁组织，浆膜层及深肌层内见中分化腺癌浸润。（胃底结节、胃结肠脾区结节、胃底腹膜、回肠壁结节、结肠结节）送检纤维结缔组织内见中分化腺癌浸润。（回肠壁结节、小肠结节、结肠肝曲系膜结节）送检纤维结缔组织内未见癌浸润。

（3）术后治疗

术后行腹腔内化疗 14 个周期（多西他赛 80 mg + 卡铂 200 mg）、2 个周期免疫治疗（重组人白介素 200 万 U，鸦胆子油乳剂 60 mL）及 2 个周期重组腺病毒 P53 基因治疗，过程顺利，未出现发热等不良反应，复查 CA125 128.7 U/mL。后于 2009 年 11 月 10 日行腹腔内化疗（多西他赛 120 mg + 奈达铂针 100 mg），化疗后患者出现不完全性肠梗阻，给予胃肠减压、解痉等对症支持治疗，症状完全缓解，复查相关指标未见明显异常。

2010 年 1 月 8 日复查肿瘤标志物 CA125 140.7 U/mL，行腹腔穿刺抽腹水并腹腔内化疗（多西他赛 120 mg + 奈达铂针 100 mg），无明显化疗不良反应。2010 年 2 月 4 日行腹腔内化疗（多西他赛 120 mg + 奈达铂针 100 mg）。因腹腔化疗泵抽取腹水困难，2 月 6 日予以尿激酶 15 万 U 经腹腔化疗泵腹腔内注射，2 月 8 日抽取红褐色混浊腹水约 2000 mL，并给予止血、抗感染对症支持治疗。2010 年 2 月 17 日腹部 CT 检查示腹膜转移癌术后化疗后病变进展。

3. 第 3 次 CRS + HIPEC

（1）手术经过

2010 年 2 月 21 日在全麻下行 CRS + HIPEC，术中探查：腹盆腔均有大量坏死肿瘤组织和血凝块，并有褐色腹水，腹壁未见明显肿瘤种植结节。予吸除腹水，清除坏死组织，并灼烧膀胱直肠窝处肿瘤组织（子宫已切除），然后游离肝左叶，分离出胃大弯侧，在其后方找出积液囊，打开囊肿壁吸出坏死组织及积液约 300 mL，并用 42 ℃的生理盐水 12 000 mL 加顺铂 120 mg、多西他赛 120 mg，持续 HIPEC 120 min。

（2）术后治疗

2010 年 5 月 21 日行腹腔内化疗（紫杉醇脂质针 150 mg + 阿霉素针 80 mg），化疗过程顺利。患者 5 月 27 日出现肠瘘并腹腔内感染，予持续胃肠减压、腹腔引流、抗感染、营养支持、输血、补液等治疗后，患者病情稳定。7 月 21 日 4 时患者出现消化道大出血、失血性休克，转入 ICU 予气管插管、补充血容量、去甲肾上腺素维持血压。10 时 30 分出现心跳、呼吸骤停，予肾上腺素、持续胸外按压、心肺复苏等抢救措施，10 时 45 分患者瞳孔散大，颈动脉搏动消失，血压测不出，所有浅、深反射消失，抢救无效，宣告临床死亡。

4. 治疗过程小结

患者 60 岁女性，为乳腺癌腹膜转移癌，2004 年于我院行左乳癌保乳术，2007 年诊断为腹膜转移癌，2007 年 10 月 2 日、2008 年 7 月 29 日、2010 年 2 月 21 日因腹膜转移癌复发分别行 3 次 CRS + HIPEC，术后恢复良好。2010 年 5 月 27 日出现肠瘘并腹腔内感染，予支持治疗后患者病情稳定。7 月 21 日因突发消化道

笔记

大出血导致失血性休克，呼吸衰竭导致患者死亡，总生存期 > 73
个月（图7 - 3）。

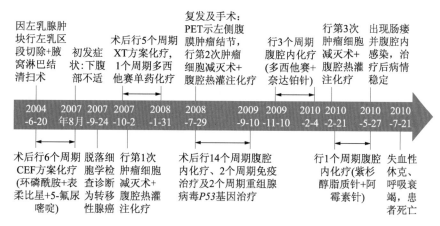

图7 - 3　患者诊疗过程流程图

病例分析与讨论

【病例特点】

60 岁女性，左乳癌术后 3 年、下腹部不适 1 个月入院，无家族
性遗传病史。

体格检查：左乳外上象限及腋窝见 8.0 cm 手术瘢痕，局部未
及肿块，右乳正常。下腹正中可见一长约 10.0 cm 手术瘢痕。阴道
检查发现宫颈后有直径约 2.0 cm 的结节，质硬。

辅助检查：肿瘤标志物 CA125 734.49 U/mL。腹盆腔 CT 提示
肝内数枚小点状钙化，双肾内见小点状致密影，左肾包膜下见较大
囊性低密度灶，直肠子宫陷凹可见水样低密度影（图7 - 1A）。PET -
CT 提示双侧腹部肠管及邻近腹膜，多发局限代谢增高，左肾低密
度影，代谢无增高，盆腔积液。盆腔积液脱落细胞学检查发现少量
核异质细胞，诊断为转移性腺癌。

【诊疗思路】

60岁女性，主因"左乳癌术后3年，下腹部不适1个月"收入院。患者2004年6月20日因左乳腺肿块行左乳保乳术（乳腺区段切除＋腋窝淋巴结清扫术），术后病理诊断为左乳腺浸润性导管癌，淋巴结转移（4/12），雌激素受体（－）、孕激素受体（－）、CerbB－2（－）。患者诊断为三阴性乳腺癌（triple－negative breast cancer，TNBC），且淋巴结转移阳性，术后5年内发生远处转移和复发的风险很高。此外，TNBC缺乏特异性靶点，不适用内分泌治疗和靶向治疗，因此术后行6个周期一线细胞毒性药物化疗，复查肿瘤无进展。术后3年左右患者肿瘤复发，盆腔积液脱落细胞提示肿瘤转移到腹腔。由于乳腺癌腹膜转移患者预后极差，且尚无规范性治疗方案，经我中心腹膜癌专家团队讨论，予CRS＋HIPEC，同时术后予多周期静脉及口服药物化疗，以降低全身转移的风险。化疗期间出现Ⅳ级手足综合征，考虑为卡培他滨治疗的不良反应，综合考虑患者身体状况后调整为多西他赛单药治疗。由于患者处于肿瘤晚期，肿瘤转移复发风险极高，半年后再次出现肿瘤腹膜复发，先后又行两次CRS＋HIPEC联合术后腹腔及静脉化疗，以控制肿瘤进展。最终患者因肿瘤晚期并发症死亡，OS超过73个月，显著高于文献中乳腺癌腹膜转移患者的生存时间。正是采用了CRS＋HIPEC联合术后腹腔及静脉化疗的综合治疗模式，有效减缓肿瘤复发和转移的进程，显著延长患者生存期。

疾病介绍

乳腺癌是女性最常见的癌症之一。据统计，全球每年新发乳腺癌数约占所有癌症的25%，占女性新发肿瘤的30%。我国女性乳腺癌发病人数约为16.9万/年，占全球总发病数的12.25%，每年死亡人数约为4.5万。TNBC的发病率约占新发乳腺癌的15%，多发生于绝经前妇女，在非裔美国女性中发病更为普遍。与其他乳腺癌亚型相比，TNBC通常具有较高的组织学分级，侵袭性更强，并且在手术、化疗等治疗后早期复发和内脏转移风险更高，预后也更差，中位生存期仅为9~12个月。肿瘤转移部位按发生频率依次为骨、肝、肺和脑，腹膜转移较为少见。作为一种罕见且极具挑战性的疾病表现，乳腺癌腹膜转移尚无治愈方法且预后不良，其5年生存率仅为26%。

由于缺乏药物靶向受体，TNBC的全身治疗方式主要为药物化疗，一线化疗药物包括紫杉烷、烷基化合物和蒽环类药物等。局部治疗包括手术切除和术后放疗等。随着TNBC相关研究的发展，新出现的治疗策略如聚（ADP－核酸）聚合酶抑制剂、免疫治疗药物，在治疗转移性TNBC方面取得较好疗效。免疫治疗联合传统化疗也被证实能有效改善疾病进程，特别是对PDL－1阳性的TNBC患者。其他新型治疗方式还包括以肿瘤干细胞、肿瘤微环境为靶点的治疗策略。CRS＋HIPEC能有效改善腹膜表面肿瘤患者的预后，已成为多种原发性或继发性腹膜癌的标准治疗方案，可用于治疗乳腺癌腹膜转移患者。

李雁教授点评

乳腺癌腹膜转移是一种罕见且具有挑战性的疾病进展表现，预后不良，5年生存率仅为26%。目前对乳腺癌转移到骨、肝、肺和脑等部位的疾病认识和治疗已得到较好发展，但乳腺癌腹膜转移的相关临床实践欠缺，且大多数研究都是病例报道。现有研究显示，接受 CRS + HIPEC 后的乳腺癌腹膜转移患者，生存期显著延长，但这些研究均为单中心小样本，且只纳入复发性乳腺癌腹膜转移患者，缺乏不同亚型乳腺癌特异的生存数据比较，因此证据级别不高。本例患者为 TNBC 伴腹膜转移，预后极差，综合分析患者疾病进展及身体状况，应用 CRS + HIPEC 联合腹腔及静脉化疗的综合治疗模式，显著改善患者预后，总生存期超过 74 个月。

（马　茹　李　雁）

参考文献

1. KHOSRAVI – SHAHI P, CABEZóN – GUTIéRREZ L, CUSTODIO – CABELLO S. Metastatic triple negative breast cancer: optimizing treatment options, new and emerging targeted therapies. Asia Pac J Clin Oncol, 2018, 14（1）: 32 – 39.

2. GADI V K, DAVIDSON N E. Practical approach to triple – negative breast cancer. J Oncol Pract, 2017, 13（5）: 293 – 300.

3. YARDLEY D A, COLEMAN R, CONTE P, et al. Nab – paclitaxel plus carboplatin or gemcitabine versus gemcitabine plus carboplatin as first – line treatment of patients with triple – negative metastatic breast cancer: results from the tnacity trial. Ann Oncol, 2018, 29（8）: 1763 – 1770.

4. ANDREOPOULOU E, KELLY C M, MCDAID H M. Therapeutic advances and new directions for triple – negative breast cancer. Breast Care（Basel）, 2017, 12（1）: 21 – 28.

5. O'sCONOR C J, CHEN T, GONZáLEZ I, et al. Cancer stem cells in triple – negative breast cancer: a potential target and prognostic marker. Biomark Med, 2018, 12（7）: 813 – 820.

6. INOUE M, NAKAGOMI H, NAKADA H, et al. Specific sites of metastases in invasive lobular carcinoma: a retrospective cohort study of metastatic breast cancer. Breast Cancer, 2017, 24（5）: 667 – 672.

7. TUTHILL M, PELL R, GUILIANI R, et al. Peritoneal disease in breast cancer：a specific entity with an extremely poor prognosis. Eur J Cancer, 2009, 45（12）：2146 – 2149.

8. CARDI M, SAMMARTINO P, FRAMARINO M L, et al. Treatment of peritoneal carcinomatosis from breast cancer by maximal cytoreduction and HIPEC：a preliminary report on 5 cases. Breast, 2013, 22（5）：845 – 849.

9. WAKS A G, WINER E P. Breast cancer treatment：a review. Jama, 2019, 321（3）：288 – 300.

10. LIM B, HORTOBAGYI G N. Current challenges of metastatic breast cancer. Cancer Metastasis Rev, 2016, 35（4）：495 – 514.

病例 2　同时性肝细胞癌腹膜转移

病历摘要

　　患者，男，38 岁，因"腹胀 4 个月、诊断肝细胞癌腹膜转移 3 月余"入院。

　　患者于 2016 年 11 月 30 日无明显诱因出现腹胀，伴间断腹部绞痛、腹泻，为黄褐色稀便，无发热、恶心、呕吐、皮肤、巩膜黄染等；口服"地衣芽孢杆菌活菌胶囊、双歧杆菌三联活菌散、马来酸曲美布汀片"治疗，无明显效果。12 月 22 日外院 CT 提示：肝左叶占位性病变，直径约为 5.0 cm，腹膜多发结节，腹水；AFP ＞ 10 000 ng/mL。2017 年 1 月 4 日，外院行腹腔镜探查 + 腹腔结节活检，发现血性腹水，肝左外侧叶近三角韧带处肿物，直径约为

4.0 cm，腹腔网膜及膈肌多发种植性转移。腹腔结节病理诊断为肝细胞癌腹膜转移，术后口服索拉菲尼（400 mg，qd），无明显恶心、呕吐，无皮疹。2017 年 3 月 6 日，患者出现严重腹泻、中度贫血，对症支持治疗无明显好转，于 3 月 9 日转入我院。

既往史：脂肪肝病史 3 年，余无特殊。

【体格检查】

体温 36.5 ℃，脉搏 130 次/分，呼吸 20 次/分，血压 110/64 mmHg，BMI 23.0 kg/m²，腹围 90.5 cm。发育正常，营养良好，神志清楚，自主体位，表情自然，步态正常，查体合作。巩膜、口唇苍白，呈重度贫血貌。心肺未见明显异常。腹部稍膨隆，未见胃、肠型及蠕动波，未见腹部静脉曲张，腹壁见三处约 1.0 cm 陈旧手术瘢痕，右侧腹壁见引流管 1 根，固定良好，引出黄红色清亮液体，腹软，无压痛，未及包块，Murphy 征（－），肝脾肋下未及，肝浊音界存在，移动性浊音阴性，双侧肾区无叩痛，肠鸣音正常，4 次/分，无气过水声。余无异常。

【辅助检查】

实验室检查：CA125 269.3 U/mL，AFP ＞20 000 ng/mL，血红蛋白 74 g/L，总蛋白 39.7 g/L，白蛋白 21.2 g/L，球蛋白 18.5 g/L，丙氨酸氨基转移酶 78 U/L，天冬氨酸氨基转移酶 66 U/L，凝血酶原时间 8.5 s，部分凝血活酶时间 23.0 s，D－二聚体 2020.0 ng/mL，胆红素、病毒指标、BNP 及心肌损伤标志物未见明显异常。

影像学检查：腹部增强 CT（2017 年 3 月 14 日）示肝左叶外侧段占位（图 7 - 4A）；胆囊壁结节（图 7 - 4B）；腹膜多发增厚、结节及团块，全腹网膜饼形成（图 7 - 4C）；上腹部及盆腔少量积液（图 7 - 4D）。全身骨显像（2017 年 3 月 15 日）：未见明显异常，腹部放射性轻度增高，符合腹水表现。

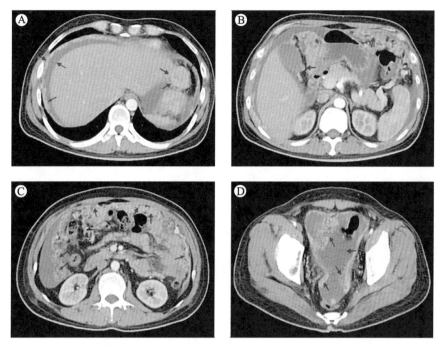

A：肝左叶肿瘤；B：胆囊壁结节；C：腹膜增厚、结节及团块、网膜饼；
D：腹水；红色箭头指示病变部位。

图7-4　2017年3月14日腹盆腔增强CT

【诊断】

肝细胞癌腹膜转移，恶性腹水，中度贫血，肝功能不全，低蛋白血症，凝血功能异常，脂肪肝。

【诊治经过】

完善相关检查后，腹膜癌综合治疗团队讨论，患者确诊肝细胞癌腹膜转移，有CRS + HIPEC适应证；患者肝功能评分为Child - Pugh A级，无远处及内脏转移，故无手术绝对禁忌证；CRS + HIPEC可有助于延长生存期，改善患者生活质量。于2017年3月16日在全麻下行CRS + HIPEC，手术情况如下。

1. 术中探查

腹盆腔内可见暗红色血性腹水，量约2000 mL。大网膜明显增厚，满布大小不等肿瘤结节，表面见迂曲增粗血管；小网膜、双侧膈肌腹膜、肝圆韧带、胆囊表面、肝十二指肠韧带表面、胃窦前、后壁表面、双侧壁腹膜、小肠系膜、结肠系膜、小肠表面、结肠表面、阑尾表面、髂窝及盆底腹膜，均密布葡萄样大小不等的肿瘤结节，部分融合成片（图 7 - 5A）。左肝 Ⅱ 段近肝缘见约 4.0 cm × 3.0 cm 肿物，质韧，包膜完整，与膈肌粘连（图 7 - 5B）。术中 PCI 评分 30 分。

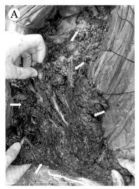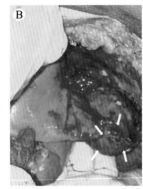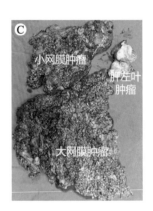

A：大小网膜肿瘤；B：肝左叶肿瘤；C：部分手术切除标本。

图 7 - 5 术中照片

2. 手术经过

手术切除肝左叶肿瘤、肝圆韧带、大网膜、小网膜、膈肌腹膜、阑尾及系膜、两侧结肠旁沟腹膜、肠系膜表面肿瘤、结肠表面肿瘤、盆底腹膜（图 7 - 5C），小肠、结肠及系膜表面无法切除的肿瘤结节以电刀烧灼碳化（图 7 - 6），术后 CC 评分 2 分。CRS 完成后，行术中开放式 HIPEC，化疗药物为顺铂 120 mg、多西他赛 120 mg，分别溶解于 3000 mL 生理盐水中，加热至 43 ℃，以 400 mL/min 流量，行持续 HIPEC 各 30 分钟。HIPEC 结束，于右上腹壁植入腹腔化疗泵后，放置引流管，核查关腹。手术过程顺利，耗时 780 min，术中出血 6000 mL，输注红细胞 14 U，血浆

2000 mL，输液共计 11000 mL。

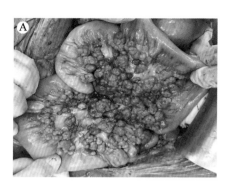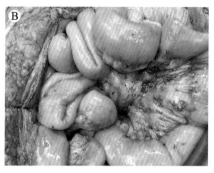

A：手术前；B：手术后。

图 7 - 6 手术切除前、后小肠系膜表面肿瘤

患者术后行对症支持及康复治疗，先后成功纠正低蛋白血症、失血性贫血、心功能不全、肝功能不全、高肌红蛋白血症等，于术后第 12 天康复出院。

3. 术后病理结果

（1）大体病理：肝左叶肿瘤，灰红色结节样组织一枚，大小 6.5 cm×5.0 cm×2.0 cm，临床已剖开，一处见缝钉长 3.5 cm，表面可见灰粉结节数枚，直径（0.5～4.0）cm×2.0 cm×1.0 cm，切面灰粉实性质软，肝组织切面灰黄灰绿多结节状，实性质软，被膜完整；大网膜肿瘤，网膜样组织一堆，总大小 27.0 cm×18.0 cm×6.0 cm，大部分成饼状，表面可见多个灰白色结节；小肠系膜肿瘤，灰粉结节样肿物一堆，总大小 20.0 cm×15.0 cm×4.0 cm，其内未见肠管，可见少量系膜样组织；盆底腹膜，灰红淡黄不整形组织 2 块，大小 15.0 cm×8.0 cm×12.0 cm，呈饼状，切面灰粉实性质中。

（2）组织学病理：肝左叶肿瘤，镜检肝组织内可见癌组织浸润性生长，细胞排列成巢团状，细胞核浆比增高，可见核仁，肿瘤细胞脂肪变性，可见大片坏死，组织学符合肝细胞癌（中分化），肿瘤侵透肝被膜，神经侵犯（＋），脉管瘤栓（－）。基底切缘净。大网膜、小网膜、肝圆韧带、小肠系膜肿瘤、阑尾、盆底腹膜、侧腹膜肿瘤均为肝细胞癌腹膜转移（图7－7A）。

（3）免疫组化结果（图7－7B～图7－7D）：AFP（＋），CK（灶＋），GPC－3（＋），Ki－67（20%＋），P53（＋），CD34（＋），CD31（＋）。

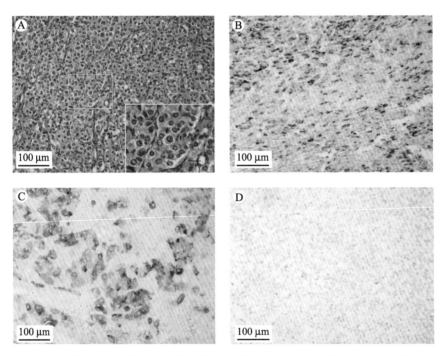

A：肿瘤排列成巢团状，细胞核浆比增高，可见核仁（HE染色，×100、×200）；B：AFP（＋）（IHC，×100）；C：GPC－3（＋）（IHC，×100）；D：CK79（灶＋）（IHC，×100）。

图7－7　术后病理和免疫组化结果

4. 术后治疗

患者术后分别于2017年3月25日、4月11日、4月19日、4月27日、5月6日、5月13日，行6个周期常温腹腔化疗，药物方案：第1次：顺铂60 mg＋多西他赛40 mg；第2次～第6次：卡铂200 mg＋多西他赛60 mg。之后，分别于2017年8月9日、9月

1日、9月29日、10月29日、11月28日、12月21日行6个周期系统化疗，药物方案：卡铂400 mg + 多西他赛120 mg。患者AFP、CA125整体呈持续下降趋势，3个周期系统化疗后已降至正常（图7-8）。2017年8月8日，腹盆腔增强CT显示：腹膜恶性肿瘤术后所见，腹腔团片影、增厚腹膜未见显示，腹盆腔积液较前吸收，肠系膜根部脂肪间隙可见多个小淋巴结（图7-9）。

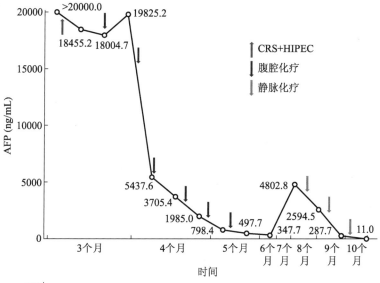

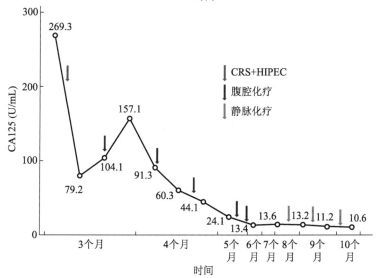

图7-8　治疗过程中肿瘤标志物（AFP、CA125）变化趋势

5. 治疗过程小结

截至 2020 年 3 月 13 日，患者无进展生存 36 个月，一般状态良好。复查 AFP 1.38 ng/mL，CA125 7.9 U/mL，腹盆腔 CT 呈术后表现，未见肿瘤复发征象（图 7 - 10）。

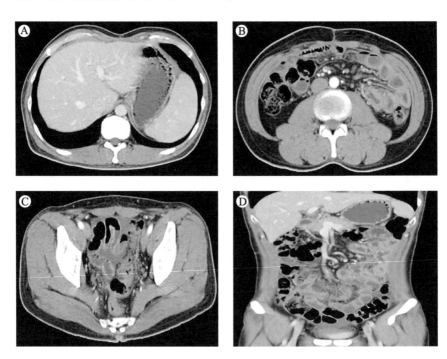

图 7 - 9　2017 年 8 月 8 日腹盆腔增强 CT 扫描

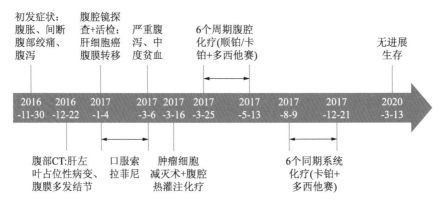

图 7 - 10　患者诊疗过程流程图

病例分析与讨论

【病例特点】

38 岁男性，因"腹胀 4 个月、诊断肝细胞癌腹膜转移 3 月余"入院。

体格检查：巩膜、口唇苍白，呈重度贫血貌。腹壁见三处约 1.0 cm 陈旧手术瘢痕，右侧腹壁见引流管 1 根，固定良好，引出黄红色清亮液体，余无特殊。

辅助检查：血红蛋白 74 g/L，CA125 269.3 U/mL，AFP > 20 000 ng/mL。腹部增强 CT：肝左叶外侧段占位；胆囊壁结节；腹膜多发增厚、结节及团块，全腹网膜饼形成；上腹部及盆腔少量积液。

【诊疗思路】

38 岁男性，因"腹胀 4 个月、诊断肝细胞癌腹膜转移 3 月余"入院。2016 年 12 月 22 日外院查血清肿瘤标志物 AFP、CT 及腹腔镜探查活检病理结果等确诊肝细胞癌腹膜转移，术后口服索拉菲尼。2017 年 3 月 6 日患者出现严重腹泻、中度贫血，对症支持治疗无明显好转，遂转入我院。患者入院时体力状态差，给予支持治疗后好转。腹膜癌综合治疗团队讨论，患者确诊肝细胞癌腹膜转移，目前病灶局限于腹盆腔，无其他部位远处转移，肝功能评分为 Child - Pugh A 级，心、肺、肾等主要脏器功能无异常，有 CRS + HIPEC 适应证，无手术绝对禁忌证。遂于 2017 年 3 月 16 日在全麻下行 CRS + HIPEC。本例患者 PCI 评分高（30 分），肿瘤减灭程度欠满意（CC2 分），预期寿命不超过 6 个月。然而，本例患者术后继续行腹腔化疗 6 个周期（顺铂/卡铂 + 多西他赛），6 个周期系统

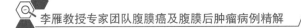
化疗（卡铂＋多西他赛），AFP、CA125 均降至正常范围，腹盆腔 CT 复查未见肿瘤复发征象，无进展生存期大于 36 个月。

疾病介绍

原发性肝细胞癌（hepatocellular carcinoma，HCC）是我国最常见的恶性肿瘤之一，其发病率约为 466.1/10 万，位列恶性肿瘤第 4 位；死亡率约 422.1/10 万，位列肿瘤相关死亡第 3 位。HCC 恶性程度高，术后 5 年复发率为 75%～100%，5 年肝外转移率为 13%～30%。HCC 肝外转移常见的部位为肺、骨、脑、淋巴结。

腹膜转移（peritoneal metastasis，PM）是较少见的肝外转移类型，发病率为 2%～18%。HCC PM 以异时性转移最为常见，约占 HCC PM 的 80%，一般在 HCC 切除后 2 年左右发生，可伴有肝内复发或其他部位肝外转移。HCC PM 的危险因素包括 HCC 破裂、原发瘤体积大，原发瘤位于肝被膜下、外向型生长、膈肌侵犯、淋巴结转移等。

目前，HCC PM 治疗策略有限，预后不佳。索拉菲尼被广泛应用于晚期肝癌的治疗，但其对 HCC PM 的疗效尚不明确。近年来临床研究证实，CRS＋HIPEC 已被广泛应用于胃肠道及妇科肿瘤来源 PM 的治疗，少数研究显示在 HCC PM 患者中亦取得较好临床疗效，但目前仍有争议，亟须进一步的大样本前瞻性研究证实。

李雁教授点评

笔记

目前认为，HCC PM 与肝原发肿瘤破裂出血相关，而肝癌破裂通常是致死性的，因此 HCC PM 临床较少见。HCC 与胃肠道腺癌不同，有独特的生物学行为，其转移灶有富血供、包膜不完整等特点，可能对以 HIPEC 为代表的区域化疗敏感。本例患者 PCI 评分高（30 分），肿瘤减灭程度欠满意（CC2 分），预期寿命不超过 6 个月。然而，本例患者在未实现完全肿瘤细胞减灭的情况下，通过术中 HIPEC、术后腹腔化疗和静脉化疗，达到肿瘤完全缓解，无进展生存已达 3 年余，提示以 CRS + HIPEC 为核心的综合治疗策略在肝细胞癌腹膜转移的临床诊治中可能有较大价值。

（姬忠贺 马 茹 李 雁）

参考文献

1. CHEN W, ZHENG R, BAADE P D, et al. Cancer statistics in China, 2015. CA Cancer J Clin, 2016, 66（2）: 115 – 132.

2. KOW A W, KWON C H, SONG S, et al. Clinicopathological factors and long – term outcome comparing between lung and peritoneal metastasectomy after hepatectomy for hepatocellular carcinoma in a tertiary institution. Surgery , 2015, 157（4）: 645 – 653.

3. LIN C C, LIANG H P, LEE H S, et al. Clinical manifestations and survival of hepatocellular carcinoma patients with peritoneal metastasis. J Gastroenterol & Hepatol, 2009, 24（5）: 815 – 820.

4. 李雁, 周云峰, 梁寒, 等. 细胞减灭术加腹腔热灌注化疗治疗腹膜表面肿瘤的专家共识. 中国肿瘤临床, 2015, 42（4）: 198 – 206.

5. TABRIZIAN P, FRANSSEN B, JIBARA G, et al. Cytoreductive surgery with or without hyperthermic intraperitoneal chemotherapy in patients with peritoneal hepatocellular carcinoma. J Surg Oncol, 2014, 110（7）: 786 – 790.

6. JACQUET P, SUGARBAKER P H. Clinical research methodologies in diagnosis and staging of patients with peritoneal carcinomatosis. Cancer Treat Res, 1996, 82:

359 – 374.

7. MATSUKUMA S, SATO K. Peritoneal seeding of hepatocellular carcinoma: clinicopathological characteristics of 17 autopsy cases. Pathol Int, 2011, 61 (6): 356 – 362.

8. KWAK M S, LEE J H, YOON J H, et al. Risk factors, clinical features, and prognosis of the hepatocellular carcinoma with peritoneal metastasis. Dig Dis Sci, 2012, 57 (3): 813 – 819.

9. LLOVET J M, RICCI S, MAZZAFERRO V, et al. Sorafenib in advanced hepatocellular carcinoma. N Engl J Med, 2008, 359 (4): 378 – 390.

笔记